Gesundheitspsychologie Band 9
Psychoneuroimmunologie

REIHE GESUNDHEITSPSYCHOLOGIE

Herausgegeben von

Prof. Dr. Heinz W. Krohne Prof. Dr. Dr. Petra Netter
Prof. Dr. Lothar Schmidt Prof. Dr. Ralf Schwarzer

BAND 9

Psychoneuroimmunologie

von
Dr. rer nat. Jürgen Hennig
Gießen

Hogrefe · Verlag für Psychologie
Göttingen · Bern · Toronto · Seattle

Psychoneuroimmunologie

Verhaltens- und Befindenseinflüsse auf das Immunsystem
bei Gesundheit und Krankheit

von

Dr. rer. nat. Jürgen Hennig

Hogrefe · Verlag für Psychologie
Göttingen · Bern · Toronto · Seattle

Dr. rer. nat. Jürgen Hennig, geb. 1961. 1983-1988 Studium der Psychologie in Münster. 1990-1995 Wissenschaftlicher Mitarbeiter am Fachbereich Psychologie der Universität Gießen. 1994 Promotion. Seit 1995 Hochschulassistent an der Justus-Liebig-Universität Gießen.

Die Deutsche Bibliothek – CIP-Einheitsaufnahme

Hennig, Jürgen:
Psychoneuroimmunologie : Verhaltens- und Befindenseinflüsse auf das Immunsystem bei Gesundheit und Krankheit / von Jürgen Hennig. - Göttingen ; Bern ; Toronto ; Seattle : Hogrefe, Verl. für Psychologie, 1998
 (Reihe Gesundheitspsychologie ; Bd. 9)
 ISBN 3-8017-1205-2

© Hogrefe-Verlag, Göttingen · Bern · Toronto · Seattle 1998
Rohnsweg 25, D-37085 Göttingen

Das Werk einschließlich aller seiner Teile ist urheberrechtlich geschützt. Jede Verwertung außerhalb der engen Grenzen des Urheberrechtsgesetzes ist ohne Zustimmung des Verlages unzulässig und strafbar. Das gilt insbesondere für Vervielfältigungen, Übersetzungen, Mikroverfilmungen und die Einspeicherung und Verarbeitung in elektronischen Systemen.

Druck und buchbinderische Verarbeitung: Dieterichsche Universitätsbuchdruckerei
W. Fr. Kaestner GmbH & Co. KG, D-37124 Göttingen/Rosdorf
Printed in Germany
Auf säurefreiem Papier gedruckt

ISBN 3-8017-1205-2

Inhaltsverzeichnis

Vorwort VII

1. Grundlagen der Immunologie 1
1.1 Natürliche Barrieren 1
1.2 Unspezifische Abwehrmechanismen 3
1.2.1 Zelluläre, unspezifische Abwehrmechanismen 4
1.2.2 Humorale, unspezifische Abwehrfunktionen 10
1.3 Die Unterscheidung zwischen "selbst" und "fremd" 15
1.4 Spezifische Abwehrfunktionen 18
1.4.1 Zelluläre Abwehr: Die Lymphozyten 18
1.4.1.1 T-Zellen 19
1.4.1.2 B-Zellen 22
1.4.2 Humorale Abwehr: Die Antikörper 23
1.5. Der Ablauf einer Immunantwort am Beispiel einer Infektion 27

2. Psychoneuroimmunologie 32
2.1 Psychoneuroimmunologie: Eine junge Wissenschaft für eine ältere Erkenntnis 34
2.2 Rezeptoren auf immunkompetenten Zellen 38
2.3 Immunologische Effekte nach in vitro und in vivo Applikation von Neurotransmittern, Neuropeptiden und Hormonen 46
2.3.1 Effekte von Serotonin, Dopamin, Noradrenalin, Adrenalin, Histamin und Acetylcholin 46
2.3.2 Effekte von Neuropeptiden und Peptidhormonen 50
2.3.3 Effekte von Steroidhormonen 53
2.4 Die Konditionierung immunologischer Parameter 58
2.4.1 Mediatoren der konditionierten Immunomodulation 65
2.4.2 Klassische Konditionierung von Immunparametern: Zentral oder peripher? 70
2.5 Psychische Belastung und Immunreaktivität 71
2.5.1 Das Streßmodell von Hans Selye 72
2.5.2 Neuere Arbeiten zum Einfluß von Belastung 76
2.5.2.1 Tierstudien 77
2.5.2.2 Humanstudien 93
2.5.3 Mediatoren und Moderatoren streßinduzierter Veränderungen des Immunsystems beim Menschen 117
2.5.3.1 Peptiderge und endokrine Mediatoren 118
2.5.3.2 Charakteristika der Situation 124
2.5.3.3 Charakteristika der Person 127
2.6 Psychologische Interventionen und immunologische Konsequenzen ... 135
2.6.1 Zelluläre Effekte 136
2.6.2 Humorale Effekte 139

3.	**Psychoneuroimmunologische Aspekte alltäglicher Infektionskrankheiten**	144
3.1	Psychosoziale Einflüsse und Virusinfektionen	146
3.2	Ergebnisse zu experimentell induzierten Infektionen ohne die Erhebung immunologischer Parameter	151
3.3	Ergebnisse experimentell induzierter Infektionen mit Erhebung immunologischer Parameter	156
4.	**Psychoneuroimmunologische Aspekte von Krebserkrankungen**	163
4.1	Grundsätzliche Überlegungen zur Tumorgenese	163
4.2	Forschungsansätze zur Bedeutung psychosozialer Faktoren ohne immunologische Indikatoren	165
4.3	Forschungsansätze zur Bedeutung psychosozialer Faktoren mit immunologischen Indikatoren	167
4.4	Interventionsansätze unter Einbeziehung immunologischer Parameter	172
5.	**Sport und körperliche Aktivität: Immunologisch vermittelte Einflüsse auf Gesundheit und Krankheit?**	178
5.1	Hintergrund	179
5.2	Immunologische Konsequenzen kurzfristiger körperlicher Belastung	180
5.2.1	Quantitative zelluläre Veränderungen	180
5.2.2	Qualitative zelluläre Veränderungen	182
5.2.3	Humorale Veränderungen	183
5.3	Effekte langfristiger extremer körperlicher Belastung	185
5.4	Mediatoren	189
5.5	Körperliche Aktivierung als Intervention?	192
5.6	Zusammenfassung	194

6. Ausblick 197

Literaturverzeichnis 205
Abbildungsverzeichnis 236
Tabellenverzeichnis 238
Abkürzungsverzeichnis 240
Namensverzeichnis 241
Sachverzeichnis 249

Vorwort

In der Reihe "Gesundheitspsychologie" einen Beitrag über Psychoneuroimmunologie (PNI) zu verfassen, löst die Frage aus, ob man bei dem momentanen Stand des Wissens in diesem recht neuen, primär grundlagenorientierten Zweig dem Anspruch gesundheitspsychologischer Zielsetzungen gerecht werden kann. Wie der Name des Forschungsbereiches bereits nahelegt, befaßt sich die PNI mit wechselseitigen Interaktionen zwischen dem Zentralnervensystem und dem Immunsystem. Da diese Bereiche sowie die zahlreichen Mediatoren dieser Interaktionen selbst von enormer Komplexität sind, verwundert es nicht, daß die Anzahl der entsprechenden Publikationen hoch ist. Wenn man im Index Medicus lediglich den Begriff und die Synonyma (Neuroimmunologie, Psychoimmunologie und Neuroimmunomodulation) einer systematischen Suche unterzieht, dann ergibt sich folgende Entwicklung für die Anzahl der Publikationen ab 1980, wobei Buchbeiträge in dieser Aufstellung noch nicht berücksichtigt sind:

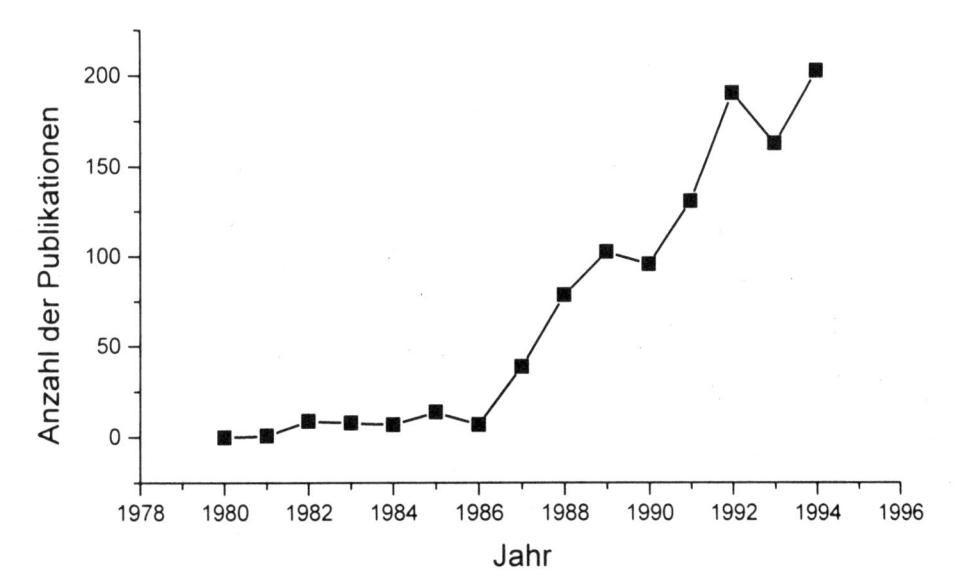

Abbildung 1: Verlauf der Publikationsanzahl nach Einträgen im Index Medicus ab 1980.

Es kann daher nicht an Material für einen solchen Beitrag *allgemein* mangeln. Der Grund der Besorgnis resultiert auch mehr aus der Tatsache, daß man *unter Berücksichtigung gerade immunologischer Maße* relativ wenig Hinweise auf psychologisch relevante Verhaltensweisen und ihren möglichen Einfluß auf Gesundheit, Krankheit, Erkrankung und Gesundung im Humanbereich findet. Die bereits 1987 von Fox formulierte Überschrift eines Artikels "*Disease is a stepchild in psychoneuroimmunology*" (Fox, 1985) hat auch heute, 10 Jahre später, kaum an Wahrheit eingebüßt.

Ein gerade im gesundheitspsychologischen Sinne *hinreichender* Zugang sollte Befunde zu folgenden Bereichen *simultan* erheben und in ihren Zusammenhängen beschreiben:

A) Verhaltensweisen im weitesten Sinne
B) Immunologische Daten (bzw. Daten zur Vermittlung immunologischer Mechanismen)
C) Gesundheits- vs. krankheitsspezifische Daten (Symptome, Latenzen, Dauer, etc.)

Wie bereits angedeutet, ist eine Kombination dieser drei Untersuchungsgegenstände bislang - zumindest in Humanstudien - nur sporadisch vorgenommen worden. Wenn man diese Bereiche optisch anordnet und diejenigen Verbindungen, die bearbeitet werden, einträgt, kommt man zu dem Schluß, daß jeweils nur Dyaden unter bidirektionaler Betrachtung berücksichtigt werden.

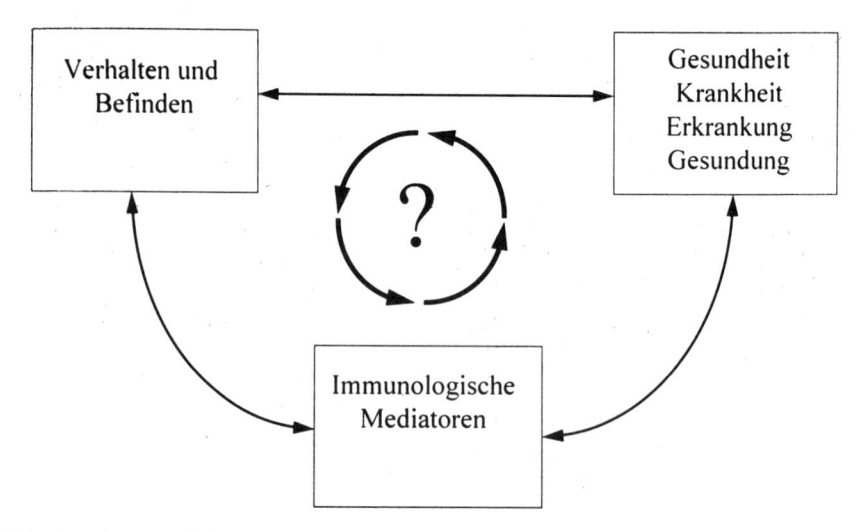

Abbildung 2: "Triade" psychoneuroimmunologischer Zusammenhänge unter einem gesundheitspsychologischen Aspekt.

Nur sehr selten findet man den Versuch, alle relevanten Bereiche miteinander zu verbinden.

Daß dieser Beitrag nun doch vorliegt, beruht auf der oben dargestellten Problematik und der daraus erwachsenen Überzeugung, daß die Triade ABC zumindest unter biologisch orientierter gesundheitspsychologischer Perspektive doch den *eigentlichen* Untersuchungsansatz darstellt. Insofern möchte ich den Beitrag eher als Anregung verstanden wissen, psychoneuroimmunologische Forschung in den konkreten Bedingungszusammenhang von Gesundheit und Krankheit zu rücken. Selbstverständlich bedarf es hierzu einiger Grundlagen, die in den folgenden Kapiteln beschrieben werden sollen.

Da sich dieses Buch in erster Linie an Studierende der Psychologie und andere immunologisch weniger versierte Leserinnen und Leser richten soll, wird eine stark verkürzte, auf psychoneuroimmunologisch relevante Prozesse und Funktionen reduzierte Einführung in immunologische Funktionsweisen vorangestellt. Ebenfalls von grundsätzlicher Bedeutung sind die Hauptforschungsstrategien der Psychoneuroimmunologie. Zunächst werden diejenigen zentralen Befunde mitgeteilt, die den Einfluß des *Zentralnervensystems auf das Immunsystem* zum Gegenstand haben, wobei eine Beschränkung auf Konditionierungs- und Belastungsstudien sowie auf Studien vorgenommen wird, die psychologisch orientierte Interventionen verwenden. Auf eine weitere Herangehensweise psychoneuroimmunologischer Forschung (*Einfluß des Immunsystems auf das Zentralnervensystem*), wird in diesem Beitrag nicht ausführlich eingegangen. Es werden somit diejenigen Ansätze, die sich mit immunologischen Prozessen bei psychiatrischen Erkrankungen wie z.B. der Schizophrenie oder der Depression befassen ebenso ausgespart wie diejenigen, die Autoimmunkrankheiten, Allergien oder den Bereich der Transplantationsimmunologie zum Gegenstand haben. Generell kann der Beitrag nicht als umfassende Darstellung der Psychoneuroimmunologie aufgefaßt werden. Anstelle dessen sollen *exemplarisch* klinische Befunde aus den Bereichen Infektion und Krebs referiert werden, die jedoch das Kriterium simultaner Betrachtung der unterschiedlichen Systeme (Triade) erfüllen müssen. Sowohl epidemiologische Studien als auch solche, die (nur) Befinden und Verhalten mit diesen Erkrankungen in Verbindung bringen, werden i.d.R. nicht erwähnt, weil immunologische Mediatoren fehlen. Abschließend werden am Beispiel körperlicher Aktivität (Sport) Implikationen für *protektive* Verhaltensweisen im immunologischen Kontext gegeben.

Das vorliegende Buch versucht somit einen Überblick zu geben und erhebt keinesfalls den Anspruch auf eine vollzählige Darstellung der einzelnen Bereiche. Wo eben möglich, sind geeignetere Übersichten zu speziellen Themenbereichen zitiert. Es lag vielmehr die Intention vor, die Psychoneuroimmunologie als Grundlagenwissenschaft für gesundheitspsychologische Fragestellungen fruchtbar zu machen und die Notwendigkeit der Erfassung psychobiologischer Variablen und ihrer möglichen Wirkungsmechanismen für die

Bereiche Krankheit und Gesundheit zu dokumentieren. Auf diesem Hintergrund ist auch der gewählte Untertitel zu verstehen.

Gießen, im Frühjahr 1998

1. Grundlagen der Immunologie

Bevor auf den folgenden Seiten die grundlegenden, für das weitere Verständnis notwendigen, immunologischen Prinzipien behandelt werden, soll kurz dargestellt werden, daß jeglicher Schutz gegen mögliche pathogene "Angriffe" (Bakterien, Viren, Parasiten, Gifte, entartete Zellen etc.) von einem hierarchisch angeordneten System gewährleistet wird, welches über unterschiedliche Effektormechanismen verfügt. Ganz grundsätzlich kann diese Hierarchie wie folgt charakterisiert werden:

Natürliche Barrieren
⇓
Unspezifische Abwehrfunktionen
⇓
Spezifische Abwehrfunktionen

Bereits an dieser Stelle muß festgehalten werden, daß die hier aus didaktischen Gründen aufgestellte Hierarchie keinesfalls nur streng nach diesem Ablauf eingehalten wird. Wie weiter unten zu zeigen ist, findet im Zuge immunologischer Aktivierung immer wieder ein "Zwiegespräch" zwischen spezifischer und unspezifischer Immunfunktion statt, wobei es gerade auf ein ausgewogenes Verhältnis zwischen Stimulation und Suppression bestimmter Abwehrleistungen ankommt. Dennoch soll im folgenden zunächst diese Trennung beibehalten werden, um am Ende des Kapitels auf den Ablauf einer Immunantwort und die gegenseitige Beeinflussung unterschiedlicher Systeme einzugehen.

1.1 Natürliche Barrieren

Der Organismus ist ständig einer Flut möglicher pathogener Erreger ausgesetzt, die jedoch nur relativ selten zu Erkrankungen führen. Dies hat unterschiedliche Gründe: Zum einen verfügt der Körper über eine Fülle von mechanischen und biochemischen Schutzmechanismen, die ein Eindringen von Erregern verhindern; zum anderen (wenn diese Barrieren überwunden sind) liegt bereits ein immunologischer Schutz vor, der sehr effektiv ist und bereits in einer frühen Phase der Exposition greift (s.u.). Die mechanischen und biochemischen Schutzmechanismen werden auch als "natürliche Resistenz" bezeichnet.

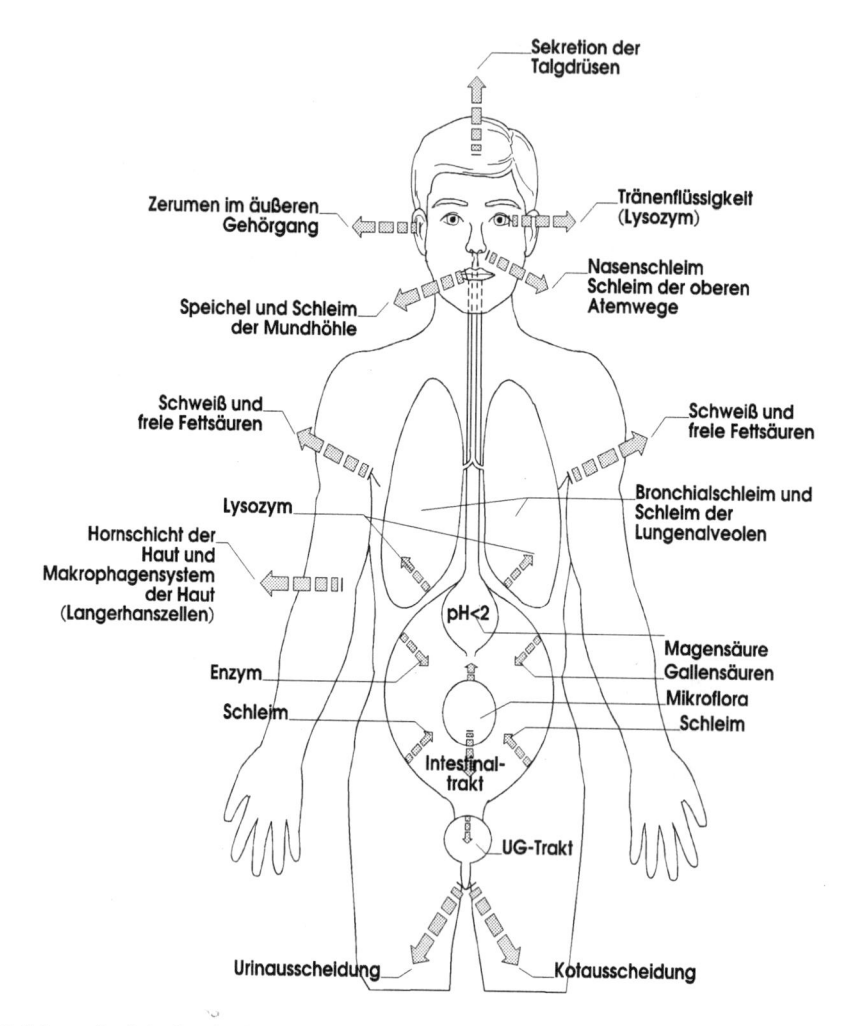

Abbildung 3: Mechanische und biochemische Barrieren (natürliche Resistenz) beim Menschen.

Zunächst bildet die Haut einen wichtigen mechanischen Schutz gegen eindringende Erreger. Doch nicht nur dieser mechanische Schutz, sondern auch die Tatsache, daß Schweißsekretionen selbst bakterizide Eigenschaften aufweisen, verleiht der Haut eine große Bedeutung in der natürlichen Resistenz. Durchdringt ein Antigen jedoch die Haut (z.B. durch Verletzungen) gelangt es in das Gewebe und fordert die Abwehrmechanismen heraus.

Meistens jedoch werden Antigene der Umgebung durch den Mund und / oder die Nase aufgenommen. Es ist daher sehr sinnvoll, daß es auch an diesen Lokalisationen mechanische aber auch biochemische Schutzwälle gibt. So können z.b. die feinen Zilien (Flimmerhärchen) des Respirationstraktes durch Husten schädliches Material zurück in den Mundraum befördern. Des weiteren finden sich in Nasenschleim und Speichel nicht nur bakterizide Substanzen, sondern auch Proteine (Antikörper), auf die jedoch erst später eingegangen wird. Nicht nur im Speichel, sondern auch in der Tränenflüssigkeit kann Lysozym nachgewiesen werden. Diese hoch bakterio*lytische* Substanz, die 1922 von Flemming entdeckt wurde, richtet ihre Aktivität direkt gegen das langkettige Peptidoglycan in der Bakterienwand. In den meisten Körpersekreten konnte Lysozym nachgewiesen werden (Keller, 1981).

Von ebenfalls großer Bedeutung ist das saure Milieu im Magen. Schädliche Erreger, die über den Ösophagus in den Magen gelangen, können dort bereits zerstört werden. Die Bedeutung des sauren Magenmilieus wird besonders deutlich, wenn man bedenkt, daß Lipopolysaccharide gram-negativer Bakterien (LPS; auch Endotoxin) bei systemischer Gabe eine sehr deutliche Immunantwort induzieren und verschiedene Symptome wie Fieber u.a. auslösen, bei oraler Gabe aber völlig ineffektiv sind (Berczi, Bertok, Baintner & Veress, 1968; Berczi, Baintner & Antal, 1966), was nachweislich auf das saure Milieu im Magen zurückzuführen ist (Bertok, 1977).

Es zeigt sich an dieser kurzen Darstellung natürlicher Barrieren, daß der Organismus über wirkungsvolle Mechanismen verfügt, die einen gewissen Schutz leisten, *bevor* die in der Folge zu beschreibenden Abwehrleistungen gefordert werden.

Zunächst werden die *unspezifischen* zellulären, dann die humoralen (an lösliche Substanzen gebundenen) Abwehrmechanismen dargestellt.

1.2 Unspezifische Abwehrmechanismen

Der Begriff der Spezifität bezieht sich auf die Art des Erregers oder die Substanz, die für den Organismus schädlich sein kann. Von unspezifischen Abwehrmechanismen kann dann gesprochen werden, wenn Funktionen gemeint sind, die sich auf viele verschiedene Auslöser beziehen und nicht - im Gegensatz zur spezifischen Abwehr - nur ein ganz bestimmtes Antigen betreffen. Unspezifische Abwehr wird auch als angeborene Immunität bezeichnet und somit von einer erworbenen (adaptiven) Immunität abgegrenzt. Insofern kann festgehalten werden, daß die unspezifische, angeborene Immunität grundsätzlich nur sehr geringe interindividuelle Variabilität aufweist, wogegen die adaptive

Immunität maßgeblich durch die "immunologische Lerngeschichte" des Individuums bestimmt ist. Grundsätzlich reflektiert diese Abgrenzung die Phylogenese immunologischer Aktivität. Mit "aufsteigender Tierreihe" zeigt sich, daß die spezifische, adaptive immunologische Abwehrleistung erst bei dem Übergang zu Wirbeltieren vorzufinden ist. Die spezifische Abwehr scheint somit Ergebnis eines evolutionären Prozesses zu sein, der keinesfalls abgeschlossen ist und sich den "neuen" Anforderungen wie sie z.B. durch Virusinfektionen wie HIV (hoffentlich) anpassen wird. Am Beispiel der angeborenen und erworbenen Immunität zeigt sich sehr deutlich, daß die Ontogenese eine Kurzform der Phylogenese ist.

1.2.1 Zelluläre, unspezifische Abwehrmechanismen

Die Bildung und Reifung aller Blutzellen (Hämatopoese) findet im Knochenmark statt. Bereits 1865 wurden Vorläufer von Blutzellen im Knochenmark identifiziert. Länger beschäftigte die Wissenschaft die Frage, ob es für die unterschiedlichen, im Blut befindlichen Zelltypen nur eine (monophyletische Theorie) zwei (dualistische Theorie) oder mehrere (polyphyletische Theorie) Vorläuferzellen gibt. Heute weiß man, daß eine Zelle mit enormer Differenzierungskapazität Vorläufer für alle in der Folge zu beschreibenden Zellen ist. Diese Zelle bezeichnet man daher als hämatopoetische *Stammzelle*. Abbildung 4 stellt die Hämatopoese sowie die daraus resultierenden Zellen in einer gekürzten schematischen Form dar. Die Art der charakteristischen Darstellung unterschiedlicher Zelltypen soll für den folgenden Text beibehalten werden.

Aus der hämatopoetischen Stammzelle entwickeln sich zunächst zwei Hauptdifferenzierungslinien: die lymphatische und die myeloide Zellinie. Die lymphatische Differenzierungsreihe, die letztlich zur Reifung von T- und B-Zellen führt, wird im Kapitel über die zelluläre spezifische Immunantwort aufgegriffen. Zunächst sollen lediglich die Zellen der myeloiden Differenzierung und der Sonderfall der Natürlichen Killerzellen (NK-Zellen) beschrieben werden.

Monozyten

Monozyten entstehen aus hämatopoetischen Zellen des Knochenmarks und können als im Blutstrom zirkulierende Zellen mit Phagozytoseeigenschaft bezeichnet werden. Unter Phagozytose (phagein, *gr.* essen) versteht man die Aufnahme (Ingestion) korpuskulären Materials durch Zellen (Phagozyten). Diese phylogenetisch alte Form der Abwehrleistung

Grundlagen der Immunologie 5

setzt voraus, daß phagozytosefähige Zellen dieses als "fremd", d.h. nicht dem eigenen Organismus zugehörig "erkennen".

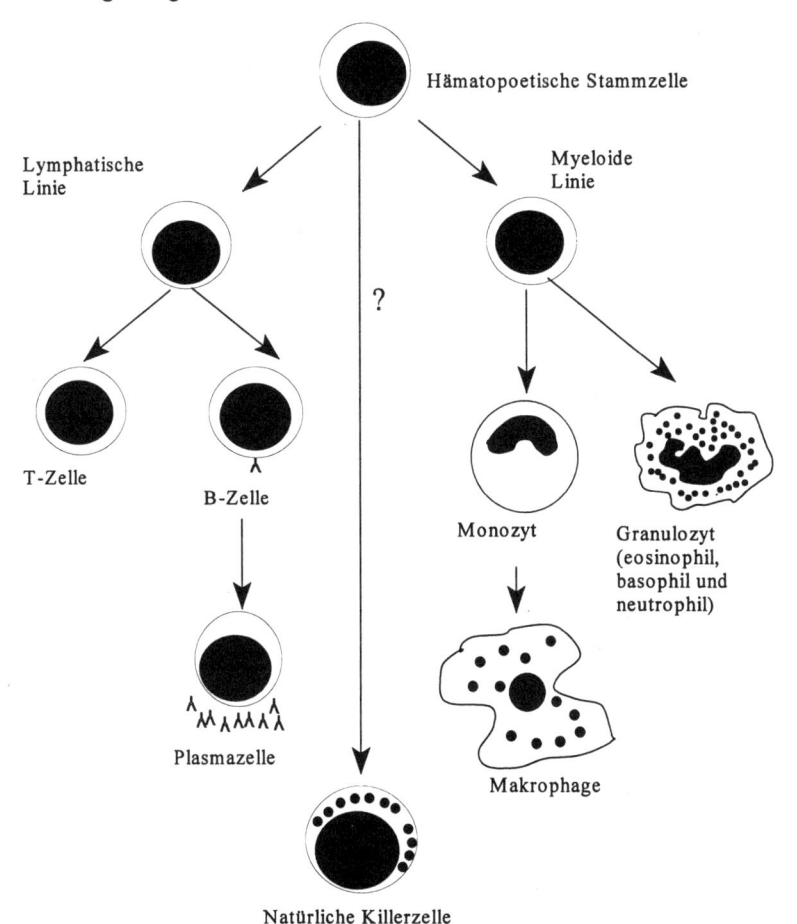

Abbildung 4: Grob vereinfachte Darstellung der Hämatopoese unterschiedlicher, immunologisch relevanter Zellen. Die Entstehung von Erythrozyten und Thrombozyten, die ebenfalls von der hämatopoetischen Stammzelle ausgeht, ist der Einfachheit halber nicht dargestellt.

Diese Fähigkeit zwischen "selbst" und "fremd" zu differenzieren, ist die Grundvoraussetzung jeder immunologischen Leistung und wird noch detailliert aufgegriffen. Nachdem Phagozyten die aufzunehmenden Partikel über "Abtasten" ihrer Oberfläche als fremd erkannt haben, wird der Erreger an der Zelloberfläche gebunden (Adhärenz), in das Zellinnere gezogen (Ingestion) und durch Enzyme (auch Lysozym) zerstört (Digestion).

Viele im Körper befindliche Bakterien besitzen jedoch eine Polysaccharidkapsel, die sie vor einer direkten Phagozytose schützt. Dennoch können Zellen der spezifischen Immunantwort oder auch Komplementkomponenten (s.u.) diese Erreger über Antikörperbindungen für Phagozyten "schmackhaft" machen (Opsonierung), indem Phagozyten Bindungsstellen für diese Antikörper haben und den gesamten Immunkomplex zerstören.

Monozyten machen etwa 2-10% der weißen Blutzellen (Leukozyten) aus und haben einen Durchmesser von ca. 15-25µm. Sie sind histologisch durch ihren charakteristischen, hufeisenförmigen Zellkern gut zu erkennen. Monozyten verbleiben nur eine relativ kurze Zeit im Blutstrom. Sie wandern danach in verschiedene Gewebe und werden dann als Makrophagen bezeichnet. Studien zur Anzahl von Zelloberflächenrezeptoren, Zellorganellen und entsprechenden Enzymen legen den Schluß nahe, daß Monozyten unreife Makrophagen sind.

Makrophagen

Makrophagen werden häufig als Riesenfreßzellen bezeichnet. Sie entstammen, wie alle anderen Zellen auch, dem Knochenmark und wandern als Monozyten, vom Blutstrom kommend, in verschiedenen Gewebe des Körpers (retikuloendotheliales Netzwerk). In Abhängigkeit von ihrer Destination ändert sich auch ihre Morphologie geringfügig. Wichtigstes Merkmal für die Abwehrleistung ist ihre enorme Kapazität zur Phagozytose. Makrophagen spielen aber auch eine entscheidende Rolle im Gesamtablauf der Immunantwort und - wie später zu zeigen ist - im Zusammenhang mit psychoneuroimmunologischen Betrachtungen.

Aufgrund der Tatsache, daß Makrophagen in unterschiedlichen Geweben unterschiedliche Bezeichnungen tragen, soll die Tabelle 1 kurz die Lokalisationen und die Nomenklatur verdeutlichen.

Im Blutstrom machen Monozyten nur 3-5% der Leukozyten aus. Ihr Haupteinsatzfeld sind die oben angegebenen Gewebe, in denen Makrophagen kontinuierlich pathogene Erreger aufsuchen und vielfach direkt zerstören (Adams & Hamilton, 1984). Neben Umweltgiften, korpuskulären Partikeln, wie Staub, Immunkomplexen etc. beseitigen Makrophagen auch funktionsuntüchtige Erythrozyten. Sie haben darüber hinaus auch anti-Tumor-Aktivität und können entartete Zellen zerstören. Makrophagen sind von äußerster Effektivität und Bedeutung im gesamten Immungeschehen. Ein weiterer wesentlicher Aspekt ist die Tatsache, daß Makrophagen / Monozyten eine Funktion ausüben, die für die Stimulation der spezifischen Immunantwort von Bedeutung ist:

Grundlagen der Immunologie

Makrophagen können als Antigen-präsentierende Zellen (APC) bestimmte Zellen der spezifischen Abwehr über den eingedrungenen Erreger "informieren". Dieser Mechanismus wird aufgegriffen, wenn der Ablauf einer Immunantwort dargestellt wird.

Tabelle 1: Aufstellung der Lokalisation und Bezeichnung von Makrophagen des retikuloendothelialen Netzwerkes bzw. des mononuklearen phagozytischen Systems (neuere Bezeichnung).

Lokalisation	Bezeichnung
Blutstrom	zirkulierende Makrophagen (Monozyten)
Leber	Kupffersche Sternzellen
Niere	Intraglomeruläre Mesangiumzellen
Lunge	Alveolarmakrophagen
Gefäße	Serosamakrophagen
Gehirn	in Microglia
Milz	Milzsinus- Markopagen
Lymphknoten	Lymphknotensinus- Makrophagen

Granulozyten

Diese Gruppe von Zellen, die morphologisch über einen polymorphen Zellkern verfügt (polymorphkernige Granulozyten), bildet einen sehr großen Anteil an der Gesamtzahl von Leukozyten im Blut (60-70%). Sie werden in enormer Zahl im Knochenmark produziert, haben jedoch nur eine Lebensdauer von 2-3 Tagen und gehen nach Degranulation zugrunde. Sie - oder ihre Reste - sind der Hauptbestandteil von Eiter und werden von Makrophagen phagozytiert. Sie sind teilungsunfähig, aber in der Lage, sich amöboid fortzubewegen (oder durch Chemotaxis angelockt zu werden) und erreichen mit einer Geschwindigkeit von ca. 20-37µm/min als erste Zellen den Ort des Geschehens; z.B. Gewebsschädigungen durch Verletzungen. Diese Zellen sind aufgrund ihrer hohen Phagozytoseleistung (daher im Vergleich zu den größeren Makrophagen auch Mikrophagen genannt) von großer Bedeutung für die Abwehr; Patienten mit einer geringen Anzahl von Granulozyten sind extrem infektanfällig. Aufgrund ihrer spezifischen Eigenschaften

(Anfärbbarkeit für die mikroskopische Analyse) unterteilt man die Granulozyten in: neutrophile, basophile und eosinophile.

Neutrophile Granulozyten

Der Anteil neutrophiler Granulozyten an der Gesamtzahl von Leukozyten beträgt zwischen 40 und 75%. Neutrophile Granulozyten verfügen über einen gelappten Zellkern und besitzen zwei verschiedene Typen von Granula: die primären (vorwiegend Lysozym) und sekundären (vorwiegend Lactoferrin) Granula. Die sich daraus ergebenden Färbeeigenschaften gestatten es, die neutrophilen Granulozyten gut von den basophilen (blaue Einfärbung) und eosinophilen (rote Einfärbung) abzugrenzen, da sie bei Zugaben der entsprechenden Farbstoffe eine Lilafärbung annehmen. Neutrophile Granulozyten sind von großer Bedeutung aufgrund ihrer massiven Phagozytosetätigkeit. Sie sind zweifellos die wichtigsten Zellen der unspezifischen Abwehr.

Eosinophile Granulozyten

Wie bereits erwähnt, können diese Zellen rot eingefärbt werden und somit im Lichtmikroskop gut von anderen Leukozyten abgegrenzt werden. Sie machen nur 2-5% der Gesamtleukozyten aus. Sie sind zwar auch zur Phagozytose fähig, ihre Hauptaufgabe ist jedoch wahrscheinlich die Abwehr gegen sehr große Erreger (z.B. Würmer), die nicht phagozytiert werden können, sondern durch Abgabe toxischer Substanzen (z.B. major basic protein) direkt zerstört oder für andere Abwehrmechanismen "schmackhaft" gemacht werden. Eosinophile Granulozyten verbleiben nur sehr kurz im Blutstrom und wandern dann in verschiedene Gewebe. Wahrscheinlich kehren sie auch nicht mehr in den Blutstrom zurück. Die Lokalisation der eosinophilen Granulozyten richtet sich offensichtlich nach den "Eintrittspforten" für Antigene, da im Respirationstrakt, der Haut und der Bronchienmukosa die höchste Dichte dieser Zellen angetroffen werden kann.

Basophile Granulozyten

Die letzte Gruppe der Granulozyten läßt sich markant blau einfärben und erhält daher ihren Namen. Diese Zellen nehmen einen sehr geringen Anteil der Leukozyten ein (0.2%). Die Granula der basophilen Granulozyten enthalten verschiedene Substanzen (Heparin, Histamin, Thrombozyten-aktivierenden Faktor [PAF]), die auf verschiedene Stimuli in den extrazellulären Raum freigegeben werden können. Die Funktion aktivierter basophiler Granulozyten ist weitgehend unbekannt (Janeway & Travers, 1995). Desgleichen ist nicht eindeutig demonstriert, welche Beziehung basophile Granulozyten zu den gewebsansässigen Mastzellen aufweisen. Eine Analogie zu Monozyten / Makrophagen wird für basophile Granulozyten / Mastzellen in Frage gestellt.

Als ein letzter Zelltyp der unspezifischen Abwehr sollen die Natürlichen Killerzellen angesprochen werden, die auch in vielen Arbeiten zur Psychoneuroimmunologie herangezogen wurden und daher eine etwas ausführlichere Beschreibung erfahren werden.

Natürliche Killerzellen

In Abbildung 4 ist gezeigt worden, daß Zellen der unspezifischen, angeborenen Abwehr der myeloiden Zelldifferenzierungsreihe entstammen, diejenigen der spezifischen, erworbenen Abwehr (Lymphozyten, s.u.) hingegen aus der lymphoiden Vorläuferzelle. Für die Natürlichen Killerzellen kann eine eindeutige Zuordnung nicht vorgenommen werden, da diese Zellen charakteristische Eigenschaften von Lymphozyten aber auch von Granulozyten aufweisen. Aus diesem Grund findet man unterschiedliche Bezeichnungen wie "Null-cells" oder "Third-Population-Cells" vor, wobei sich inzwischen neben dem Ausdruck Natürliche Killerzelle auch ein Terminus etabliert hat, der die Zwitterposition der Zellen charakterisiert: Large - granular - lymphocytes (LGL). Mit dieser Bezeichnung wird vereinfacht ausgedrückt, daß die Zellen im Lichtmikroskop den Lymphozyten sehr ähnlich sehen, aber über Granula verfügen, die bei Lymphozyten nicht anzutreffen sind.

Die sogenannten "nackten" Mäuse, die aufgrund eines genetischen Defekts keine Behaarung und darüber hinaus nur rudimentär einen Thymus für die Reifung von (spezifischen) T-Lymphozyten (s.u.) aufweisen, sind trotz ihrer desolaten Immun-abwehr (die sich z.B. in der Toleranz von allogenen Transplantaten äußert) in der Lage, Tumorzellen zu bekämpfen. Dieses Phänomen führte zu der Entdeckung der Natürlichen Killerzellen (NK-Zellen) im Jahr 1975 (Kiessling, Klein & Wigzell, 1975). Natürliche Killerzellen sind besonders effektiv in der Zerstörung von virusinfizierten und wohl auch tumorös entarteten Zellen (Klein, 1983).

Im Gegensatz zu Granulozyten beseitigen die NK-Zellen ihre Ziele jedoch nicht mittels Phagozytose, sondern über einen direkten Zellkontakt mit den Zielzellen. Natürliche Killerzellen haften an der Zellmembran der Zielzelle und geben dann zytotoxische bzw. zellmembranlytische Substanzen (z.B. Perforin) über ihre Granula ab (Herberman, Reynolds & Ortaldo, 1986). Die wesentlichen Charakteristika und vor allem die Gemeinsamkeiten und Unterschiede zu Granulozyten werden in Tabelle 2 wiedergegeben.

Natürliche Killerzellen sind auch ohne die Präsenz von Virusinfektionen vorhanden.

Nach entsprechender Stimulation durch bestimmte immunologische Botenstoffe (Monokine, Zytokine) können sich diese Zellen teilen, aber auch an Aktivität zunehmen. Im Bereich psychoneuroimmunologischer Forschung ist die Natürliche Killerzell-aktivität (NKCA) sehr häufig als Maß immunologischer Aktivierung und / oder Kompetenz herangezogen worden.

1.2.2. Humorale, unspezifische Abwehrfunktionen

Neben den zellulären, unspezifischen d.h. angeborenen Abwehrmechanismen sind auch die nicht-spezifischen humoralen Faktoren von großer Bedeutung. Da zu Beginn bereits Lysozym bzw. bakterizide Substanzen angesprochen wurden, soll im folgenden lediglich auf einzelne Interferone (s.u.) und vor allem auf das Komplementsystem als Bestandteil der unspezifischen, humoralen Faktoren eingegangen werden.

Tabelle 2: Gemeinsamkeiten und Unterschiede zwischen Natürlichen Killerzellen und Granulozyten.

Merkmal	NK-Zelle	Granulozyt
Rezeptoren für Schafserythrozyten	ja	nein
Rezeptoren für Antikörper (IgG, s.u)	ja	ja
Rezeptoren für Komplement (s.u.)	ja	ja
Kern-Plasma-Verhältnis	hoch	niedrig
Gedächtnisfunktion (s.u.)	nein	nein
Vorhandensein von Granula	ja	ja
Phagozytose	nein	ja
polymorphkerniger Zellkern	nein	ja

Interferone
Bei den Interferonen handelt es sich um eine Gruppe von Proteinen, deren Name aus der Beobachtung abgeleitet ist, daß diese Substanzen mit der Replikation von Viren "interferieren". Man unterscheidet Interferon- (IFN) α, IFN-β und IFN-γ. Die ersten beiden Formen (auch IFN-Typ I) werden bei Kontakt mit Viren oder auch anderen Erregern wie Bakterien, von Leukozyten (IFN-α) und Fibroblasten und anderen Zellen (IFN-β) - also auch nicht-immunologischen Zellen - produziert, während IFN-γ (IFN-Typ II) ausschließlich von T-Zellen (s.u.) produziert wird und daher den Namen Immuninterferon erhielt.

Nach Vilcek & De Maeyer (1988) üben IFN-α und IFN-β bei Viruskontakt maßgeblich drei Aufgaben aus:

1) Hemmung der Virus-Replikation durch Anbinden an den IFN-Rezeptor der Wirtszelle, die dann Proteine synthetisiert, die ihrerseits Enzyme aktivieren oder die Proteinsynthese hemmen.
2) "Kenntlich-Machung" virusinfizierter Zellen.
3) Steigerung der Aktivität von Natürlichen Killerzellen.

Die Tatsache, daß diese Substanzen nur innerhalb der Spezies wirken, von der sie produziert werden, warf zunächst große Schwierigkeiten in der Herstellung auf. Inzwischen werden humane IFN von Escherichia Coli - Bakterien produziert und bei verschiedenen Erkrankungen therapeutisch eingesetzt (z.B. Osteosarkomen, Haarzell-Leukämie, akuter myeloischer Anämie aber auch als lokale Applikation bei Herpesvirus-Infektionen). Interferon hat aufgrund seiner zytostatischen Wirkungen aber auch einen suppressiven Einfluß auf Lymphozyten sowie auf die in vivo - Antikörperproduktion. Die Effekte von Interferonen sind daher nicht einheitlich. Wahrscheinlich spielen sie eine Rolle in der *Steuerung* immunologischer Prozesse.

Das Komplementsystem
Von den bisher besprochenen unspezifischen humoralen Effektormechanismen ist das Komplementsystem wohl der effektivste. Es handelt sich hierbei um eine kaskadenförmig ablaufende Reaktion verschiedener enzymatischer Spaltungen, die letztlich das Ziel verfolgen, pathogene Erreger direkt oder indirekt zu eliminieren (Ross, 1986). Bei der Aktivierung dieser Kaskade unterscheidet man den "klassischen Weg" von einem "alter-

nativen Weg". Während der erste das Vorhandensein spezifischer Antikörper voraussetzt (Cooper, 1985), kann der alternative Weg von bestimmten Erregern selbst ausgelöst werden und erfüllt somit die Kriterien, um innerhalb der unspezifischen humoralen Abwehrvorgänge behandelt zu werden. Die schematische Darstellung der Komplementaktivierung in Abbildung 5 stellt den klassischen und den alternativen Weg zusammen mit der gemeinsamen Endphase (membrane attack complex; MAC, die Zerstörung der Zielzellmembran) dar.

Zu verschiedenen Phasen des Ablaufs dieser komplexen Reaktion werden Spaltprodukte produziert, die neben ihren Einflüssen auf die weitere Komplementaktivierung auch andere biologische Funktionen aufweisen. Im Anschluß an Abbildung 5 wird Tabelle 3 angeführt, die diese Funktionen aufzeigt.

Bei Vorliegen pathogener Erreger wird der alternative Weg der Komplementaktivierung unabhängig vom Vorliegen spezifischer Antikörper gestartet. Er läuft über die Faktoren D (Proaktivatorkonvertase) und B (Proaktivator), die funktionell mit den Komponenten C1 und C2 des klassischen Weges vergleichbar sind. Im Gegensatz zum klassischen Weg präsentiert sich der alternative Weg jedoch als Regelkreislauf. Zunächst bindet C3b an die Zielzellmembran, wobei es der Gegenwart von B und D bedarf. Faktor B wird dann in Ba und Bb gespalten, und es entsteht die Bindung C3bBb, die wiederum der Komponete C42 des klassischen Weges entspricht. Properdin stimuliert diesen Vorgang, während die Inhibitoren Faktor H und I einen reaktionsbegrenzenden Einfluß auf die Bildung der C3bBb - Komponente ausüben. Unter dem Einfluß von Properdin entsteht die Komponente C3bBbP, die die Spaltung von C5 und - in der Folge - die Auslösung des MAC verursacht. Insofern können die Komponenten analog zum klassischen Weg als C3-Konvertase (C3bBb) und C5-Konvertase (C3bBbP) bezeichnet werden. Neben dem Ziel, die Membran der Zielzellen zu zerstören, haben die biologisch aktiven Komponenten und Spaltprodukte der Komplementaktivierung weitere bedeutende Funktionen, die in Tabelle 3 aufgeführt sind.

Generell zählen zu den funktionellen Proteinklassen des Komplementsystems nach Janeway & Travers (1995):

- ◆ aktivierende Enzyme (C1r, C1s, C2b, Bb, D)
- ◆ membranbindende Proteine und Opsonine (C4b, C3b)
- ◆ Peptidmediatoren der Entzündung (C5a, C3a, C4a)
- ◆ membranangreifende Proteine (C5b, C6-C9)

Grundlagen der Immunologie

- Komplementrezeptoren (CR1, CR2, CR3, CR4, C1qR)
- Komplementregulierende Proteine (C1-Inhibitor, C4-bindendes Protein, CR1, Membran-Cofaktor-Protein [MCP], decay acceleration factor [DAF], Faktoren I, H, P und CD59).

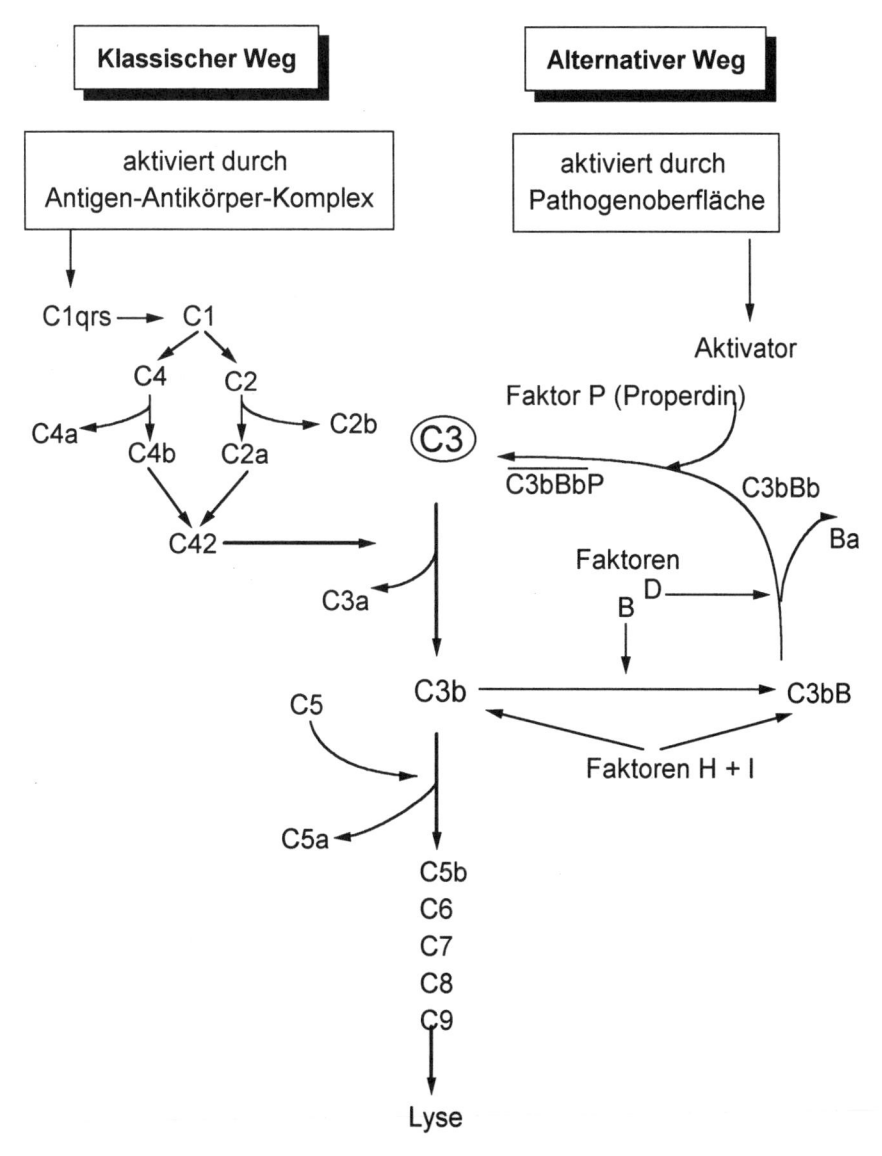

Abbildung 5 : Klassischer und alternativer Weg der Komplementaktivierung (Bezeichnungen siehe Text und Tabelle 3).

Tabelle 3: Charakteristika und Funktionen von Komplement-Faktoren.

Faktor	Molekular-gewicht (Da)	Funktionen, Charakteristika
Klass. Weg		
C1	750.000	inhibiert Viren, kurze Halbwertzeit (13Sek.)
C1q	410.000	bindet an Antikörper, aktiviert C1r
C1r	83.000	wandelt C1s in Protease um
C1s	85.000	schneidet C4 und C2
C4	206.000	hoher Polymorphismus, Immunkonglutinbildung
C4a	7.000-10.000	Anaphylatoxin (?), wirksam bei Seroninfreisetzung und Muskelkontraktion
C4b	190.000	Opsonierung von Pathogenen
C2	117.000	fördert Freisetzung kininähnlicher Peptide
C2a	70.000-83.000	unbekannt
C2b	~ 30.000	schneidet C3 und C5
C3	185.000	Hauptprotein, Polymorphismus, Opsonierung, Immunkonglutination, Initiator des altern. Weges
C3a	9.000-10.000	anaphylaktische u. chemotaktische Funktion; Freisetzung von Thromboxan B_2 aus Thrombozyten und versch. Lymphokinen aus Lymphozyten, Hemmung von T-Helferzellen erhöht Mastzelldegranulation und Gefäßpermeabilität
C3b	176.000	Steigert Phagozytose v. Makrophagen, Prostaglandin E- und Thromboxan B_2 -Freisetzung
Altern. Weg		
Properdin	190.000	Neben C3 Hauptinitiator des altern. Weges
B	100.000	Plasminogenaktivierung, Polymorphismus
Ba	33.000	unbekannt
Bb	63.000	Erhöhung von Adhärenz, aber Hemmung von Makrophagen-Migration
D	25.000	sehr gering konzentriert, spaltet B
MAC		
C5	191.000	stabilste Komplementkomponente
C5a	11.200	Anaphylatoxin, Freisetzung von lysosomalen Enzymen und Interleukin 1 aus Makrophagen erhöht Gefäßpermeabilität und Histaminfreisetzung
C5b	163.000	Polymorphismus, erleichtert Hefephagozytose
C6	128.000	bindet in monomerer Form an Zielzellwand
C7	120.000	Polymorphismus; Plasminogen $\rightarrow$ Plasmin
C8	150.000	Finalkomponente; $\rightarrow$ Zellyse; Freisetzung von Thrombozytenfaktor III;
C9	79.000	Beteiligung an Autoimmunkrankheiten

Heriditäre Defekte einzelner Komplementkomponenten, die recht selten sind, gehen mit distinkten immunologischen Erkrankungen einher. Die folgende Tabelle 4 stellt einige der Zusammenhänge dar.

Grundlagen der Immunologie

Zusammenfassend läßt sich festhalten, daß das Komplementsystem innerhalb der unspezifischen humoralen Abwehr von großer Effizienz und immuno-modulatorischer Bedeutung ist (Schifferli, Ng & Peters, 1986). Nicht nur die kaskadenförmig ablaufende Zerstörung von Zielzellmembranen, sondern auch die Freisetzung von Opsoninen und Chemokinen oder auch anderer Substanzen, die zelluläre Mechanismen der Abwehr von Pathogenen erleichtern, demonstrieren die umfassende Bedeutung dieses Systems. Vereinzelt wurden auch unter psychoneuroimmunologischen Untersuchungsaspekten einzelne Komplementkomponenten untersucht.

Tabelle 4: Komplement-Defekte und klinische Syndrome.

Komponente	Assoziierte Erkrankungen
C1-C4 (Klassischer Weg)	Lupus erythematodes, rheumatoide Polyarthritis, Glomerulonephritis und rezidivierende Infekte
C3	rezidivierende Infekte, Fieber
C5-C8	z.T. schwere rezidivierende Infekte mit Gonokokken und Meningokokken, aber auch Polyarthritis und Lupus erythematodes
C1- Inhibitor	heriditäres angioneurotisches Ödem (HANE) auch Lupus - ähnliche Symptome

Bevor im folgenden in einer gerafften Darstellung ausgewählte zelluläre Mechanismen der *spezifischen* Abwehr beschrieben werden, soll kurz ein Exkurs in die Frage folgen, *wie* der Organismus befähigt ist, Fremd von Nicht-Fremd zu unterscheiden. Diese Differenzierungsfähigkeit ist Voraussetzung jeglicher immunologischer Abwehr und sollte kurz erläutert werden.

1.3 Die Unterscheidung zwischen "selbst" und "fremd"

Die bislang dargestellten Abwehrfunktionen setzen implizit voraus, daß immunkompetente Zellen in der Lage sind, körperfremdes Material zu erkennen bzw. eine Diskrimination zwischen "selbst" und "nicht-selbst" zu vollziehen. Die frühen Untersuchungen zur Transplantation zeigten in der Tat auf, daß der Organismus über solche Fähigkeiten verfügt. Bereits in der Mitte dieses Jahrhunderts wurde beobachtet, daß lediglich genetisch identische Inzuchtstämme oder - was den Humanbereich betrifft - eineiige Zwillinge keine Transplantatabstoßung zeigen. Ganz offensichtlich gibt es eine genetische Determination der Fähigkeit, die Kompatibilität von Geweben zu erkennen. Inzwischen ist nachgewiesen, daß diese Histokompatibilitätsantigene von entscheidender Bedeutung für die Abstoßung oder Annahme von Fremdgewebe sind. Der Gen-Locus des Haupthistokompatibilitätskomplexes (major histocompatibilty complex; MHC) befindet sich beim Menschen auf Chromosom 6 und besteht vermutlich aus mehreren hundert Genen, deren Kombinationsmöglichkeiten einen enormen Polymorphismus besagter Histokompatibilitätsantigene auf Geweben gewährleisten. Abbildung 6 zeigt grob vereinfacht die Organisation des menschlichen Haupthistokompatibilitätskomplexes.

Chromosom 6

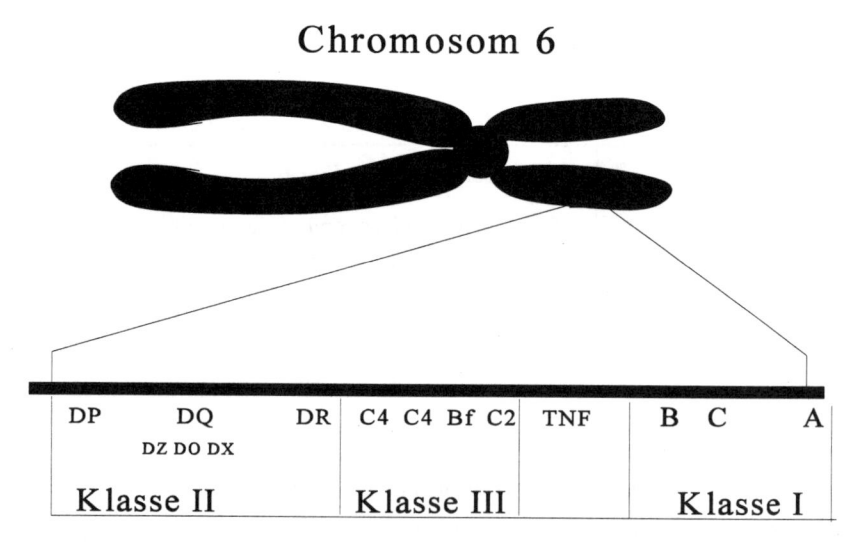

DP	DQ		DR	C4 C4 Bf C2	TNF	B	C	A
	DZ DO DX							
Klasse II				**Klasse III**		**Klasse I**		

Abbildung 6: Schematische und reduzierte Darstellung des Haupthistokompatibilitätskomplexes beim Menschen.

Diese Vielfalt ermöglicht dem Immunsystem eine Differenzierung zwischen Selbst und Nichtselbst, da die HLA-Antigene erkannt werden können. Das Phänomen dieser Diskriminierungsleistung beschäftigt nach wie vor die immunologische Forschung (Del Guercio, 1993).

Der Haupthistokompatibilitätskomplex (MHC) befindet sich auf dem kurzen Arm des Chromonsom 6 beim Menschen und besteht aus den unterschiedlichen MHC-Klassen I, II und III sowie Sequenzen, die andere Proteine (z.B. Tumornekrosefaktor, TNF) kodieren. Für das weitere Verständnis reicht eine Darstellung der Klassen I und II aus. Die MHC - Antigene A, B, C gehören zur Klasse I. Klasse I MHC-Gene codieren das Vorhandensein spezifischer Oberflächenstrukturen auf nahezu allen kernhaltigen Zellen des Menschen, während die Klasse II - MHC-Gene lediglich auf B-Zellen (s.u.), Makrophagen und einigen anderen Zelltypen Oberflächenproteine exprimieren und von Bedeutung für den Ablauf einer Immunantwort sind. Aufgrund der Tatsache, daß diese Proteine zuerst auf Leukozyten nachgewiesen werden konnten, spricht man auch von **Human - Leukozyten - Antigen (HLA)**. Dieses HLA-System ist vielleicht das komplexeste Antigen-System des Menschen. Die von den einzelnen Regionen (A, B, C, D) kodierten Antigene liegen nun in großer Vielfalt vor (A=24, B=50, C=18, DR=18, DQ=9 und DP=6), so daß eine Kombination aller (und es dürften lange nicht alle bekannt sein) einen extremen Polymorphismus von Milliarden unterschiedlicher HLA-Phänotypen auf Zellen zur Folge hat.

Tabelle 5: HLA-Antigene und Erkrankungsrisiken in % (aus: Roitt, Brostoff & Male, 1985).

Erkrankung	Antigen (HLA-	Kontrolle	Patienten	relatives Risiko
Morbus Bechterew	B27	8	90	87.8
Reiter Syndrom	B27	9	80	35.9
Rheumatoide Arthritis	DRw4	31	64	4.0
Multiple Sklerose	A3	21	33	1.8
	B7	18	35	2.0
	Bw2	21	74	1.9
	DRw2	22	42	3.8
Myasthenia gravis	B8	16	39	3.4
	Drw3	17	40	3.0
Psoriasis	A1	26	39	2.1
	B13	6	21	8.7
	Bw37	2	4	8.1
	Cw6	23	70	4.3
Morbus Addison	Dw3	21	70	8.8
Morbus Basedow	B8	18	44	2.5
	Bw35	20	57	5
	Dw3	53	18	5.5
Zöliakie	B8	20	67	8. 6
	Dw3	27	96	73.0
Aktive chronische Hepatitis	A3	20	71	9.0
	B8	16	36	9.2
	Drw3	7	79	4.6

Dieser Bereich der Immungenetik ist selbstverständlich auch für immunpathologische Phänomene von Bedeutung, da gezeigt werden konnte, daß bestimmte HLA-Typen mit einer erhöhten Inzidenz verschiedener Erkrankungen einhergehen. Die Tabelle 5 zeigt deutlich, daß bestimmte HLA-Antigene mit einem z.T. enormen (> 87%) relativen Erkrankungsrisiko verbunden sind.

1.4. Spezifische Abwehrfunktionen

Wenn zuvor von unspezifischer Abwehr gesprochen wurde, dann ist damit gemeint, daß Monozyten, Granulozyten und NK-Zellen zwar über den oben beschriebenen Mechanismus der Fremderkennung verfügen, sich aber nicht gegen *spezifische* Antigene richten. Der im folgenden zu beschreibende Zweig immunologischer Abwehrleistungen ist im Gegensatz dazu gerade durch diese Spezifität gekennzeichnet, so daß die hier involvierten Zellen sich jeweils nur gegen ein bestimmtes Antigen richten. Des weiteren sind folgende Unterschiede von Bedeutung: Die spezifische Immunantwort ist im Gegensatz zur angeborenen (s.o.) erworben und setzt mit gewissen Einschränkungen eine Lerngeschichte des Individuums voraus (adaptive Immunantwort). Ein weiterer Unterschied ist von großer Bedeutung: Die spezifische, erworbene Immunantwort verfügt über die Fähigkeit, Antigene, die zuvor bekämpft wurden, zu "erinnern" und bei einem zweiten Kontakt ad hoc zu eliminieren, so daß Symptome oder Krankheitsverhalten gar nicht erst gezeigt werden. Dieses immunologische Gedächtnis ist die Erklärung dafür, daß wir bestimmte Kinderkrankheiten im Erwachsenenalter nicht wieder bekommen; es stellt darüber hinaus das Wirkprinzip der Impfung dar. Auch die spezifische Antwort läßt sich - wie oben bei der unspezifischen Abwehr gezeigt - in zelluläre (Lymphozyten, s.u.) und humorale (Antikörper, s.u.) Mechanismen unterteilen.

1.4.1. Zelluläre Abwehr: Die Lymphozyten

Wie bereits gezeigt, entstammen alle immunkompetenten Zellen pluripotenten Stammzellen des Knochenmarks. Dies gilt auch für Lymphozyten, auf die in der Folge näher eingegangen werden soll. Abbildung 7 zeigt die Verbindung zwischen Lymphstrom, lymphatischen Organen und dem Blutkreislauf auf.

Lymphozyten sind ca. 6-10μm messende weiße Blutzellen, die morphologisch durch ein geringes Kern-Plasma-Verhältnis gekennzeichnet sind.

Grundlagen der Immunologie 19

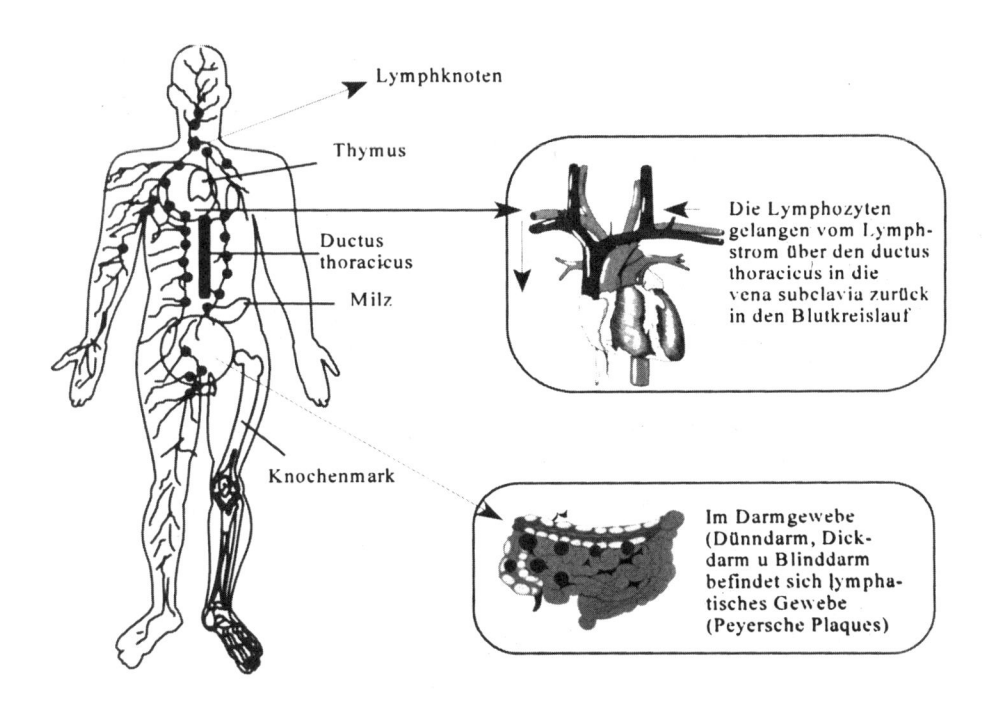

Abbildung 7: Primäre (Knochenmark, Thymus) und sekundäre (Lymphknoten, Milz, Peyersche Plaques) lymphatische Organe stehen über den Lymphstrom mit dem Blutkreislauf in ständiger Verbindung.

Bei Erwachsenen liegt die Anzahl der Lymphozyten bei ca. 1000-5000/µl Vollblut, was einem prozentualen Anteil von 21-55% der weißen Blutzellen im Differentialblutbild entspricht. Sinkt die Anzahl der peripheren (d.h. nicht in lymphatischen Organen befindlichen) Lymphozyten unter den o.a. Bereich spricht man von Lymphozytopenie (<1500/µl bei Erwachsenen; <3000/µL bei Kindern) im Falle einer Überschreitung dieser Grenzen (> 5000/µL) von Lymphozytose. Lymphozyten befinden sich in erster Linie im Lymphstrom und den lymphatischen Organen. Man unterscheidet bei den Lymphozyten prinzipiell zwei Hauptgruppen, T-Zellen und B-Zellen, je nachdem welche "Entwicklung" diese Zellen genommen haben.

1.4.1.1 T-Zellen

Die T-Lymphozyten erhalten ihre Bezeichnung aus der Tatsache, daß sie im Thymus, einem lymphatischen Organ im oberen Brustbereich, reifen. Sie erkennen Antigene nur in Verbindung mit der Antigenpräsentation über MHC-Moleküle und unterliegen somit einer MHC-Restriktion. Somit sind nur bestimmte Antigene in der Lage, das T-Zell-System zu stimulieren. Auch körpereigene, an MHC - Moleküle gebundene Peptide können eine T-Zellaktivierung auslösen. Diese findet jedoch beim Gesunden nicht statt (Selbst-Toleranz). Ist die Selbst-Toleranz nicht in ausreichendem Maße vorhanden, können massive Autoimmunprozesse (gegen körpereigenes Gewebe gerichtete) ausgelöst werden.

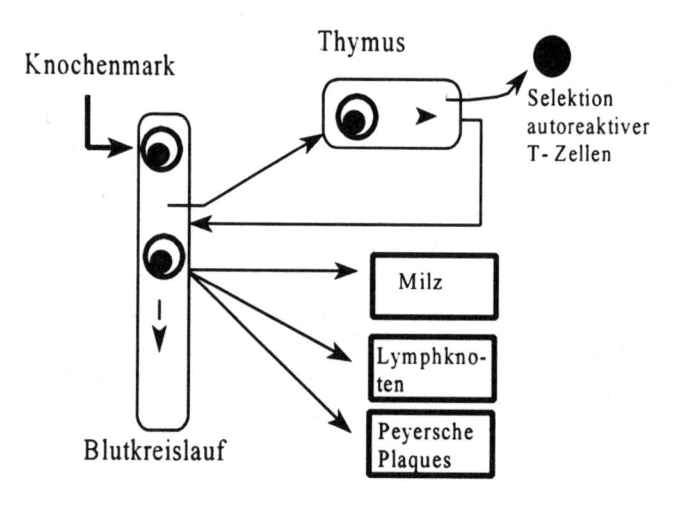

Abbildung 8: Schematische Darstellung der T-Zell-Reifung.

Im Thymus finden innerhalb von 12-24 Stunden die entscheidenen Schritte zur T-Zellreifung statt (Möller, 1993). Von besonderer Bedeutung ist die Abtötung autoreaktiver T-Zellen (durch Apoptose), d.h. derjenigen T-Zellen, die an körpereigenes Antigen binden. Tatsächlich verlassen nach Abschluß der Differenzierung nur ca. 2% der T-Zellen den Thymus in die Peripherie. Es werden nur diejenigen T-Zellen "entlassen", die Fremdantigene auf MHC-Molekülen erkennen können. Im Thymus findet aber auch die Differenzierung der T-Zellen in unterschiedliche Subpopulationen statt. Die Vorläuferzellen des Knochenmarks verfügen noch nicht über diejenigen Oberflächenstukturen (Cluster of differentiation, CD), die zur Charakterisierung der T-Zellen dienen. Ihre Expression spiegelt die Differenzierung wider. Die zentralen Oberflächenmarker der T-Zellen sind CD3 (Haupt-T-Zellmarker, Bestandteil des T-Zellrezeptors, dessen Funktion in der Signaltransduktion nach Antigenerkennung liegt), CD4 (T-Helferzellen) und CD8 (T-Suppressorzellen, zytotoxische T-Zellen). Unreife Thymozyten sind in Hinblick auf

Grundlagen der Immunologie 21

CD4 und CD8 doppelt negativ (CD4-; CD8-), werden aber im Laufe der Reifung zu doppelt positiven Zellen (CD4+; CD8+) und erst weitere Differenzierungschritte führen zu denjenigen Zellen, die nur CD4+ *oder* CD8+ sind (Scollay, 1991). Doch bevor die Subpopulationen der T-Zellen beschrieben werden, sollen die spezifischen Charakteristika der T-Zelle erläutert werden.

T- Zellen erkennen Antigene nur dann, wenn diese Antigene von einer Partnerzelle über das MHC-Molekül präsentiert werden. Der erste Kontakt zwischen einer spezifischen T-Zelle und der antigenpräsentierenden Partnerzelle (dendritische Zellen, Makrophagen und B-Zellen) findet in den peripheren lymphatischen Organen statt. Diese Proteine werden von der Partnerzelle intrazellulär an MHC-Moleküle gebunden und danach an der Zelloberfläche exprimiert. Entscheidend für die Antigenerkennung durch T-Zellen ist der T-Zellrezeptor (TCR). Dieser Rezeptor besteht aus verschiedenen Polypeptidketten (zu über 90% α- und β- Kette aber auch γ- und δ- Ketten), die ihrerseits jeweils aus einer konstanten (C) und variablen (V) Region bestehen (vergleichbar mit Immunglobulinen) (Nossal, 1991). Letztere sind für die Antigenerkennung verantwortlich. In der folgenden Abbildung ist der T-Zellrezeptor schematisch dargestellt.

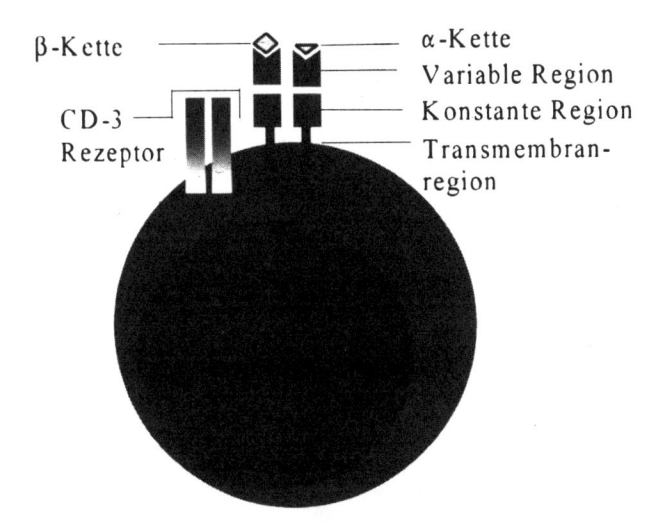

Abbildung 9: Schematische Darstellung des T-Zellrezeptors (TCR).

Die einzelnen Untereinheiten des TCR werden von verschiedenen Genen kodiert, so daß ein extremer Polymorphismus des TCR gewährleistet werden kann. Man schätzt, daß die Anzahl möglicher (verschiedener) Epitope (spezifischer Oberflächen) bei ca. 10^{15}

liegt. Je nachdem, *wo* sich Antigene befinden, werden unterschiedliche T-Zellmechanismen bzw. T-Zellsubpopulationen aktiviert. Intrazelluläre Antigene (z.B. Viren) binden an MHC-I, während extrazelluläre Antigene nach Phagozytose an MHC-II binden. CD4+ Zellen erkennen MHC-II, CD8+ hingegen MHC-I. CD4+- Zellen lassen sich prinzipiell in zwei Klassen aufteilen: *inflammatorische* CD4+ -Zellen (regen Makrophagen zur Bakeriolyse an) und (die eigentlichen) T-Helferzellen, die zur Antikörperproduktion stimulieren (s.u.).

1.4.1.2 B-Zellen

Die B- Zellen erhielten ihren Namen durch die Tatsache, daß dieser, für die spezifische, humorale Immunantwort (siehe Antikörper) verantwortliche Zelltyp bei Vögeln in der sog. *Bursa fabricii* ausdifferenziert wird. Dieses, über der Kloake gelegene Organ fehlt dem Säuger, bei dem die B-Zellen direkt dem Knochenmark entstammen, in lymphatisches Gewebe einwandern und über verschiedene Schritte zu reifen B-Zellen ausdifferenzieren (Kantor & Herzenberg, 1993). Die Stromazellen im Knochenmark sind von entscheidender Bedeutung für die Entwicklung der B-Zellen; unter stromazellfreien in vitro - Bedingungen findet keine B-Zelldifferenzierung statt. An dieser Stelle ist es ausreichend zu erwähnen, daß die B-Zellentwicklung durch maßgeblich zwei Prozesse gekennzeichnet ist: Zum einen exprimieren die Zellen mit zunehmender Reifung distinkte Oberflächenmarker; zum anderen werden durch Genumordnung zunächst die schweren, später auch die leichten Ketten der Immunglobuline (maßgeblich Antikörper der Klasse IgM) ausgebildet (siehe Abbildung 10).

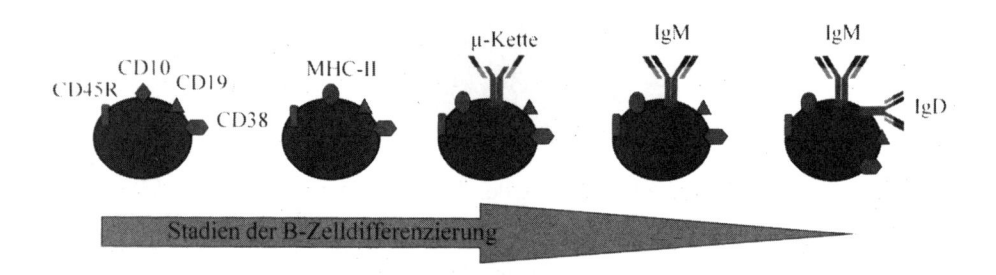

Abbildung 10: Stadien der B-Zelldifferenzierung.

Grundlagen der Immunologie   23

Die in Abbildung 10 dargestellten Differenzierungsschritte führen zur Exprimierung verschiedener Oberflächenmarker, deren Hauptfunktionen und Lokalisationen kurz in Tabelle 6 wiedergegeben werden sollen, da sie eine große Bedeutung in der Interaktion zwischen B- und T-Zellen spielen.

B-Zellen wandern zunächst in die Lymphknoten, in denen eine Selektion hoch affiner B-Zellen durch Apoptose gering affiner gewährleistet wird. Treffen im Anschluß diese B-Zellen auf ein Antigen, differenzieren sie sich zu Plasmazellen aus (bilden Antikörper) und wandern dann zum Knochenmark zurück. Diejenigen B-Zellen, die die Lymphknoten ohne Antigenkontakt erreichen, kehren über den ductus thoracicus zurück in den Blutkreislauf, um erneut Lymphknoten aufzusuchen.

Die von Antigenen stimulierten B-Zellen (Plasmazellen) produzieren Antikörper (Immunglobuline), die von entscheidender Bedeutung für die Immunabwehr sind, und auch für die Psychoneuroimmunologie relevante Maße darstellen. Im folgenden soll daher auf die verschiedenen Antikörperklassen, ihre Produktion und Wirkmechanismen eingegangen werden.

Tabelle 6: Oberflächenantigene, die bei der B-Zelldifferenzierung von Bedeutung sind.

Oberflächenmarker	Vorkommen	Funktion
CD-10	unreife B- und T-Zellen, seltener auch reife B-Zellen	auch Marker für akute lymphatische Leukämie der Prä-B-Zellen
CD-19	unreife und reife B-Zellen	Rolle bei B-Zellproliferation (?)
CD-38	B-Zellen, T-Zellen, Plasmazellen, aktivierte T-Zellen	unbekannt
CD-45R	B-Zellen, einige Untertypen von T-Zellen	Signaltransduktion über Tyrosinphosphatase

1.4.2 Humorale Abwehr: Die Antikörper

Die von den Plasmazellen sezernierten Antikörper können prinzipiell auf drei Wegen Antigene bekämpfen. Zum einen sind Antikörper in der Lage, z.B. an Viren anzubinden und damit deren Eintritt in Zellen zu verhindern (Neutralisation). Des weiteren führt diese

Antigen-Antikörper-Bindung zu einer "Schmackhaftmachung" des Komplexes für phagozytierende Zellen, wie z.B. für Makrophagen (Opsonierung). Ein dritter wichtiger Weg der Antigenbekämpfung ist die durch diese Bindung ausgelöste Komplementreaktion, die ja bereits beschrieben wurde. Maßgeblich ist jedoch, daß in den meisten Fällen eine Antikörperproduktion erst nach Kontakt der B-Zellen mit T-Zellen in die Wege geleitet wird (Thymus- abhängige Antigene). In diesem Fall erkennen B-Zellen und T-Helferzellen dasselbe Antigen (linked recognition). B-Zellen fungieren somit auch als antigenpräsentierende Zellen (APC) und stimulieren T-Helferzellen, die ihrerseits über CD40-Liganden und durch die Produktion von Zytokinen wie Interleukin 4, 5 und 6 die B-Zellen zur Ausdifferenzierung in Plasmazellen (Antikörperproduktion) stimulieren. Im folgenden werden die Charakteristika der Antikörper beschrieben. Prinzipiell folgen alle Antikörper demselben Grundmuster (Abbildung 11).

Antikörper verfügen über zwei verschiedene Ketten: eine leichte und eine schwere Kette. Des weiteren liegen zwei funktional unterschiedliche Regionen vor. Die konstante Region ist bei allen Antikörpern innerhalb einer Klasse (Isotyp) identisch und dient der Bindung an effektorische Zellen (s.o.). Die variable Region unterscheidet sich sowohl innerhalb der Klassen als auch zwischen ihnen. Diese Region liegt in enormem Polymorphismus vor und ist die Antigen-Bindungsregion. Es existieren maßgeblich folgende Isotypen: A, D, E, G und M, wobei jeder Isotyp von einem separaten Gen codiert wird (Janeway, Rosen, Merler & Alper, 1967).

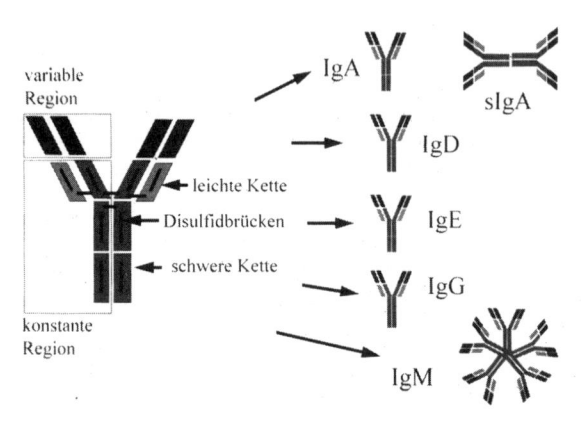

Abbildung 11: Grundaufbau und Isotypen der Immunglobuline.

Zusammenfassend gibt Tabelle 7 die wichtigsten Eigenschaften der Immunglobulinklassen wieder.

Tabelle 7: Eigenschaften der wichtigsten Immunglobulinklassen.

	IgG$_1$	IgG$_2$	IgG$_3$	IgG$_4$	IgA$_1$	IgA$_2$	IgD	IgE	sIgA	IgM
Molekulargewicht	146000	146000	170000	146000	160000	160000	184000	188000	385000	970000
Sedimentationskonstante	7S	7S	7S	7S	7S	7S	7S	8S	11S	19S
Konzentration im Serum (mg/ml)	9	3	1	0,5	3	0,5	0,03	0,0005	0,05	1,5
Vorhandensein in Sekreten z.B. Speichel	-	-	-	-	-	-	-	-	++++	++
Komplementaktivierung (klass. Weg)	++	+	+++	-	-	-	-	-	-	+++
Placenta-Transfer	+	+	+	+	-	-	-	-	-	-
Halbwertzeit (d)	21	20	7	21	6	6	3	2	?	10
Bindung an Phagozyten	+	-	+	-	-	-	-	-	-	-
Bindung an Mastzellen	-	-	-	-	-	-	-	+++	-	-

Die in Tabelle 7 aufgestellten Charakteristika der verschiedenen Antikörperisotypen beziehen sich auf biochemische und funktionale Unterschiede. Durch die verschiedenen Strukturvarianten (dimeres sIgA, pentameres IgM) werden selbstverständlich auch Molekulargewicht und Sedimentationskonstante bestimmt. Es fällt auf, daß IgG im Serum am höchsten, IgE hingegen am geringsten konzentriert ist, während für die Körpersekrete andere Verhältnisse gelten. IgG findet sich kaum in Sekreten, während sIgA (sekretorisches IgA) die höchste Proportion darstellt. Die Meßbarkeit dieses Immunglobulins z.B. im Speichel hat es besonders attraktiv für nicht-invasive Forschung innerhalb der Psychoneuroimmunologie gemacht. Es wird daher an geeigneter Stelle ausführlicher beschrieben. IgE bindet an basophilen Granulozyten bzw. Mastzellen und ist daher auch von zentraler Bedeutung bei bestimmten allergischen Erkrankungen, bei denen die Histaminfreisetzung von Mastzellen im Vordergrund steht. Die Halbwertszeit der Immunglobuline schwankt nicht unerheblich zwischen 2 und 21 Tagen. Sekretorisches Immunglobulin A ist zwar durch die Verknüpfung mit der sekretorischen Komponente vor rascher Proteolyse mehr geschützt als andere Immunglobuline, Angaben zur Halbwertszeit liegen jedoch nicht vor.

Die Antikörperreaktion verläuft in Abhängigkeit vom "Bekanntheitsgrad" des Antigens in verschiedener Weise ab: Ist das Antigen unbekannt, erfolgt die sog. Primärantwort, die bei wiederholtem Kontakt mit dem Antigen zur Sekundärantwort wird. Zwischen beiden Reaktionen liegen fundamentale Unterschiede vor, die sich auf Zeitverlauf, Isotyp, Antikörpertiter und -affinität beziehen. Abbildung 12 zeigt schematisch beide Reaktionsformen auf.

Es wird deutlich, daß nach primärem Antigenkontakt zunächst eine IgM-Antwort vorliegt. Zeitlich versetzt steigt IgG an, welches bei einem sekundären Kontakt sehr viel schneller (Verlaufsaspekt) und in weitaus höherer Konzentration gebildet wird. IgG erlangt mit zunehmendem Antigenkontakt eine immer höhere Affinität gegenüber dem Antigen. Diese Veränderung setzt zwei wichtige Prozesse voraus: Erstens bilden sich nach dem ersten Antigenkontakt nicht nur Immunglobulin G sezernierende Zellen, sondern auch zweitens sog. Gedächtniszellen, die die Antigenspezifika zwar erfassen, jedoch keine Antikörper produzieren. Diese Gedächtniszellen sind dann bei einem zweiten Antigenkontakt unmittelbar in der Lage, spezifische Antikörper zu produzieren (Gray, 1993). Dieses Verhalten macht man sich bei der Impfung zunutze.

Der Verlauf setzt jedoch noch einen weiteren Prozeß voraus. Die Antigenspezifität bleibt zwar erhalten, der Isotyp wechselt jedoch (isotype-switching) von M nach G.

Grundlagen der Immunologie

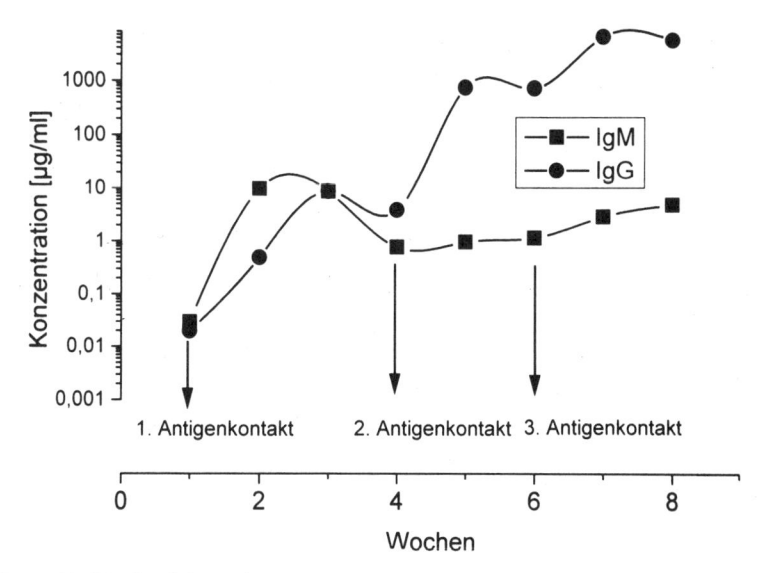

Abbildung 12: Verlauf der primären, sekundären und tertiären Antikörperantwort.

Für diesen Isotyp-Wechsel ist in erster Linie der bereits angsprochende CD40-Ligand auf T-Helferzellen verantwortlich. Patienten mit einem CD-40L - Defekt zeigen keinen Wechsel. Des weiteren sind aber auch (neben anderen) insbesondere die Zytokine Interleukin 4, 5 sowie Interferon γ und TGF-β (transforming growth factor) von Bedeutung.

Die Vielfalt immunologischer Abwehrmöglichkeiten ist bislang zumindest global dargestellt. Um jedoch eine Verständnis für immunologische *Prozesse*, d.h. das überaus vielseitige Wechselspiel *zwischen* den Komponenten immunologischer Prozesse zu erörtern, wird im folgenden, wiederum stark reduziert, der Ablauf einer Immunantwort bei Infektionen skizziert. Es wird deutlich werden, daß unspezifische zelluläre oder humorale Mechansimen eine enge Interaktion mit spezifischen Prozessen eingehen, Interaktionen, die dem Zentralnervensystem (ZNS) nicht vorenthalten werden.

1.5 Der Ablauf einer Immunantwort am Beispiel einer Infektion

Der im folgenden skizzierte Ablauf einer Immunantwort soll lediglich verdeutlichen, daß dem Organismus viele in Interaktion stehende Abwehrmechanismen zur Verfügung stehen. Die folgende Abbildung schematisiert den Ablauf.

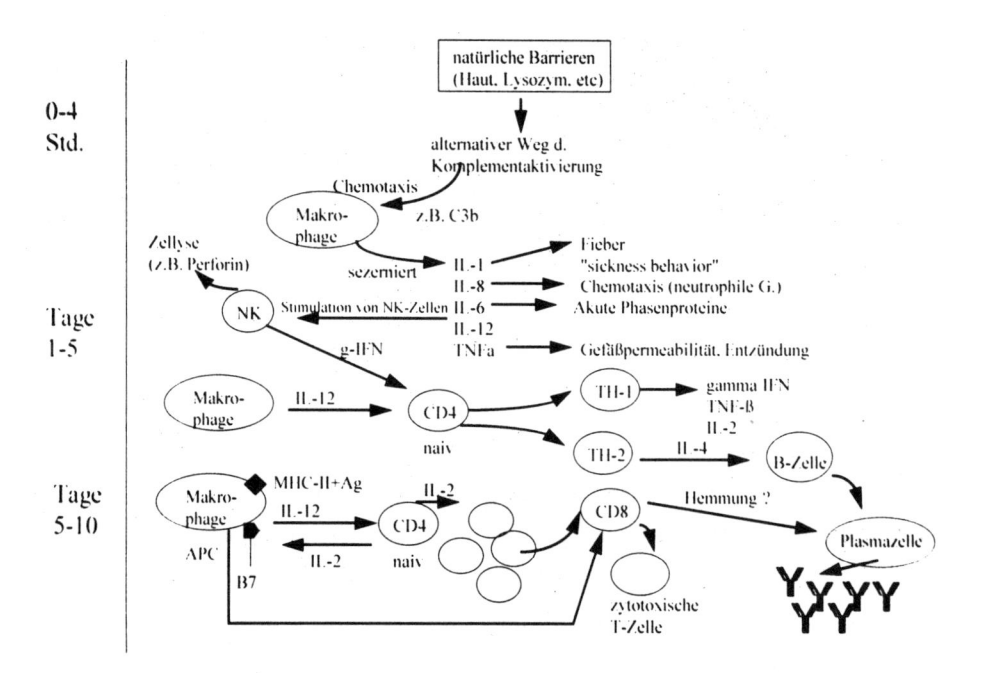

Abbildung 13: Vereinfachte Darstellung des Ablaufs einer Immunreaktion bei Infektionen.

Es wird keineswegs der Anspruch auf Vollständigkeit erhoben, da die Prozesse überaus komplex und z.T. auch unbekannt sind.

Wenn ein Antigen (z.B. Bakterium oder Virus) die natürlichen Barrieren des Organismus überwinden kann, setzt innerhalb der ersten Stunden die Aktivierung des alternativen Weges der Komplementreaktion ein. Neben der Lyse nach Ablauf der gesamten Kaskade werden die oben beschriebenen Spaltprodukte (z.B. C3b) freigesetzt, die nicht nur das Antigen opsonieren, sondern auch Makrophagen zum Antigen locken (Chemotaxis). Somit erhalten Makrophagen schon früh Kontakt zum Antigen, werden stimuliert und sezernieren diverse Zytokine und Wachstumsfaktoren (Interleukin 1, 6, 8, 12 und den Tumornekrosefaktor α). Diese Substanzen lösen multiple immunologische (z.B. Stimulation von NK-Zellen, Chemotaxis für neutrophile Granulozyten), aber auch physiologische Effekte (Fieberreaktionen, Appetitlosigkeit, u.a.) sowie andere unspezifische Reaktionen (Akutphasenproteine) aus. In weiteren Schritten stimulieren Makrophagen CD4+ Zellen entweder durch Zytokinfreisetzung (IL-1, IL-12) oder als antigenpräsentierende Zelle (APC). In diesem Fall können T-Helferzellen nur stimuliert werden, wenn neben der Expression antigener Determinanten der MHC-II - Komplex auf der Zelloberfläche exprimiert ist. Erst nach dieser notwendigen Voraussetzung beginnt die CD4-Zelle ihrerseits mit der Produktion von Zytokinen (z.B. IL-2) und proliferiert massiv. Sie differenziert entweder über TNF-β, IL-2 und γ-IFN zur inflammatorischen T-Helferzelle (TH_1) und reduziert sich damit auf die weitere Stimulation von Makrophagen oder über IL-4 zur "eigentlichen" T-Helferzelle (TH_2) und stimuliert durch die Sekretion von IL-4 die B-Zellen, die nach weiterer Ausdifferenzierung zur Plasmazelle Antikörper produzieren. Des weiteren regt die CD4+ Zelle die Ausdifferenzierung der CD8+ Zelle zur zytotoxischen T-Zelle an, die im Kontakt mit dem Antigen zur Zellyse befähigt ist. Zur Ausdifferenzierung in TH-Subtypen sind nicht nur bestimmte Zytokine (für TH_1 IL-12 und IFN-γ; für TH_2 IL-4) bedeutsam. Eine hohe Dichte des exprimierten Antigens auf Antigen-präsentierenden Zellen führt eher zur Ausprägung des TH_1-Subtypes.

Da in mancher psychoneuroimmunologischen Studie die (variierende Anzahl) peripherer Lymphozyten zum abhängigen Maß erhoben wurde, sollte an dieser Stelle kurz wiedergegeben werden, welche Faktoren die "Wanderung" (zum Entzündungsherd, zum Kontakt mit APC oder auch innerhalb des Lymphstroms zwischen lymphatischen Organen) beeinflussen. Verantwortlich sind die sogenannten Adhäsionsmoleküle, die auf den Lymphozyten und in komplementärer Anordnung auf anderen Zellen vorhanden sind (Bevilacqua, 1993). Man unterscheidet maßgeblich drei Gruppen von Adhäsionsmolekülen: Integrine, Selektine und Mitglieder der Immunglobulin-superfamilie. Tabelle 8 zeigt einige (wenige) Beispiele je Gruppe in Hinblick auf Zellen, die sie exprimieren und ihre Funktionen.

Die Anzahl löslicher Substanzen, Zytokine und Wachstumsfaktoren, die im Immungeschehen von Bedeutung sind, droht unüberschaubar zu werden. Auch für psychoneuroimmunologische Studien gilt, daß sehr häufig neue und z.T. noch nicht umfangreich erforschte Immunmediatoren eingesetzt und in Hinblick auf verschiedene Stimuli beschrieben werden. Die jeweiligen Parameter werden an der Stelle ihres Auftretens näher erläutert.

Tabelle 8: Einige Beispiele von Adhäsionsmolekülen.

	Exprimiert auf	Funktion und Charakteristik
Selektine L-Selektine	Leukozyten	von Bedeutung für "homing" ("Wanderung der Lymphozyten an ihren Bestimmungsort)
P-Selektine	vaskulärem Epithel	
Integrine LFA-1 (leucocyte function associated antigen)	z.B. Leukozyten T-Zellen	von Bedeutung im Zell-Zell-Kontakt Lymphozytenaktivierung
Immunglobulinsuperfamilie (hierzu gehören auch: Ag-Rezeptor der T-und B-Zelle, CD4, CD8 und CD19) ICAM (intracellular adhesion molecule) ICAM-1 ICAM-2 ICAM-3	Lymphozyten APC Endothel	Binden alle an T-Zell - Integrin LFA-1. ICAM-1 und 2 befähigen die T-Zelle, durch Blutgefäße zu wandern. ICAM-3 befindet sich nur auf Leukozyten, Zell-Zell-Kontakt

Zusammenfassend läßt sich festhalten, daß das Immunsystem von enormer Komplexität ist und verschiedene Prozesse derart eng miteinander vernetzt sind, daß eine getrennte Darstellung von Funktionen schwer fällt. Zelluläre und humorale Mechanismen gewährleisten eine Diskriminierung von "selbst" und "fremd", wobei "fremd" nicht pathogen oder prinzipiell schädlich bedeuten muß, was gerade am Beispiel der Transplantatabstoßung deutlich wird. Wird körpereigenes Gewebe nicht (mehr) als "selbst" erkannt, greifen ähnliche Mechanismen, die auch zur Abwehr von Krankheitserregern oder Transplantaten herangezogen werden - es entstehen Autoimmunkrankheiten, die auch in der psychoneuroimmunologischen Forschung an Interesse gewinnen werden. Die Komplexität des Immunsystems erfährt eine weitere Steigerung, wenn man die im nächsten Kapitel zu behandelnden Interaktionen mit dem Zentralnervensystem berücksichtigt.

Dem an immunologischen Prozessen interessierten Leser empfehle ich neben der zitierten Literatur zur Vertiefung folgende Bücher: Janeway & Travers, 1994; Sedlacek

& Möröy, 1995; Roitt, Brostoff & Male, 1985; Cruse & Lewis, 1995; Bundschuh, Schneeweiss & Bräuer, 1988. Des weiteren möge man zum genaueren Verständnis der immunologischen Methodik Janeway & Travers, 1994; Miller, Ludke, Peacock & Tomar, 1991 und Jacobs, 1996 heranziehen.

2. Psychoneuroimmunologie

Im Laufe der letzten 20 Jahre erhielt ein Forschungsbereich besonderes Interesse, der darauf aufmerksam machte, daß das Immunsystem nicht autonom funktioniere, sondern Einflüssen des Zentralnervensystems unterliege und selbst Einfluß auf das Zentralnervensystem habe. Die globale Bezeichnung "Zentralnervensystem" läßt bereits schon jetzt ahnen, wie vielfältig die Interaktionen gestaltet sein können, und daß die Psychoneuroimmunologie zwangläufig als interdisziplinäres Feld aufgefaßt werden muß:

"....the emergence of an important new interdisciplinary area whose roots lie in neuroscience, immunology, ethology, psychology, neurology, anatomy, psychiatry, epidemiology and endocrinology"
(Solomon, 1985).

Diese Vielzahl von Disziplinen mit ihren unterschiedlichen Forschungsstrategien führte in den letzten Jahren zu einem enormen Erkenntniszuwachs, der sich grob zu dem in Abbildung 14 wiedergegebenen Modell zusammenfassen läßt.

Der grundsätzliche Gegenstand der Psychoneuroimmunologie kann über vielfältige Methoden operationalisiert werden. "Neuronale Aktivität" ist nicht nur im engeren Sinne durch z.B. elektrophysiologische Stimulation zu verändern, sondern natürlich auch durch Emotionsinduktion, Konditionierung, Entspannung etc. Insofern sind die Zugänge zu psychoneuroimmunologischer Forschung nicht nur sehr breit, sondern in bezug auf die oben angegebenen beteiligten Disziplinen auch recht unterschiedlich.

Das Ziel ist aber allen gemeinsam und bezieht sich heute nicht mehr nur auf die Phänomenologie (die Frage, ob sich die Interaktion nachweisen läßt), sondern viel mehr bereits auf Mechanismen der gegenseitigen Beeinflussungen.

Die zentralnervöse Beeinflussung immunologischer Prozesse war in der Tat eine entscheidende Erkenntnis, da sich die Immunologie als reine Laborwissenschaft verstand, und immunologische Prozesse (Tumorzellyse, Antikörperproduktion etc.) in vitro, d.h. im Reagenz "außerhalb" des Organismus studiert wurden. Aus diesem Vorgehen resultierte nicht nur eine beeindruckende Vielfalt von Labormethoden, sondern auch ein gewaltiger Erkenntniszuwachs, der wohl nur durch diese isolierten und kontrollierten Versuchsanordnungen entstehen konnte.

Die Einbindung des Immunsystems in den Gesamtorganismus (*"The immune system belongs in the body"*, Marx, 1985) brachte nicht nur die *Psycho*neuroimmunologie hervor, sondern stimulierte auch dazu, das Immunsystem in fast euphorischer Art und Weise unter einer geänderten, holistischen Perspektive zu betrachten (Riscalla, 1983).

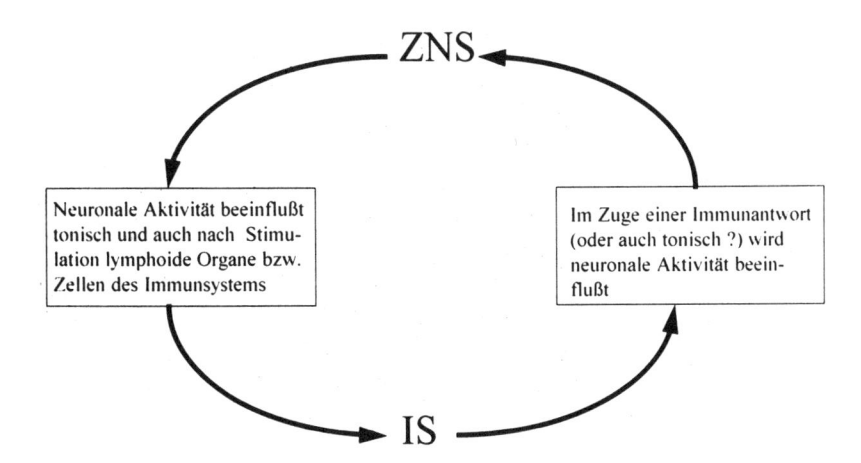

Abbildung 14: Die Interaktion zwischen dem Zentralnervensystem (ZNS) und dem Immunsystem (IS) als Gegenstand der Psychoneuroimmunologie.

[Links: Neuronale Aktivität beeinflußt tonisch und auch nach Stimulation lymphoide Organe bzw. Zellen des Immunsystems. Rechts: Im Zuge einer Immunantwort (oder auch tonisch ?) wird neuronale Aktivität beeinflußt.]

Einige Beispiele für diese neue (teils provokative) Sicht sind in der folgenden Tabelle gegeben.

Tabelle 9: Einige ausgewählte Beispiele von Sichtweisen über das Immunsystem unter dem Einfluß der Psychoneuroimmunologie.

Sichtweise	Lit.
The immune system as a sensory organ	[1]
The immune system: our mobile brain ?	[2]
The neuroendocrine -immune network of informational molecules as the substrate of emotions	[3]
Immune responses are behavior	[4]
Progress toward a general theory of health	[5]
Immune response patterns as vital contributors to the 'biological ego'	[6]
Psychoimmunology: A Darwinian approach	[7]
A fresh look at the reationship between the psyche and immune system: Teleological coherence and harmony of purpose	[8]
The immune system - our sixth sense	[9]

[1] Blalock, 1984, [2] Blalock & Smith, 1985, [3] Pert, Ruff, Weber & Herkenham, 1985, [4] Engel, 1985, [5] Melnechuk, 1985, [6] Burgio & Martinin, 1987, [7] Gorman, 1991, [8] Booth & Ashbridge, 1993, [9] Blalock, 1994.

Kurzgefaßt beziehen sich die Autoren auf Eigenschaften des Immunsystems, die mit Funktionen des Zentralnervensystems (ZNS) verglichen werden. Zum einen wird darauf hingewiesen, daß Zellen des Immunsystems Rezeptoren für Hormone aufweisen und selbst Substanzen sezernieren, die Einfluß auf das ZNS haben (Blalock, 1984; Blalock & Smith, 1985); zum anderen wird auf die Möglichkeit einer interdisziplinären Zusammenarbeit unterschiedlichster Disziplinen hingewiesen (Melnechuk, 1985). Im evolutionsbiologischen Sinne spekuliert Gorman (1991), daß das Immunsystem zu irgendeinem Zeitpunkt der Phylogenese zum ZNS gehört habe und begründet dies mit dem Vorhandensein von Rezeptoren für Neurotransmitter auf immunkompetenten Zellen und der Innervation lymphatischen Gewebes. Booth und Ashbridge (1993), aber auch Burgio und Martinin (1987) hingegen konzentrierten sich in erster Linie auf den Aspekt der Selbsttoleranz und der Aufrechterhaltung der "biologischen Identität" eines Individuums. Sie rückten mit ihrer Arbeit das Wesen des Immunsystems in einen fast philosophischen Zusammenhang, was erwartungsgemäß nicht überall auf Begeisterung stieß (wie aus den im Anschluß an den Artikel von Booth und Asbridge abgedruckten Kommentaren hervorgeht).

Es ist nachvollziehbar, daß sich mit soviel Enthusiasmus gerade im klinischen Bereich hohe Erwartungen an die Psychoneuroimmunologie verbinden. Die Psychoneuroimmunologie wird in den nächsten Jahren in erster Linie aufzeigen müssen, ob diese Erwartungen gerechtfertigt sind.

Die Idee, daß das Immunsystem Einflüssen des ZNS unterliegt, ist keineswegs so neu wie die Jahreszahlen der o.a. Arbeiten signalisieren. Bevor die grundlegenden Zusammenhänge zwischen Immunsystem und Zentralnervensystem beschrieben werden, folgt zunächst ein kurzer historischer Abriß über das Gebiet.

2.1 Psychoneuroimmunologie: Eine junge Wissenschaft für eine ältere Erkenntnis

Es ist beeindruckend, welchen Verlauf die Forschung um den Zusammenhang zwischen Zentralnervensystem und Immunsystem genommen hat. Aus unerklärlichenGründen wurden einige, viel versprechende Forschungsstrategien nicht konsequent fortgesetzt. Folge ist, daß neuere Arbeiten der Psychoneuroimmunologie nur selten Bezug auf recht alte Studien nehmen, die aber durchaus lesenswert und stimulierend sind. Der in der Folge dargestellte historische Abriß macht dies deutlich:

1878 Der vielleicht erste Hinweis auf ein Zusammenspiel zwischen Zentralnervensystem und Immunsystem stammt von dem Immunologen Louis Pasteur aus dem Jahr 1878. In seinen frühen Versuchen setzte er Hühner einem Stressor aus, der heute als "cold swim test" bezeichnet würde. Die so behandelten Tiere zeigten im Vergleich zu unbehandelten Hühnern eine deutlich höhere Infektanfälligkeit (Pasteur, Jourbet & Chamberland, 1878).

1904 Unwesentlich später weist eine - wenn auch vage - Vorstellung von Antikörpern auf die Beteiligung des ZNS hin. Antikörper sind spezifische interne Sekretionen als Resultat einer chemisch spezifischen Antigenirritation der sensorischen Fasern oder Nervenfaserendigungen (Pfeiffer, 1904)

1918 Der japanische Arzt Tohru Ishigami beschreibt in seinen Arbeiten zur Tuberkulose starke interindividuelle Differenzen in Hinblick auf die Inzidenz und den Verlauf der Erkrankung und findet unter den Erkrankten folgende Gemeinsamkeit:
"*They were all nervous individuals, being easily excited by trivial things.*"
Die Rolle emotionaler Faktoren war schon damals auffällig:
"*The relationship above brought out must hold in cases in of healthy individuals as well as in the sick, emotional acts predisposing them to tuberculosis or other infections. Hence the problem is important not only to therapy but also to preventive medicine*" (Ishigami, 1918).

1924 Zu Beginn der 20iger Jahre setzte eine neue Richtung ein. Stimuliert durch die Untersuchungen von Pawlow wird die Antikörperproduktion als Reflexphänomen verstanden. Der Untersuchungsplan, in dem zwei kurze, schnell aufeinanderfolgende Antigenexpositionen erfolgen, ist jedoch in Hinblick auf die Konditionierungsliteratur unzulänglich. Dennoch wurde die Tatsache, daß nach späterer Applikation von Antigen 1 alleine auch die Antikörpertiter auf Antigen 2 steigen, erstmals auf dem Hintergrund der Klassischen Konditionierung gesehen (Reitler, 1924)

1926 Methodisch ausgereifter sind die frühen Konditionierungsarbeiten von Metal'nikov und Chorin (1926). Auch hier wird die immunologische Reaktion im Pawlow'schen Sinne als Reflex aufgefaßt:
"*Since these reactions (defensive reactions of cells) are involuntary, we can state that they are highly complicated, internal reflexes.*"
"*One question presents itself: Wouldn't it be possible ... to create a reflex similiar to Pawlow's conditioned reflexes?*"
In den Untersuchungen an Meerschweinchen bestand der konditionierte Reiz (CS; ursprünglich neutraler Reiz) in einer Hautreizung oder auch Hauterwärmung. Als unkonditionierter Reiz (UCS) wurden Antigeninjektionen verwendet, die zur Einwanderung von Lymphozyten in das Peritonealexsudat führen[1].
"*All of these experiments show that conditioned reflexes may play a very important role not only in immunity reactions but also in various disease.*"
Die Arbeiten sind jedoch auch schon zur damaligen Zeit angezweifelt worden,

---

[1] Die Arbeit liegt in einer Übersetzung bei S.Locke, R.Ader, H.Besedovsky, N.Hall, G.Solomon & T. Strohm (eds.). *Foundations of Psychoneuroimmunology*, Aldine Publishing Company, New York, 1985, vor.

obgleich es auch erfolgreiche Replikationen gab:

1927 Replikation der Befunde von Metal'nikov & Chorine. Die konditionierte Reaktion war ebenso stark wie die unkonditionierte (Vigodchikoff & Barykina, 1927).

1927 Im gleichen Jahr findet sich bei Metal'nikov eine erste Erwähung von Konditionierungsexperimenten im Humanbereich. Lobatch (zitiert in Metal'nikov, 1931) untersuchte psychiatrische Patienten. Er fand, daß Nahrungsaufnahme zu einer leichten Leukozytose (erhöhte Anzahl von Leukozyten im peripheren Blut) führte und setzte den Anblick von Nahrung als CS ein. Die Hauptschlußfolgerungen waren:
1. Eine Leukozytose setzt nicht nur bei Nahrungsaufnahme, sondern auch beim Anblick von Nahrung ein
2. Die Latenz des sogenannten "Leukocytic reflex" beträgt 5-10 Min.
3. Die konditionierte Reaktion ist stärker als die unkonditionierte.
4. Stark erregbare Personen reagieren besonders deutlich.

1929 Ebenfalls, wenn auch unter anderem Aspekt, zeigten sich Leukozytenzahlveränderungen in Abhängigkeit vom Affekt (Trauer, Wut etc.). (Wittkower, 1929)

1933 Die vielleicht am besten kontrollierte Studie zur Konditionierung des Immunsystems beim Menschen zur damaligen Zeit verbirgt sich unter dem Titel *"The nervous system and antibody production"* (Kopeloff, Kopeloff & Raney, 1933). In einer Serie von vier recht gut kontrollierten Experimenten kamen die Autoren zu dem Schluß, daß eine Konditionierung beim Menschen nicht nachgewiesen werden konnte. Als Ursache für diesen negativen Ausgang geben sie zu hohe Komplexität beim Menschen und zu starke interindividuelle Unterschiede in der Reaktion an. Vielleicht hat diese für die damaligen Standards hoch qualifizierte Studie dazu beigetragen, daß nach diesem Zeitpunkt keine weiteren Konditionierungsstudien durchgeführt oder publiziert wurden. Erst sehr viel später (s.u.) wurde das Paradigma erneut aufgegriffen.

1936 Hans Selye beschäftigte sich mit dem Einfluß verschiedener Stressoren (Kälte- und Wärmeexposition, Immobilisation) sowie diversen Substanzapplikationen auf die Thymusdegeneration. Er fand, daß Nebennieren exstirpierte Tiere keine Thymusinvolution zeigten, und versuchte den Mechanismen nachzugehen. Während Adrenalin als Ursache relativ schnell ausgeschlossen werden konnte, wurde schon damals der Hypophysen-Nebennierenrinden-Achse Bedeutung zugemessen:

"It seems that the secretion by the adrenal of the hormone causing thymus involution is inhibited, but not completely abolished in the absence of the hypophysis" (Selye, 1936).

1944 Nach Gabe von adrenocorticotropem Hormon (ACTH) wird eine Reduktion von Leukozyten und insbesondere Lymphozyten beobachtet (Dougherty & White, 1944).

1948 Adrenalin erhöht die Infektanfälligkeit (Evans, Miles & Niven, 1948).

1953 Beobachtung qualitativer und quantitativer Veränderungen von Lymphozyten nach Streß (Dougherty & Frank, 1953).

1956 In verschiedenen Studien wird der Frage nach dem Einfluß von Hormonen auf entweder die Resistenz oder die Vulnerabilität nach experimenteller Infektionen geprüft. So findet man sehr frühe Hinweise auf den *protektiven Charakter* von Streß bzw. Streßhormonen auf die Pathogenese experimentell erzeugter Enzephalomyelitis (EAE) (Teodoru & Shwartzman, 1956) oder, wenig später

1957 veränderte Infektanfälligkeit nach ACTH und Wachstumshormon (Hayashida, 1957).

1957 Streß (avoidance learning und restraint) erhöht bei Mäusen die Empfänglichkeit für eine Herpes simplex Infektion (Rasmussen, Marsh & Brill, 1957).

1960 Cortison und Schilddrüsenhormone haben Einfluß auf natürliche Resistenz bzw. Infektionen (Lurie, 1960).

1962 Eine frühe Arbeit zum Einfluß von psychosozialem Streß wurde von Meyer & Haggerty (1962) durchgeführt. Er beobachtete mehrere Familien für ein Jahr und erhob neben krankheitsbezogenen und psychosozialen Daten auch Antikörpertiter gegen Streptokokken. Neben anderen Risikofaktoren für eine Erkrankung schreibt er:
"As far as can be determined, exposure of all familiy members to beta-hemolytic streptococcus occured on May 1, but only the child who was subjected to increasing pressure during the week to learn her catechism before confirmation, became colonized and ill. This was not an isolated coincidence; similiar circumstances were seen in other families".
"Exposure of children to wet and cold often occured during the study but was rarely associated with such acquisitions unless fatique was also present."

1964 Vielleicht ist dieser Zeitpunkt der Beginn der modernen Psychoneuroimmunologie bzw. der *Psychoimmunologie* wie G.F. Solomon den Forschungsbereich in seiner Publikation, "Emotions, immunity and disease: A speculative theoretical integration", nannte (Solomon & Moos, 1964).

1975 Eine ganz entscheidende Publikation zeigte auf, daß das Immunsystem offensichtlich auch Einfluß auf das Zentralnervensystem hat und im Zuge einer Aktivierung zur Ausschüttung von Hormonen führt (Besedovsky, Sorkin, Keller & Müller, 1975). Diese Arbeit ist deswegen so bedeutsam, weil sie erstmals in aller Klarheit demonstriert, daß die Interaktionen zwischen ZNS und Immunsystem (IS) bidirektional sind. Eine Aktivierung des Immunsystems durch Antigenexposition führt zur Ausschüttung von Hormonen, die ggfs. immunologische Aktivität auf das Ausgangsniveau zurückführen. ZNS - IS - Interaktion als klassische Feedback-Schleife.

1975 Der Psychologe Robert Ader beschäftigte sich intensiv mit dem Geschmacksaversionsparadigma im Zuge seiner Konditionierungsstudien. Als UCS wurde Cyclophosphamid (CY) verwandt, was zu Übelkeit bei den Versuchstieren führt, als CS eine Saccharinlösung. CY ist aber auch immunsuppressiv, und nachdem Ader feststellen mußte, daß seine Versuchstiere nach wiederholter Exposition des CS alleine starben, zog er den immunologisch versierteren Nicholas Cohen zu Rate und führte eine Studie durch mit dem expliziten Ziel, eine konditionierte Immunsuppression aufzuzeigen (Ader & Cohen, 1975). Das Ergebniss stimulierte die psychoneuroimmunologische Forschung enorm und man kann diese Publikation wohl als eigentliche "Geburtsstunde der Psychoneuroimmunologie" bezeichnen.

1977 Im Zuge einer Immunantwort lassen sich veränderte elektrophysiologische Erre-

gungsmuster im Hypothalamus ableiten (Besedovsky, Sorkin, Felix & Haas 1977).
1981 Stimulierte Lymphozyten sezernieren Hormone (hier Corticotropin) (Smith & Blalock, 1981).
1987 Lymphoide Organe unterliegen einer direkten Innervation des autonomen Nervensystems. Diese Beobachtung ist von entscheidender Bedeutung, da sie gewissermaßen ein (im Mikroskop) "beobachtbares" Element der ZNS-IS - Interaktion ermöglicht (Felten, Ackerman, Wiegand & Felten, 1987).

Dieser kurze Abriß des geschichtlichen Hintergrundes, der natürlich auf einer subjektiven Gewichtung beruht, kann als Überleitung zum nächsten Kapitel herangezogen werden. Es wird deutlich geworden sein, daß die Forschungsstrategien damals (wie auch heute) einer grundsätzlichen Voraussetzung bedürfen: Das Immunsystem bzw. immunkompetente Zellen müssen Rezeptoren für Substanzen besitzen, die die beobachtbaren Phänomene vermitteln. Unter beobachtbaren Phänomenen sind nicht nur die Arbeiten aus dem Konditionierungsbereich oder aus der Streßforschung zu subsummieren, sondern auch diejenigen aus Innervationstudien oder aus allen anderen, noch zu beschreibenden Forschungsstrategien der Psychoneuroimmunologie - zumindest aus all diejenigen, die sich mit dem Einfluß des Zentralnervensystems auf das Immunsystem befassen. Der oben angerissene, ebenfalls zentrale Bereich, der sich mit *Einflüssen des Immunsystems auf das ZNS* beschäftigt, bedarf hingegen anderer Voraussetzungen und soll in der Folge nicht ausführlich behandelt werden. Dem interessierten Leser empfehle ich die hervorragenden Übersichten von Ader, Felten & Cohen, 1991, Blalock, 1992, Besedovsky & del Rey, 1996 und Weigent & Blalock, 1995.

2.2 Rezeptoren auf immunkompetenten Zellen

In der Einleitung zu grundsätzlichen Funktionsprinzipien des Immunsystems wurden insbesondere Zellen als die Vermittler immunologischer Aktivität bezeichnet. Es wurden unspezifische (Markophagen, Monozyten, Granulozyten, Natürliche Killerzellen) und spezifische (T-Zellen, B-Zellen) zelluläre Abwehrvorgänge beschrieben. In dem folgenden Kapitel wird gezeigt, welche Zellen des Immunsystems über welche Rezeptoren für Hormone, Neurotransmitter oder Neuropeptide verfügen, wobei versucht wird, die Fülle der Befunde auf humane Zellen zu reduzieren. Nur dort, wo bislang keine Humandaten vorliegen, werden Ergebnisse aus Tierstudien herangezogen. Auf der Ebene von Zellrezeptoren wird zunächst einmal von einer Übertragbarkeit auf den Humanbereich ausgegangen. Bevor die psychoneuroimmunologischen Befunde dargestellt werden, sollte kurz beschrieben werden, was ein Rezeptor ist.

Rezeptoren sind meist Glykoproteine, die entweder an der Zellmembran oder intrazellulär (z.B. Glucokorticoidrezeptor) nach Bindung mit den für sie spezifischen Liganden bestimmte Reaktionen der Zelle auslösen. In den jeweiligen Untersuchungen können Agonisten oder Antagonisten des jeweiligen natürlichen Liganden eingesetzt werden, wobei die Verwendung von Agonisten die Effekte des Liganden auslöst, während Antagonisten zwar ebenfalls den Rezeptor besetzen, aber die Reaktion des natürlichen Liganden blockieren. Agonisten und Antagonisten konkurrieren mit dem natürlichen Liganden um den Rezeptor und setzen sich, wenn sie eine größere Bindungsstärke haben als dieser, dem gegenüber durch. In der Regel bedient man sich radioaktiv-markierter Agonisten oder Antagonisten, wobei das Ausmaß der gemessenen Radioaktivität nach abgeschlossener Bindung (und diversen, hier nicht relevanten Laborarbeitsschritten) in einem bestimmten Verhältnis zu Rezeptoreigenschaften steht (Anzahl, Sensitivität etc.). Da sich der Ligand auch an andere als die für ihn spezifischen Rezeptoren anbinden könnte, sollten die Daten aus Bindungsstudien immer mit funktionalen Veränderungen der Zelle korreliert werden.

In den Bindungsstudien ist der Ligand der Wahl ein markierter Antagonist (Plaut, 1987), da der Einsatz von Agonisten die Rezeptorfunktion derart beeinflussen kann, daß die erhobenen Daten nicht den Charakteristika des "unbehandelten" Rezeptors entsprechen. Intrazellulär erfolgt nach einer Bindung des Liganden mit dem Rezeptor ein entweder stimulierender oder supprimierender Einfluß auf die Adenylatzyklase, die ihrerseits für die Umwandlung von Adenosintriphosphat (ATP) in cyclisches Adenosinmonophosphat (cAMP) verantwortlich ist. Die Folge ist eine Aktivierung von Enzymen, die funktionale Veränderungen der Zelle auslösen.

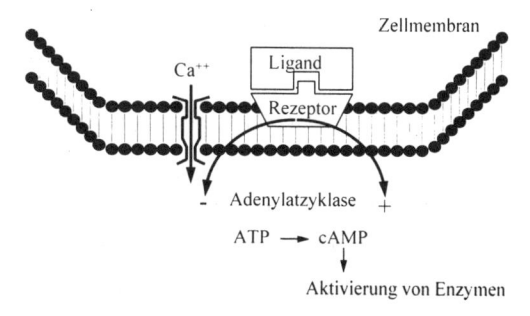

Abbildung 15: Vereinfachte Darstellung eines Rezeptorkomplexes in der Zellmembran einer Zelle (- = Hemmung; + = Aktivierung).

Der Schlüssel der durch Rezeptorbindung ausgelösten zellulären Veränderungen ist demnach eine Veränderung der sogenannten second messenger Systeme (cAMP oder anderer), die intensiv in Hinblick auf immunologische Reaktionen untersucht wurden. Die folgende Tabelle faßt einige wichtige Effekte von cAMP auf Immunreaktionen zusammen:

Tabelle 10: Einige Beispiele zum Einfluß von cAMP-Stimulation auf Immunreaktionen.

Funktionelle Veränderung	Lit.
Reduktion der Histaminfreisetzung von Basophilen	[1]
Reduktion von T-Zellzytoxizität in vivo	[2]
Reduktion von NK-Zellaktivität	[3] [4]
Reduktion von Antikörperproduktion	[5]
Reduktion von IL-2 Produktion sowie IL-2 induzierter Proliferation	[6]
B-Zell Proliferation minimal gehemmt	[7]
Antigen-induzierte Lymphokinproduktion ist gehemmt	[8]

[1] Lichtenstein & Margolis, 1968, [2] Henney, 1973, [3] Garovoy, Strom, Kaliner & Carpenter, 1975, [4] Katz, Zaytoun & Fauci, 1982, [5] Melmon, 1974, [6] Baker, Fahey & Munck, 1981, [7] Vischer, 1976, [8] Pick, 1974.

Es zeigt sich, daß eine Stimulation des cAMP in der Regel immunsuppressive Effekte auslöst, und daß diese im T-Zellsystem wesentlich ausgeprägter sind als bei B-Zellen (siehe Vischer, 1976). Die Zusammenhänge sind natürlich wesentlich komplexer als hier aufgestellt. Substanzen, die einen zeitlich ausgedehnten Einfluß auf cAMP ausüben, sind effektiver als solche, die nur transient wirken (Bruchiel & Melmon, 1979). Des weiteren ist der Zeitpunkt der Applikation z.B. bei der Prüfung des Einflusses auf die Antikörperproduktion von Bedeutung. Dennoch:

"It is generally true that hormones that activate adenylate cyclase inhibit lymphocyte function" (Plaut, 1987).

Im folgenden wird zunächst nur tabellarisch aufgelistet, welche Rezeptoren zu den jeweiligen Neurotransmittern, Neuropeptiden und Peptidhormonen sowie Steroidhormonen auf welchen Zellen des Immunsystems gefunden wurden (Tab. 11). Im Anschluß daran wird auf die funktionale Komponente dieser Rezeptoren eingegangen, um zu zeigen, welche Effekte durch diese Rezeptoren vermittelt werden.

Neurotransmitter

Es liegen viele Untersuchungen vor, die einen Einfluß von Serotonin (5-HT) auf Lymphozyten demonstrieren (s.u.); die Anzahl derjenigen Arbeiten, die Rezeptoren für Serotonin nachweisen, ist sehr viel geringer. Es scheint jedoch gesichert zu sein, daß der 5-HT1a-Rezeptor auf T-Zellen exprimiert werden kann und eine wichtige Rolle bei Entzündungsreaktionen spielen könnte. Erst in den letzten Jahren gelang es, Rezeptoren für Dopamin nachzuweisen, wenngleich immunmodulatorische Effekte durch Dopamin schon länger bekannt sind. Periphere Lymphozyten tragen demnach D3-, D4-, D5-Rezeptoren.

Der vielleicht am besten untersuchte Rezeptortypus ist der β-Adrenorezeptor, der in unterschiedlicher Dichte auf T-Lymphozyten exprimiert wird (T-Suppressor- > zytotoxische T- > T-Helfer- Zelle) (Khan, Sansoni, Silverman, Engleman & Melmon, 1986), wobei die Bedeutung der unterschiedlichen Rezeptorenanzahl nicht bekannt ist.

Histamin findet sich in fast allen Geweben und hat umfangreichen Einfluß auf das Immungeschehen. Markiertes Histamin zeigt zu Lymphozytenrezeptoren eine derart geringe Affinität, daß man urspünglich nicht vom Vorhandensein von Rezeptoren ausging. Erst der Einsatz eines markierten Antagonisten führte zum Erfolg (Cameron, Doyle & Rocklin, 1986) zumindest in Hinblick auf den H1-Rezeptor.

Tabelle 11: Rezeptoren für Neurotransmitter auf immunkompetenten Zellen.

Transmitter	Rezeptor ?	Lit.
Serotonin	5-HT2- nicht bekannt 5-HT1a auf Jurkat T-Zellen (humane Leukämie T-Zellinie) 5-HT1a auf aktivierten humanen T-Zellen	[1] [2] [3]
Dopamin	Verschiedene Subtypen (D3, D4, D5) auf peripheren Lymphozyten	[4][5][6]
Noradrenalin Adrenalin	β-Rezeptoren: auf humanen T-Zellen α- Rezeptoren: noch nicht klar nachgewiesen	[7] [8] [9]
Histamin	H1-Rezeptor: T-Zellen, B-Zellen und Monozyten H2-Rezeptor: nicht auf Lymphozyten gefunden	[10]
Acetylcholin	Muscarinisch: auf T- nicht auf B-Lymphozyten nikotinisch: auf humanen Lymphozyten	[11] [12]

[1] Plaut, 1987, [2] Aune, Kelley, Ranges & Bombara, 1990, [3] Aune, McGrath, Sarr, Bombara & Kelley 1993, [4] Ricci & Amenta, 1994, [5] Santambrogio, Lipartiti, Bruni & Dal Toso, 1993, [6] Ricci, Mariotta, Greco & Bisetti, 1997, [7] Hadden, Hadden & Middleton, 1970, [8] Sager et al., 1981, [9] Fuchs, Albright & Albright, 1988, [10] Cameron, Doyle & Rocklin, 1986, [11] Strohm, Lane & George, 1981, [12] Richman & Arnason, 1979.

Neuropeptide und Peptidhormone

Für Vasopressin liegen zwei Rezeptortypen vor, wobei der V1 auf Leberzellen exprimiert wird und der V2 (antidiuretischer Rezeptor) die cAMP - Produktion stimuliert. Der V2 - Rezeptor konnte bislang nicht auf immunkompetenten Zellen identifiziert werden.

Corticotropin-Releasing Hormon wird im Hypothalamus ausgeschüttet und stimuliert über die Hypophyse (ACTH) die Sekretion von Glucocorticoiden. Es ist damit ein sehr wesentliches Releasing - Hormon im Streßgeschehen. Studien zum Rezeptornachweis belegen im Tiermodell das Vorhandensein des CRH - Rezeptors auf Makrophagen und B-Lymphozyten.

Rezeptornachweise für ACTH liegen aus Tierstudien vor, wobei interessant ist, daß nicht nur zwei verschieden affine Rezeptoren identifiziert wurden, sondern B-Zellen eine 3-fach höhere Anzahl hoch affiner Rezeptoren als T-Zellen aufweisen (Clarke & Bost, 1989). Des weiteren ist die Anzahl abhängig vom "Aktiviertheitsgrad" der jeweiligen Zelle. ACTH stimuliert die cAMP - Synthese in Lymphozyten (Johnson, Blalock & Smith, 1988). Es ist jedoch auffällig, daß nur wenige Hinweise aus Tierstudien für das Vorhandenseins von ACTH - Rezeptoren vorliegen. Auf menschlichen Lymphozyten ist der ACTH - Rezeptor bislang nicht demonstriert worden.

An Opiatrezeptoren hemmt Naloxon (Antagonist) die Bindung von α-Endorphin, β-Endorphin, Met-und Leu-Enkephalin. Es wurde zwar durch Bindungsstudien nahegelegt, daß periphere Lymphozyten β-Endorphin-Rezeptoren besitzen (Borboni et al., 1989); in anderen Studien zeigte sich aber, daß die Bindung nicht Naloxon - reversibel ist, was darauf schließen läßt, daß es sich um andere Rezeptoren als diejenigen im ZNS handeln könnte (Hazum, Chang & Cuatrecasas, 1979).

Wachstumshormon (GH) und Prolaktin sind potente Immunmodulatoren (s.u.). Inzwischen liegen gesicherte Befunde vor, daß alle Lymphozyten Rezeptoren für diese Hormone aufweisen.

Somatostatinrezeptoren finden sich zwar auch auf ruhenden peripheren Leukozyten, aber nur in sehr geringer Anzahl (ca. 250 Rezeptoren / Zelle), was die biologische Signifikanz in Frage stellt. Aktivierte Lymphozyten hingegen exprimieren einen Somatostatinrezeptor von hoher Affinität.

Schließlich sei darauf hingewiesen, daß das Vasoaktive Intestinale Peptid (VIP) mit zu den am besten erforschten Neuropeptiden in Hinblick auf die Rezeptorfrage gehört.

Entsprechende Rezeptoren werden auf unterschiedlichen Zellen der spezifischen und unspezifischen Abwehr exprimiert (Übersicht siehe Tabelle 12).

Am Beispiel der Neuropeptide und Peptidhormone läßt sich ferner der bidirektionale Zusammenhang zwischen Immunsystem und Zentralnervensystem aufzeigen. Während bislang der Einfluß auf immunkompetente Zellen endokriner Natur zu sein schien, muß mittlerweile auch ein parakriner oder autokriner Mechanismus diskutiert werden, da stimulierte Zellen des Immunsystems in der Lage sind, viele der hier genannten Substanzen freizusetzen, die in der Zellkultur gemessen werden können. Fraglich ist jedoch, ob die Konzentrationen ausreichend hoch sind, um entsprechende Effekte auszulösen. Es ist jedoch grundsätzlich denkbar, daß damit ggfs. auch Einfluß auf das Zentralnervensystem ausgeübt wird. Diese aufregende Entdeckung soll an dieser Stelle lediglich erwähnt bleiben, da der Einfluß des Immunsystems auf das ZNS hier ausgespart wird und an anderer Stelle hervorragend zusammengefaßt ist (Carr & Blalock, 1989; Carr & Blalock, 1988; Blalock, 1988; Weigent & Blalock, 1987; Blalock, Bost & Smith, 1985).

Tabelle 12: Rezeptoren für Neuropeptide und Peptidhormone auf immunkompetenten Zellen

Peptide	Rezeptor ?	Lit.
Vasopressin	V1 - Rezeptor: periphere mononukleare Zellen	[1] [2]
Corticotropin-Releasing Hormon (CRH)	Rezeptoren auf Makrophagen und auf B Lymphozyten	[3] [4]
Adrenocorticotropes Hormon (ACTH)	Rezeptoren hoher und niedriger Affinität bei Lymphozyten der Ratte.	[5]
ß-Endorphin α-Endorphin Met-Enkephalin Leu-Enkephalin	Rezeptoren auf peripheren Lymphozyten (?) Rezeptoren auf peripheren T-Lymphozyten	[6] [7]
Wachstumshormon (GH)	Rezeptor vorhanden auf den wichtigsten Lymphozytensubpopulationen	[8] [9] [10]
Prolaktin	Rezeptor ist auf allen Immunzellen exprimiert	[11] [12]
Somatostatin	Rezeptoren auf T-Suppressor-Zellen Rezeptoren niedriger Affinität: mononukleare Leukozyten Rezeptoren hoher Affinität: auf aktivierten Lymphozyten	[13] [14] [15]

Fortsetzung Tabelle 12:

Peptide	Rezeptor ?	Lit.
Substanz P	Rezeptor vorhanden auf T-Lymphozyten und verschiedenen murinen B-Lymphozyten	[16]
Vasointestinales Peptid (VIP)	Rezeptor auf Monozyten, T-Lymphozyten, B-Lymphozyten und NK-Zellen	[17] [18] [19]

[1] Elands, van Woundenberg, Resink & de Kloet, 1990, [2] Fahrenholz, 1986, [3] Webster, Tracey, Jutila, Wolfe & DeSouza, 1990, [4] McGills, 1989, [5] Clarke & Bost, 1989, [6] Borboni, 1989, [7] Wybran, Appelboom, Famaey & Govaerts, 1979, [8] Lesniak, Gordon, Roth & Gavin, 1974, [9] Kiess & Butenandt, 1985, [10] Arrenbrecht, 1974, [11] Russel, 1984, [12] Pellegrini, Lebrun, Ali & Kelley, 1992, [13] Scicchitano, Dazin, Bienenstock, Payan & Stanisz, 1987, [14] Bhatena, 1981, [15] Hiruma, 1990, [16] McGills, Mitsuhashi & Payan, 1990, [17] Wiik, Opstad & Boyum, 1985, [18] Danek, O'Dorisio, O'Dorisio & George, 1983, [19] Calvo, Pozo & Guerrero, 1996.

Steroidhormone

Generell gilt, daß Zellen des Immunsystems geringe Affinitäten für Reproduktionshormone aufweisen, was eine Detektion von Rezeptoren auf Subpopulationen erschwert. Für Androgene (z.B. Testosteron) konnten Rezeptoren auf T- und B-Zellen sowie auf verschiedenen Gewebsmakrophagen und unreifen Monozyten nachgewiesen werden. Östrogenrezeptoren konnten ebenfalls auf peripheren mononukleären Zellen und Makrophagen nachgewiesen werden. Für Progesteron wurden Rezeptoren auf unstimulierten CD8+-Zellen (zytotoxische/Suppressor-T-Zellen) bei schwangeren Frauen oder auf mitogenstimulierten CD8+Zellen nicht-schwangerer Frauen identifiziert (Szekeres-Bartho et al., 1989).

Tabelle 13: Rezeptoren für Steroidhormone auf immunkompetenten Zellen.

Hormon	Rezeptor ?	Lit.
Testosteron	Makrophagen, T-Zellen, B-Zellen	[1] [2] [3]
Östrogen	Rezeptoren vorhanden auf Monozyten, zytotoxischen T-Zellen, aber auch B-Zellen	[2] [4]
Progesteron	Zytotoxische T-Zellen (siehe Text) und Makrophagen	[2] [5]
Glucocorticoide (Cortisol)	Fast alle (so auch immunologische) Zellen haben mehrere Tausend Glucocorticoidrezeptoren	[6]

[1] Grossman, Sholiton & Helmsworth, 1983, [2] Danel et al., 1985, [3] McCruden & Stimson, 1984, [4] Gulshan, McCruden & Stimson, 1990, [5] Szekeres-Bartho et al., 1989, [6] Munck & Leung, 1977.

Glucocorticoide sind sicherlich die in Hinblick auf das Immunsystem am meisten untersuchten Hormone. Schon lange ist bekannt, daß Glucocorticoide vielfältige Wirkungen ausüben, und alle Zellen des Immunsystems besitzen entsprechende Rezeptoren, wobei das Hormon frei in die Zelle diffundiert und intrazellulär an einen Rezeptor bindet. Nach Abspaltung von zwei sog. "heat shock Proteinen" mit einem Molekulargewicht von je 90 kDA (Hsp90) wird der aktivierte Rezeptorkomplex in die Lage versetzt, an Zellkernstrukturen zu binden und in der Folge glucocorticoid - regulierte Gene zu beeinflussen. Als Folge kann die Transkription dieser Gene gehemmt oder gesteigert werden, die ihrerseits auf die Proteinsynthese Einfluß nehmen (siehe Abb.16).

Generell ist festzuhalten, daß immunkompetente Zellen eine Fülle von Rezeptoren für Hormone, Neurotransmitter und Neuropeptide aufweisen.

Wenngleich auch die Befundlage zur Präsenz von Rezeptoren immunkompetenter Zellen beeindruckend ist, muß festgehalten werden, daß Rezeptoren keine einheitlichen Effekte vermitteln und selbst vielen Mediatoren unterliegen.

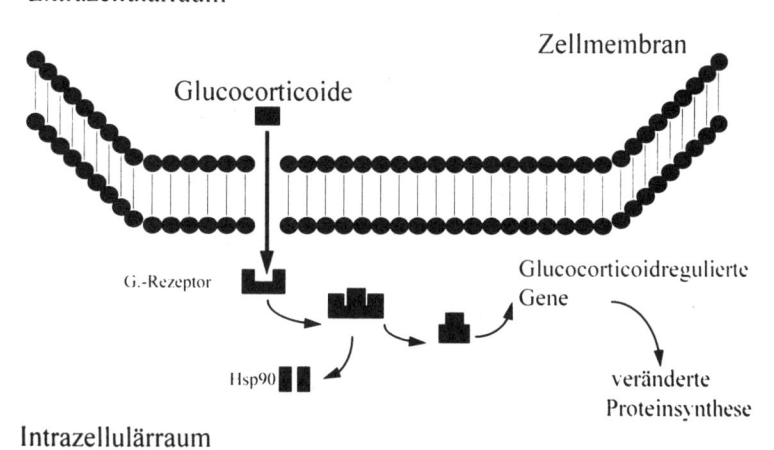

Abbildung 16: Vereinfachte Darstellung eines intrazellulären Rezeptorkomplexes am Beispiel des Glucocorticoidrezeptors in Lymphozyten (nach Munck & Leung, 1977).

Folgende Aspekte erschweren die Interpretation der Befunde:
1) Die Anzahl von Rezeptoren muß nicht mit der Sensitivität einer Zelle auf entsprechende Liganden korreliert sein.
2) Rezeptorvermittelte Effekte können vom Aktivierungsgrad einer Zelle abhängen.

3) Es liegen starke interindividuelle Differenzen der Rezeptorsensitivität vor.
4) In vivo - Applikationen sind schwerlich mit (den kontrollierteren) in vitro - Versuchen zu vergleichen.
5) Viele Rezeptoren sind nicht gleichmäßig, sondern unterschiedlich stark auf bestimmten Lymphozytensubpopulationen verteilt. Dieses Verteilungsmuster kann durch externe Einflüsse (auch Krankheiten) verändert sein.
6) Vorhandensein aber auch Fehlen zusätzlicher Stimuli (z.B. pharmakologischer Substanzen) kann in vitro die rezeptorvermittelten Effekte schwächen, aufheben oder sogar umkehren.

Bevor nun auf globalerer Ebene dargestellt wird, welche Verhaltensweisen mit welchen immunologischen Konsequenzen verbunden sind, müssen die isolierten Effekte derjenigen Substanzen aufgezeigt werden, die maßgeblich in den gesundheits- und krankheitsrelevanten Bereichen wie Streß, Schmerz, Schlaf-Wach-Rhythmus, Hunger, Sexualität, Angst, Aggression usw. beteiligt sind und für die Zellen des Immunsystems Rezeptoren aufweisen: Gemeint sind hiermit Ergebnisse aus in vitro Experimenten, da in vivo Applikationen zwar der Realität näher kommen, aber die Mechanismen nicht klar zu identifizieren sind. Die Applikation von z.B. neurotransmitterwirksamen Substanzen führt zur hormonellen Antworten, die ihrerseits immunologische Effekte auslösen können und der ursprünglich intendierte Effekt eher sekundär ist. Aus diesem Grund werden für die obengenannten Substanzen (und einige zusätzliche, für die keine eindeutigen Daten aus Rezeptorstudien vorliegen) in vitro und in vivo Ergebnisse synoptisch dargestellt, um einen Vergleich zu erleichtern, wobei auch hier lediglich einige zentrale Befunde berücksichtigt werden.

2.3. Immunologische Effekte nach in vitro und in vivo Applikation von Neurotransmittern, Neuropeptiden und Hormonen

2.3.1 Effekte von Serotonin, Dopamin, Noradrenalin, Adrenalin, Histamin und Acetylcholin

Veränderungen des zentralnervösen Serotoninstoffwechsels scheinen in der Regel (Natürliche Killerzellen sind hier die Ausnahme) mit immunsuppressiven Effekten verbunden zu sein (siehe Tabelle 14). Für die in-vivo Befunde könnte durchaus der nach serotonerger Stimulation reliabel zu beobachtende Anstieg von Glucocorticoiden (Cowen, Anderson & Gartside, 1990) verantwortlich sein. Die in-vitro-Befunde legen eher einen Rezeptor-vermittelten Prozeß nahe. Die Modulation immunologischer Aktivität durch Serotonin muß jedoch noch kein direkter Hinweis für eine ZNS-IS - Interaktion sein, da periphere Thrombozyten *Serotonin* freisetzen können und chromaffine Zellen des Gastrointestinaltraktes ebenfalls Serotonin produzieren. So wird nahegelegt, daß über sympathische Aktivierung Noradrenalin freigesetzt wird, welches Thrombozyten stimuliert, 5-HT freizusetzen (Walker & Codd, 1985). Die genauen Mechanismen des Einflusses von *zentralem* 5-HT bedürfen weiterer Studien.

In den Arbeiten der russischen Arbeitsgruppe um Devoino wird von stimulatorischen Effekten nach Gabe von *Dopamin* (DA) - Agonisten (z.B. Amphetamin) berichtet, während antagonistische Behandlung (z.B. Haloperidol) mit Reduktionen der Immunantwort (Placque forming cells) verbunden sind. Wichtig ist jedoch, daß nach Durchtrennung des Hypophysenstamms keine der beschriebenen immunologischen Veränderungen beobachtet wurden, was die Autoren zu dem Schluß verleitet, daß Neurotransmitter induzierte Veränderungen der Immunkompetenz hormonell vermittelt sind (Devoino, Idova, Cheido, Alperina & Morozova, 1986). Des weiteren weist die Arbeitsgruppe darauf hin, daß auch mit Stimulation des GABAergen Systems (z.B. durch Diazepam) Steigerungen der Immunantwort auszulösen sind (Devoino, Idova, Alperina & Cheido, 1994) wobei auch hier wieder eine intakte Hypophyse als Voraussetzung angesehen wird (Devoino, Idova & Beletskaya, 1992).

In vitro Studien kommen nicht unbedingt zu dem Schluß, daß Dopamin immunstimulierend wirke. Nach Gabe von Antagonisten (Haloperidol, Spiperon) zeigte sich eine Erhöhung der B-Zellproliferation (Liu & Wolfe, 1996). Desgleichen finden Morikawa und Mitarbeiter nach Bromocryptin (DA-Agonist) eine verringerte T-Zellproliferation in vitro (Morikawa, Oseko & Morikawa, 1994). Faßt man die Ergebnisse zum DA an dieser Stelle zusammen, dann klaffen in vivo und in vitro Ergebnisse auseinander. Während die in vivo Forschung DA als immunstimulierende Substanz beschreibt, kehrt sich das Bild in vitro um. Bedenkt man allerdings, daß Dopamin-agonistische Substanzen zu einer Reduktion von Prolaktin (PRL) führen (Einsatz z.B. bei der Behandlung zur Unterstützung des Abstillens durch Bromocryptin), und daß PRL eher immunstimulierend wirkt (s.u.) bedürfen die in vivo Befunde gerade unter der Frage der zugrundeliegenden Mechanismen weiterer Studien.

Die Literatur bezüglich immunologischer Effekte von *Noradrenalin* (NE) und *Adrena-*

lin (E) ist sehr umfangreich, so daß in der Folge nur einige Beispiele der Befunde gegeben werden sollen. Es scheint inzwischen Einigkeit darüber zu bestehen, daß Noradrenalin, Adrenalin oder auch entsprechende Agonisten (Isoproterenol) zur Stimulation der humoralen (Sanders & Munson, 1985) und zellulären Immunantwort (Hatfield, Petersen & DiMicco, 1986; Felten et al., 1987) in vitro führen, wobei die Effekte in erster Linie über den β_2-Rezeptor vermittelt sind. Neben Zellen des spezifischen Immunsystems zeigen auch Makrophagen und Natürliche Killerzellen (NK-Zellen) funktionale Veränderungen nach Substanzapplikation, wobei zu beachten ist, daß die in vitro Effekte auf Makrophagen eher als Reduktion zu charakterisieren sind, während die Befunde bzgl. der NK-Zellen uneinheitlicher sind.

Bezüglich der in vivo Effekte ist seit langem bekannt, daß insbesondere NK-Zellen sehr deutlich auf subkutane Injektionen von Adrenalin und auch Noradrenalin ansprechen. Nicht nur die Aktivität (Toennesen, Christensen & Brinklov, 1987; Buske- Kirschbaum, Kirschbaum, Stierle, Lehnert & Hellhammer, 1992; Schedlowski, 1994), sondern auch die Anzahl peripherer NK-Zellen erhöht sich (Schedlowski, 1994). Generell haben NE und E deutliche Effekte auf das Migrationsverhalten peripherer Lymphozyten, wobei signifikante Reduktionen der Anzahl von CD4+ - d.h. T-Helferzellen zu beobachten sind (Schedlowski, 1994). Dieser Zelltypus scheint in besonderem Maße "mobil" zu sein und wird später in vielen Studien einer genaueren Betrachtung unterzogen. Versucht man an dieser Stelle die durch Adrenalin bzw. Noradrenalin induzierten Effekte aus in vitro und in vivo Studien zusammenzufassen, ergibt sich kein uneingeschränkt eindeutiges Bild. Gerade aus in vivo Studien bekommt man zwar den Eindruck, als sei NE und E eher immunstimulierend, man muß aber bedenken, daß die Effekte nicht direkt sein müssen. Es ist schwer zu erklären, daß CD8+ Zellen (zytotoxische T-Zellen) durch NE bzw. E weniger stark mobilisiert werden, da die β-Adrenorezeptorendichte auf CD8+ Zellen sehr viel höher ist als auf CD4+ Zellen. Des weiteren läßt sich durch chemische Sympathektomie (durch Injektionen von 6-Hydroxydopamin, welches toxisch auf noradrenerge Nervenfasern wirkt) eine Erhöhung der Natürlichen Killerzellaktivität in verschiedenen Organen der Maus aufzeigen (Felten et al., 1987). Dies spricht gegen die Vorstellung, daß eine Reduktion oder sogar das Fehlen von NE und/oder E mit einer Reduktion der Immunkompetenz verbunden seien. *Histamin*einflüsse auf das Immunsystem sind, global betrachtet, eher supprimierender Natur mit Ausnahme der Aktivierung von CD8+ Zellen, die wahrscheinlich viele der inhibitorischen Effekte vermitteln. Besonders deutlich zeigen in vivo Studien mit dem Histaminblocker (Antagonist) Cimetidin überwiegend immunstimulierende Konsequenzen (die Heterogenität der Befunde zur NK-Zellaktivität ist bislang ungeklärt). Tabelle 14 faßt die Befunde zusammen.

Tabelle 14: Einflüsse von Neurotransmittern auf immunologische Parameter in vitro und in vivo (↘ Abnahme; ↗ Steigerung; (-) kein Effekt).

Substanz	in vitro Effekt	Lit.	In vivo Effekt	Lit
Serotonin	Proliferation humaner Lymphozyten ↘ NKCA ↗	[1] [2]	Ak-Produktion nach SRBC : bei Hemmung von 5-HT ↗ bei Steigerung von 5-HT ↘ Anzahl peripherer CD4-Zellen nach 5-HT1a Agonisten ↘	[3] [4]
Dopamin	B-Zell-Proliferation nach Antagonisten ↗ T-Zell-Proliferation nach Agonisten ↘	[5] [6]	SRBC-Reaktion nach Agonisten ↗ SRBC-Reaktion nach Antagonisten ↘	[7]
Noradrenalin (NE) Adrenalin (E)	PFC auf SRBC nach NE ↗ Zytotoxische T-Zellen nach: Isoproterenol (ISO) oder E ↗ NE, E, ISO ↗ Makrophagenaktivität nach NE und E ↘ NK-Zellaktivität nach ISO ↘ NK-Zellaktivität nach E ↗	[8] [9] [10] [11] [12] [13]	NK-Aktivität nach E ↗ NK-Aktivität nach ISO (-) T-Zellproliferation nach E ↘ NK-Aktivität und ADCC nach E und NE ↗ Migrationsverhalten nach E und NE: - NK-Zellen ↗ - T-Zellen ↘ - Zytotoxische T-Zellen (-) - T-Helferzellen ↘↘	[14] [15] [16] [17] [18]
Histamin	Zytotoxische Aktivität von Milzzellen der Maus ↘ NK-Zellaktivität ↘ NK-Zellaktivität (-) NK-Zellaktivität ↗ Lymphozytenproliferation ↘ T-Suppressorzellaktivität ↗	[19] [20] [21] [22] [23] [24]	Histaminblocker (Cimetidin): allgemein immunstimulierend	[25]
Acetylcholin	NK-Zellaktivität nach Agonisten ↗ nach Antagonisten ↘	[26]		

[1] Slauson, Walker, Kristensen, Wang & de Weck, 1984, [2] Hellstrand, Dahlgren & Hermodsson, 1990, [3] Jackson, Cross & Walker, 1985, [4] Hennig, Laschefski, Becker, Rammsayer & Netter, 1993, [5] Liu & Wolfe, 1996, [6] Morikawa, Oseko & Morikawa, 1994, [7] Devoino, Idova, Cheido, Alperina & Morozova, 1986, [8] Sanders & Munson, 1985, [9] Hatfield, Petersen & DiMicco, 1986, [10] Felten et al., 1987, [11] Koff & Dunegan, 1986, [12] Katz, Zaytoun & Fauci, 1982 , [13] Hellstrand, Hermodsson & Strannegard, 1985, [14] Toennesen, Christensen & Brinklov, 1987, [15] Buske-Kirschbaum, Kirschbaum, Stierle, Lehnert & Hellhammer, 1992, [16] Van Tits et al., 1990. [17] Crary et al., 1983, [18] Schedlowski, 1994 , [19] Plaut, Lichtenstein & Henney, 1975, [20] Katz, Zaytoun & Fauci, 1982, [21] Lang, Torok, Gergely, Nekam, & Petranyi, 1981, [22] Hellstrand & Hermodson, 1986 [23], Plaut & Lichtenstein, 1982, [24] Cameron, Doyle & Rocklin, 1986, [25] Plaut, 1987, [26] Katz, Zaytoun & Fauci, 1982 .

Zum *Acetylcholin* liegen nur sehr begrenzte Hinweise aus in vitro Studien vor, die eine Stimulation von Natürlichen Killerzellen demonstrieren.

2.3.2 Effekte von Neuropeptiden und Peptidhormonen

Befunde zum *Vasopressin* sind äußerst spärlich. Es zeigt sich lediglich, daß es Einfluß auf die γ-Interferonproduktion nimmt (Johnson, Farrar & Torres, 1982) und - wenn man dies schon sagen kann - eine eher stimulierende als hemmende Funktion ausübt.

Corticotropin - Releasing - Hormon (CRH) wird im Hypothalamus gebildet und aktiviert über die Hypophyse die Ausschüttung von ACTH sowie - in der Folge - von Glucocorticoiden, die allgemein immunsuppressiv wirken. In vivo Applikationen von CRH dürften demnach in erster Linie über ACTH oder auch Cortisol vermittelt sein. Aber auch in vitro vermittelt CRH immunsuppressive Effekte (Smith, Hughes, Cadet & Stefano, 1992).

Wachstumshormon (GH) ist in Bezug auf seinen Einfluß bei der Reifung lymphatischer Organe von prinzipieller Bedeutung. Die Literatur belegt darüber hinaus aber auch relativ einheitlich, daß GH einen überwiegend stimulierenden Einfluß auf das Immunsystem ausübt. Dies gilt sowohl für in vitro als auch für in vivo Befunde. Wichtig ist auch, daß bei entsprechenden (klinischen) Defiziten des Hormons eine Applikation von GH zur Wiederherstellung immunologischer Funktionen führt (Weigent & Blalock, 1995).

Wenn *Prolaktin (PRL)* in eine Kultur von NK-Zellen gegeben wird, kann man eine dosisabhängige Steigerung der lytischen Kapazität dieser Zellen aufzeigen (Matera, Cesano, Muccioli & Veglia, 1990), allerdings sind sehr hohe Dosen ineffektiv. Generell sind die in vitro Befunde als spärlich zu bezeichnen. Gesicherte Erkenntnisse liegen kaum vor, und nur bestimmte Konditionen führen zu entsprechenden Ergebnissen. Offensichtlich hängt eine Stimulation von Lymyphozyten im Reagenzglas von Faktoren, wie dem Geschlecht des Spenders oder dem Vorhandensein von Reproduktionshormonen ab (Mukherjee, Mastro & Hymer, 1990). Es gibt zwar kaum in vivo Studien zum Einfluß von PRL, eine pharmakologische Reduktionen (z.B. durch Bromocryptin) verbindet sich jedoch mit einer Reduktion spezifischer und unspezifischer zellulärer Reagibilität (Chikanza & Panayi, 1991), wobei angenommen wird, daß die reduzierte Makrophagenaktivität eher Folge der T-Zellsuppression ist. *"Prolactin can be viewed as an immunopermissive trophic neuropeptide whose specific target is the T-lymphocyte"* (Chikanza & Panayi, 1991). Es ist zu erwarten, daß PRL in der Zukunft von großer klinischer

Bedeutung sein wird, wenn sich die Befunde sichern und nutzen lassen, daß Prolaktinanstiege als Prädiktor für eine Herzabstoßungsreaktion bei Transplantatempfängern anzusehen sind (Carrier et al., 1987). Interessant ist auch der Befund, daß das zur Vorbeugung von Transplantatabstoßungen häufig verwendete Cyclosporin A kompetitiv am PRL - Rezeptor auf T-Lymphozyten bindet (Hiestand & Mekler, 1986) und ggfs. in Zukunft über eine Reduktion von PRL einer Abstoßungsreaktion vorgebeugt werden könnte. Eine Zusammenfassung der Befunde zur Wirkung von GH und PRL findet sich bei Gala (1991).

Die Gruppe der *endogenen Opiate* besteht aus vielen, vom Proopiomelanocortin (POMC) abstammenden Substanzen, die nur z.T. immunmodulatorische Effekte zeigen. Das aus 31 Aminosäuren bestehende β-Endorphin (1-31) sowie die reduzierten Formen (6-31) bzw. (18-31) stimulieren die T-Zellproliferation, während Endorphine ohne das N-terminale Ende (1-27) oder auch Met-Enkephalin, α- und γ- Endorphin sowohl in vitro (Gilmore & Weiner, 1989) als auch in vivo ineffektiv sind (Kusnecov, Husband, King & Smith, 1989). Die humorale Immunantwort (Antikörperproduktion) ist ebenfalls durch endogene Opiate beeinflußbar, wobei im Gegensatz zu den beschriebenen zellulären Effekten die Präsenz des N-terminalen Endes von β-Endorphin nicht Voraussetzung ist. Met- und Leu-Enkephalin sowie α- Endorphin supprimieren die Antikörperantwort, wenn Versuchstieren Schafserythrozyten (**S**heep **R**ed **B**lood **C**ells) injiziert werden (Johnson, Smith, Torres & Blalock, 1982). Aus in vivo Versuchen weiß man, daß der Effekt endogener Opiate nicht nur in Bezug auf die Primär- bzw. Sekundärantwort (Kusnecov, Husband, King & Smith, 1989), sondern auch auf die Art der untersuchten Zelle durchaus unterschiedlich sein kann. Des weiteren zeigen sich in vitro sitmulierende Effekte auf die Natürliche Killerzellaktivität (NKCA) bei ß-Endorphin und Met-Enkephalin (Johnson, Smith, Torres & Blalock, 1982), während andere Komponenten oder auch Morphingaben entweder ohne Effekt bleiben oder leicht suppressiv wirken. In vivo-Gaben resultieren z.T. in heterogenen Befunden. Zusammengefaßt scheint es aber so zu sein, daß verschiedene endogene Opiate einen eher stimulierenden Einfluß auf NKCA haben, was sich einerseits aus einigen Tierstudien, in vivo Applikationen von Naloxon oder auch aus dem Zusammenhang zwischen ß-Endorphin-Konzentrationen im peripheren Blut und der NKCA ableiten läßt (Kay, Allen & Morley, 1984). Endogene Opiate haben noch weitere Effekte, die sich auf Zellen der unspezifischen Abwehr (z.B. Chemotaxis) oder auch Zytokinproduktion beziehen. Eine gute Übersicht bietet Carr (1992).

In vitro hat *Somatostatin* überwiegend suppressive Effekte auf Zellproliferationen

(Nio, Moylan & Roche, 1993; Stanisz, Befus & Bienenstock, 1986). Befunde aus der in vivo Forschung liegen bislang nicht vor. Substanz P stimuliert die Zytokinfreisetzung (IL-1, TNFα, und IL-6) von Monozyten, während VIP ebenfalls eher hemmende Effekte auslöst. Das "Hauptziel" von VIP sind offensichtlich die T-Lymphozyten, da die Mitogen-induzierte Proliferation von B-Zellen nicht beeinflußt ist. Des weiteren zeigen Substanz P als auch VIP einen Einfluß auf das Migrationsverhalten von Lymphozyten, wobei die genauen Mechanismen nicht bekannt sind. Zusammengefaßt sind die Befunde in Tabelle 15.

Tabelle 15: Einflüsse von Neuropeptiden und Peptidhormonen auf immunologische Parameter in vitro und in vivo.

Substanz	in vitro Effekt	Lit.	in vivo Effekt	Lit
Vasopressin	Interferonproduktion ↗	[1]		
Corticotropin-Releasing Hormon (CRH)	allgemein immunsuppressiv	[2]	wahrscheinlich indirekte über z.B. ACTH bzw. Glucocorticoid oder auch Noradrenalin vermittelte Effekte	
Adrenocorticotropes Hormon (ACTH 1-39)	Antikörperproduktion ↘ Makrophagenaktivität ↘ γ-Interferonproduktion ↘ B-Zellstimulation ↗ IgM-Produktion durch B-Zellen ↗	[3] [4] [5] [6]	NK-Zellaktivität ↗	[7]
ß-Endorphin (1-31 und 6-31)	T-Zellproliferation ↗ NK-Zellaktivität ↗	[8] [9]	Milzzellproliferation nach Mitogenstimulation ↗ primäre ↘ sekundäre ↗ Antikörperreaktion NK-Zellaktivität ↗	[11] [11] [12]
α-Endorphin Met-Enkephalin Leu-Enkephalin	Antikörperproduktion auf SRBC ↘	[10]		
Wachstumshormon (GH)	Lymphozytenproliferation ↗ NK-Zellaktivität in hypophysektomierten Tieren ↗ Makrophagenaktivität ↗	[13] [14] [15]	Makrophagenaktivität ↗ NK-Aktivität nach Hypophysektomie ↗ IL-1 ↗, IL-2 ↗, TNFα, ↗ NK-Zellaktivität ↗	[16] [17] [18]
Prolaktin	NK-Zellaktivität ↗	[19]	Reduktion von PRL (z.B. durch Bromocryptin): Makrophagenaktivierung ↘ Lymphozytenproliferation ↘	[20] [21]

Fortsetzung Tabelle 15:

Somatostatin	T-Zellproliferation ↘	[22]		
		[23]		
	γ-Interferonproduktion ↘	[24]		
Substanz P	IL-1, TNFα u. IL-6 ↗	[25]	Einfluß auf Migrations-	[29]
	T-Zellproliferation ↗	[26]	verhalten von Lymphozyten	
Vasointestinales	mitogenstimulierte Lymphozy-		Einfluß auf Migrations-	[30]
Peptid (VIP)	tenproliferation ↘	[27]	verhaltenvon Lymphozyten	
	IL-2 und IFNγ - Prod. ↘	[28]		

[1] Johnson, Farrar & Torres, 1982, [2] Smith, Hughes, Cadet & Stefano, 1992, [3] Johnson, Smith, Torres & Blalock, 1982 [4] Koff & Dunegan, 1985, [5] Johnson, Torres, Smith, Dion & Blalock, 1984, [6] Brooks & Walmann, 1989, [7] McGlone, Lumpkin & Norman, 1991, [8] Gilmore & Weiner, 1989, [9] Kay, Allen & Morley, 1984 , [10] Johnson, Smith, Torres & Blalock, 1982 , [11] Kusnecov, Husband, King & Smith, 1989, [12] Kay, Allen & Morley, 1984, [13] Bernton, Meltzer & Holaday, 1988, [14] Saxena, Saxena & Adler, 1982, [15] Edwards, Ghiasuddin, Schepper, Yunger & Kelley, 1988, [16] Saxena, Saxena & Adler, 1982, [17] Weigent & Blalock, 1995, [18] Kelley, 1989, [19] Matera, Cesano, Muccioli & Veglia, 1990, [20] Bernton, Meltzer & Holaday, 1988, [21] Chikanza & Panayi, 1991, [22] Nio, Moylan & Roche, 1993, [23] Stanisz, Befus & Bienenstock, 1986, [24] Muscettola & Grasso, 1990, [25] Lotz, Vaughan & Carson, 1988, [26] Nio, Moylan & Roche, 1993, [27] Ottaway & Greenberg, 1984, [28] Rola-Pleszcynski, Bolduc & St.Pierre, 1985, [29] Moore, 1992 [30], Moore, 1984.

2.3.3 Effekte von Steroidhormonen

Aus vielen klinischen Beobachtungen ist bekannt, daß es bezüglich immunologischer Reaktionen einen Geschlechtsdimorphismus gibt. Weibliche Versuchstiere zeigen z.B. stärkere Impfreaktionen, wobei sich das Ausmaß der Reaktion männlicher Tiere nach Kastration angleicht (Eidinger & Garret, 1972). Des weiteren ist auffällig, daß Frauen eher zu Autoimmunerkrankungen neigen, und daß der Verlauf z.B. der rheumatoiden Arthritis während der Schwangerschaft (einer Phase verstärkter Produktion weiblicher Geschlechtshormone) beeinflußt wird (Ansar Ahmed, Penhale & Talal, 1985). Die Konzentrationen der Immunglobuline A, M und G sind bei Frauen höher als bei Männern. Ausgehend von diesen exemplarischen Befunden könnten weibliche Reproduktions-hormone einen stimulierenden, männlichen hingegen einen supprimierenden Einfluß auf die Immunkompetenz haben (Miller & Hunt, 1996; Grossman, 1985).

In der Tat zeigen *Testosteron*applikationen sowohl in vitro (Sthoeger, Chiorazzi & Lahita, 1988) als auch in vivo immunsuppressive Effekte, wobei der in vivo Befund einer Tierstudie entstammt, in der kastrierten Mäusen Testosteron injiziert wurde (Carsten, Holmdahl, Tarkowski & Nilsson, 1989). Generell trägt Testosteron auch zur Aus-differenzierung lymphatischen Gewebes bei und spielt sowohl bei Männern als auch bei

Frauen eine Rolle in der Thymusatrophie, die während der Pubertät einsetzt. Des weiteren bediente man sich der immunsuppressiven Wirkung von Testosteron oder anabolen Steroiden (Nandrolon) auch bei der Behandlung von Autoimmunerkrankungen (z.B. bei systemischem Lupus erythematodes) (Hazelton, McCruden, Sturrock & Stimson, 1983).

Der Einfluß von *Östrogenen* ist dosisabhängig und führt bei hohen Konzentrationen (oder auch langfristiger Applikation) zur Reduktion der Zellaktivität - bzw. Proliferationsbereitschaft. Es ist naheliegend, Östrogenen eine Bedeutung bei verschiedenen Autoimmunerkrankungen zuzuweisen. Es zeigt sich auch, daß sich die Symptomatik bei systemischem Lupus erythematodes (SLE) in Phasen hoher Östrogenkonzentrationen (Lutealphase des Menstruationszyklus) verschlechtert (Steinberg & Steinberg, 1985). Andererseits konnte gezeigt werden, daß eben in diesen Phasen (auch Schwangerschaft) eine Milderung der rheumatoiden Arthritis (RA) eintritt (Lawrence, 1970). Während bei SLE eher die humorale Immunantwort entscheidend ist, geht man bei der RA von einer Fehlfunktion der zellulären Reaktion aus. Es liegt mittlerweile Konsens vor, daß Östrogene die T-Suppressorzellaktivität reduzieren, was sich einerseits mit erhöhter humoraler, andererseits aber auch mit reduzierter zellulärer Immunaktivität verbindet (Paavonen, 1994), ein Phänomen, das auch während der Schwangerschaft beobachtet werden kann (Grossman, 1985).

Für *Progesteron* ist die Befundlage keineswegs so klar wie für Östrogene. Wenn sich in vitro Effekte zeigen lassen, dann nur unter hohen Dosierungen des Hormons, die dann jedoch allgemein suppressiv wirken, was u.U. durch T-Suppressorzellaktivierung vermittelt werden kann. Als Folge könnte man ggfs. die Experimente aus Tierstudien heranziehen, die eine längere Transplantatakzeptanz nach Progesterongaben aufzeigen. Generell ist aus in vivo Experimenten nicht gesichert, ob die Progesteroneffekte direkter Natur sind oder über den Glucocorticoidrezeptor vermittelt werden.

Die Literatur zum Einfluß der *Glucocorticoide* (z.B. Cortisol) ist sehr umfangreich und kann hier nicht erschöpfend behandelt werden. Im folgenden sollen daher lediglich einige zentrale Befunde aus Humanstudien dargestellt und vor allem grundsätzliche Erwägungen besprochen werden. Zu Anfang der psychoneuroimmunologischen Forschung lag die Annahme nahe, daß erhöhte Glucocorticoidkonzentrationen (z.B. nach Streß) mit immunsuppressiven Effekten einhergehen, die die Inzidenz oder auch den Verlauf von bestimmten Erkrankungen (z.B. Infektionen) auslösen bzw. beeinflussen. Diese extrem vereinfachte Vorstellung ist heute nicht mehr zu halten, da die Glucocorticoid (GC) -vermittelten Effekte wesentlich komplizierter und auch heterogener sind als anfänglich vermutet wurde. Es zeigt sich z.b. eine erhebliche Variabilität in der Sensitivität GC - induzierter immunologischer Veränderung und im Gegensatz zur Maus, Ratte oder dem Kaninchen zählen Meerschweinchen, Schafe, Affen und auch Menschen zur eher insensitiven Spezies (Claman, 1988). Dies hat große Konsequenzen für die Übertragbarkeit der Befunde, wenn man bedenkt, daß das klassische Labortier der Immunologie die Maus ist.

Gesicherte in vivo Befunde aus dem Humanbereich beziehen sich u.a. auf das Migrationsverhalten peripherer Leukozyten. In verschiedenen Studien wird einheitlich eine Lymphopenie (Reduktion von Lymphozyten) und Granulozytopenie mit Ausnahme einer Zunahme an neutrophilen Granulozyten berichtet. Es ist festzuhalten, daß die Lymphopenie ein transientes Phänomen ist und nicht auf Zellyse beruht (Cupps & Fauci, 1982). Zellysen erfordern extreme Konzentrationen, die weder physiologisch noch pharmakologisch erreicht werden (Claman, 1988). Die Komplexität des Feldes wird deutlich, wenn man Befunde berücksichtigt, die demonstrieren, daß der immunsuppressive Effekt von GC *in vitro* nicht nachgewiesen werden kann, wenn z.B. Makrophagen mit in Kultur sind (Bertoglio & Leroux, 1990).

Die in Tabelle 16 zusammengefaßten Befunde zeigen ebenfalls, daß die Effekte dosisabhängig sind und daß, bezogen auf verschiedene Zytokine (IL-2 bzw. IL-4), die Richtung des Effekts unterschiedlich ausfällt.

Bedenkt man, daß eine der Nebenwirkungen von Cortisontherapie die erhöhte Infektanfälligkeit ist (vorausgesetzt, die Dosis ist hoch und der Applikationszeitraum lang genug), verwundert es nicht, daß mit Cortison Immunsuppression assoziiert ist und die Rolle der Glucocorticoide auf Immunsuppression reduziert wurde. Aufgrund der hier aufgelisteten Befunde und anderer Studien sowie klinischer Überlegungen hat sich die Auffassung über die Bedeutung der Glucocorticoide erst neuerdings etwas geändert, obwohl schon seit langem bekannt ist, daß sich die Infektanfälligkeit nebennierenexstirpierter Tiere drastisch erhöht (Jaffe & Plavska, 1926) und durch Substitution mit "Nebennierenrinden-Extrakt" reversibel wird (Hartman & Scott, 1932).

Nachdem ab 1949 Cortison für den klinischen Gebrauch zur Verfügung stand, gab es bereits einge Hinweise auf "förderliche" immunologische Effekte, deren Zahl jedoch weitaus geringer war als diejenige der Befunde, die aversive Nebenwirkungen aufzählten. Dennoch wurde in einer Arbeit die Rolle des Cortisols bereits 1969 wie folgt charakterisiert:

"..that the human host does fare best when his own pituitary - adrenal axis is

normally responsive (or when exogenous hormone is given in optimal replacement dose after adrenalectomy) is a conclusion based upon extensive clinical data and well - confirmed evidence in laboratory animals. Present information suggests that the secretion of all major corticosteroid hormones is stimulated early in the course of acute infectious illness. ...
It is to be hoped that an understanding of the mechanisms by which normal adrenal responsiveness is protective will provide a useful approach to the treatment of infectious illness."
(Beisel & Rapaport, 1969)

Die aktuellen Vorstellungen zur Rolle des Cortisols werden an anderer Stelle ausführlicher behandelt. Es sei hier nur nochmals darauf hingewiesen, daß der in vivo induzierte Cortisolanstieg z.B. durch kurzfristigen Streß in keinerlei Weise rechtfertigt, immunsuppressive Folgen oder sogar eine erhöhte Anfälligkeit gegenüber verschiedenen Erkrankungen zu erwarten. Zur Zeit wird eher angenommen, daß das *Fehlen* einer adäquaten Cortisolantwort die Vulnerabilität z.B. für Autoimmunkrankheiten erhöht (Sternberg et al., 1989; Munck, Guyre & Holbrock, 1984).

Tabelle 16: Einflüsse von Steroidhormonen auf immunologische Parameter in vitro und in vivo.

Hormon	in vitro Effekt	Lit.	in vivo Effekt	Lit
Testosteron	B-Zellproliferation ↘	[1]	Antikörperprod. nach Antigen (Maus) ↘	[2]
Östrogen	Mitose immunkompetenter Zellen und Proliferation peripherer Lymphozyten bei niedriger Dosis ↗ bei hoher Dosis ↘	[3]	Prolif. peripherer Lymphozyten bei niedriger Dosis ↗ bei hoher Dosis ↘ Langfristige Anwendung: NK-Zellaktivität ↘ Antikörperproduktion ↗	[3] [4] [5]
Progesteron	T-Lymphozytenprolif. ↘ T-Suppressorzellakt. ↗	[6] [7]	Anzahl peripherer CD4+ Zellen ↘ Transplantatabstoßung ↘	[8] [9]
Glucocorticoide (Cortisol)	Zytokinproduktion ↘ Antikörperproduktion : hohe Dosen ↘ niedrige Dosen ↗ CD8-Zellaktivität ↘	[10] [11] [12] [13]	Anzahl peripherer Leukozyten Lymphozyten, basophile und eosinophile Granulozyten ↘ Neutrophile G. ↗	[18]

Fortsetzung Tabelle 16:

Gluco-corticoide (Cortisol)	Zytoxische T-Zellaktivität ↘ Makrophagenaktivität ↘ IL-2 ↘ IL-4 ↗ NK-Zellaktivität ↘	[14] [15] [16] [17]	IL-2 ↘ IL-4 ↗	[19]

[1] Sthoeger, Chiorazzi & Lahita, 1988, [2] Carsten, Holmdahl, Tarkowski & Nilsson, 1989, [3] Kenney, Pangburn & Trail, 1976, [4] Seaman et al., 1978, [5] Kenney, Pangburn & Trail, 1976, [6] Kincl & Ciaccio, 1980, [7] Holdstock, Chastenay & Krawitt, 1982, [8] Scambia et al., 1988, [9] Kincl & Ciaccio, 1980, [10] Grabstein, Dower, Gillis, Urdal & Larsen, 1986, [11] McMillan, Longmire & Yelenosky, 1976, [12] Cupps, Edgar, Thomas & Fauci, 1984, [13] Lipsky, Ginsburg, Finkelman & Ziff, 1978, [14] Schleimer, Jacques, Shin, Lichtenstein & Plaut, 1984, [15] Snyder & Unanue, 1982, [16] Daynes & Araneo, 1989, [17] Nouri-Aria, Hegarty & Alexander, 1982, [18] Cupps & Fauci, 1982, [19] Daynes & Araneo, 1989.

Die hier aufgestellten, grundlegenden Voraussetzungen für eine ZNS-IS-Interaktion (Rezeptoren und Substanzwirkungen verschiedener Neurotransmitter, Neuropeptide und Hormone in vitro und in vivo) ist keinesfalls vollständig oder erschöpfend. Zahlreiche Studien belegen, daß auch die Hypothalamus-Schilddrüsenachse in Form von Thyreotropin - Releasing - Hormon (TRH) (Carr, 1992; McCann, Ono, Khorram, Kentroti & Aguila, 1987) oder von Schilddrüsenhormonen (Chatterjee & Chandel, 1983; Provinciali, Muzzioli, DiStefano & Fabris, 1991) sowie Melatonin (Maestroni, Conti & Pierpaoli, 1988) und Insulin (Plaut, 1987) immunmodulatorische Effekte aufweisen, die hier jedoch nicht näher behandelt werden sollen, da sie im Kontext der PNI zur Zeit eine nicht so entscheidende Rolle spielen.

Wenn man davon ausgeht, daß die "Mediatoren" der ZNS-IS - Interaktion Neurotransmitter, Neuropeptide und Hormone darstellen, so sind hiermit die Voraussetzungen für die bidirektionale Kommunikation weitgehend genannt. Die Ergebnisse der folgenden, zentralen Untersuchungsstrategien sind demnach ebenfalls über Rezeptoren vermittelt. Untersucht wurden die immunologischen Konsequenzen

➡ der Innervation der lymphoiden Organe (z.B. Felten, 1993; Müller & Weihe, 1991)
➡ von chemischer oder operativer Inaktivierung des sympathischen Nervensystems (z.B. del Rey, Besedovsky, Sorkin, Da Prada & Arrenbrecht, 1981; Roszman & Brooks, 1985)
➡ von Läsionen und Stimulationen des ZNS (z.B Devi & Namasivayam, 1990; Gorczynski & Kennedy, 1984)
➡ von operativer Entfernung endokrinologisch relevanter Organe (Hypophyse, Nebennieren(rinden), Gonaden etc. (z.B. Cross, Markesbery, Brooks & Roszman, 1984;

Cross, Brooks, Roszman & Markesbery, 1982) sowie
- ➡ von Klassischer Konditionierung (s.u.)
- ➡ von Streß und Entspannung und (s.u.)
- ➡ von Verhaltenseinflüssen jeglicher Art (Schlaf, Ernährung, Sport etc.; s.u.)

In der Folge sollen zunächst drei grundsätzliche Untersuchungsparadigmen näher erörtert werden: Konditionierungsexperimente und Untersuchungen zum Einfluß von Streß und Entspannung. Einflüsse allgemeiner Verhaltensweisen werden im Zuge gesundheitspsychologischer Fragestellungen erläutert.

2.4 Die Konditionierung immunologischer Parameter

Sieht man einmal von den frühen Arbeiten zur Klassischen Konditionierung aus dem damaligen Russland ab (siehe historischer Überblick) kann man den gegenwärtigen "Beginn" der Konditionierungsversuche auf das Jahr 1975 datieren, in dem Ader und Cohen die entscheidende Arbeit "Behavioral conditioned immunosuppression" publizierten. Ader selbst berichtet, daß er anfänglich geradezu angefeindet worden sei, da insbesondere aus immunologischer Sicht die Hinterfragung der immunologischen Autonomie inakzeptabel war. Auch aufgeschlossenere Wissenschaftler hegten größte Bedenken, ob es sich bei den gezeigten Befunden wirklich um "Lernen" handele, oder ob nicht vielmehr unspezifische Effekte (z.B. Streß) als Vermittler in Frage kämen. Die Alternativhypothese "Streß" begründete sich dadurch, daß der von Ader verwandte unkonditionierte Stimulus (UCS) eine pharmakologische Substanz war (Cyclophosphamid, CY), die neben der intendierten Immunsuppression (unkonditionierte Reaktion; UCR) auch Übelkeit bei den Versuchstieren auslöste. Nach mehrfachen Paarungen des UCS mit dem ursprünglich neutralen Stimulus (Saccharinlösung) wurden bei späterer Darbietung des konditionierten Stimulus (CS) alleine (nur Saccharinlösung) nicht nur die konditionierte Immunsuppression (konditionierte Reaktion, CR), sondern auch eine Reduktion der Saccharinaufnahme beobachtet, die im Sinne der "konditionierten Geschmacksaversion" als Stressor aufgefaßt wurde. Mit einfallsreichen Veränderungen des Untersuchungsprotokolls zur Prüfung der Übertragbarkeit der Befunde unter Verwendung anderer UCS und vor allem durch sein enormes wissenschaftliches Engagement ist es Ader gelungen, die Konditionierung der Immunantwort als eigenständige Forschungsstrategie der PNI zu etablieren und auszubauen. Darüber hinaus sind die Ergebnisse seiner frühen Konditionierungsversuche mit gleichen (Rogers, Reich, Strom & Carpenter, 1976; Wayner, Flannery & Singer, 1978) oder sehr ähnlichen Untersuchungsanordnungen repliziert worden (Ader, Cohen & Bovbjerg, 1982).

Auch in Hinblick auf zelluläre Veränderungen der Immunkompetenz ist Klassische Konditionierung wirkungsvoll. Anhand der gleichen ursprünglichen Versuchsanordnung konnten Bovbjerg, Ader & Cohen bereits 1984 eine Modulation der Transplantatabstoßung (graft-vs.host- response) im Tiermodell demonstrieren. Interessanterweise scheint die Aktivität von T-Zellen besser konditionierbar zu sein als diejenige von B-Zellen. In einem Experiment von Neveu, Dantzer & Le Moal (1986) wurde gezeigt, daß eine konditionierte Immunreaktion auch ohne Antigenexposition erzielt und unter Verwendung des Geschmacksaversionsparadigmas die Mitogen-induzierte Veränderung der zellulären Aktivität ebenfalls wirksam beeinflußt werden kann. Die T-Zell - stimulierenden Mitogene (Concanavalin A [ConA] und Phytohemmaglutinin [PHA]) erzielten weit bessere Erfolge als das B-Zell-Mitogen Lipopolysaccharid (LPS). Auch andere Gruppen bestätigen die leichtere Konditionierbarkeit von T-Zellen. Aus der Phänomenologie haben sich inzwischen wesentliche Überlegungen zur Mechanismenfrage und zur möglichen (klinischen) Anwendbarkeit entwickelt.

An dieser Stelle soll keine ausführliche Beschreibung aller bislang verwendeten Konditionierungsanordnungen gegeben werden, da dies an anderer Stelle unter verschiedenen Aspekten bereits getan wurde. Zwischenzeitlich sind neben dem verwendeten Cyclophosphamid auch andere unkonditionierte Stimuli eingesetzt worden, die zur Gliederung relevanter Übersichtsarbeiten herangezogen wurden (Markovic, Dimitrijevic & Jankovic, 1993). Andere Reviews sind nach dem immunologischen Effekt (Suppression - Stimulation) (Ader & Cohen, 1991) oder nach dem Typus des abhängigen Maßes (zellulär - humoral) (Ader & Cohen, 1993) gegliedert, um nur einige, aktuelle zu nennen.

Anstelle einer detaillierten Beschreibung der Untersuchungsansätze und Befunde soll zunächst angegeben werden, welche (isolierten) immunologischen Parameter einerseits, und welche umfangreicheren immunologischen Reaktionen andererseits in Konditionierungsprotokollen als abhängige Variable eingesetzt wurden. Als Beispiel eines "isolierten" Immunparameters könnte man die humorale Immunreaktionen gegen Schafserythrozyten der Ratte auffassen, während Studien zur Beeinflussung von z.B. Transplantatabstoßungen sicherlich komplexerer Natur sind und darüber hinaus auch klinisch weitreichender stimulieren.

Es ist bereits erwähnt worden, daß eine humorale Immunantwort (gegen Schafserythrozyten) konditioniert werden kann. Weitere Arbeiten zeigen, daß auch die mitogenstimulierte Produktion der Antikörper der Klasse IgM, nicht aber des IgA und IgG durch assoziatives Lernen beeinflußt werden können (Kusnecov, Husband & King, 1988). Es könnte sein, daß sich die primäre Immunantwort besser für Konditionierungsexperimente eignet als die sekundäre.

Neben der Beeinflussung der humoralen Immunantwort durch Konditionierung liegen ebenfalls Arbeiten zur zellulären Immunreaktion vor. Es ist festzuhalten, daß Cyclophosphamid auch als UCS geeignet ist, und daß nach wiederholter Darbietung des CS alleine eine Reduktion der Lymphozytenproliferation ausgelöst werden kann (Neveu, Dantzer & Le Moal, 1986). Ein vielversprechender Ansatz ist die Verwendung von Stressoren als UCS. Die Arbeitsgruppe um Lysle zeigte, daß es keines pharmakologischen UCS bedarf, um die Proliferation von Lymphozyten im Konditionierungsparadigma zu beeinflussen. Unter Verwendung von Stromstößen (Stressor), die mit einem neutralen Reiz gepaart werden, gelingt es, nach späterer Exposition des neutralen Reizes alleine auch eine Reduktion der Lymphozytenaktivität zu konditionieren (Lysle, Cunnick, Fowler & Rabin, 1988).

Natürliche Killerzellen sind ein häufig gewählter Parameter innnerhalb der psychoneuroimmunologischen Forschung, weil ihre Bedeutung in Hinblick auf die Zerstörung virusinfizierter oder auch tumorös entarteter Zellen seit langem bekannt und gut dokumentiert ist (Trinchieri, 1989; Herberman & Ortaldo, 1981). Natürliche Killerzellaktivität kann durch Konditionierung sowohl erniedrigt (Gorczynski & Kennedy, 1984) als auch erhöht werden (s.u.). Konditionierung reduziert sich also nicht nur auf Prozesse der spezifischen zellulären und humoralen Antwort. Die Arbeiten zur Stimulation der NK-Aktivität bedienten sich als UCS entweder der Substanz Polyinosin: Polycytidyl-Säure (Poly I:C), eines pseudo-viralen Antiges, das zu Interferonanstiegen führt (Ghanta, Hiramoto, Solvason & Spector, 1985; Gee, 1994), oder der Interferone selbst (Solvason, Ghanta, Soong & Hiramoto, 1991). Nach mehrmaliger Paarung des UCS mit neutralen Reizen (z.B. Gerüchen), aber auch nach einmaliger Assoziation kann die NK-Aktivität durch erneute Darbietung des Geruches stimuliert werden.

Es ist sicherlich naheliegend, Aktivitätsindikatoren des Immunsystems einer Konditionierung zu unterziehen. Dennoch sind auch die Befunde zur Konditionierbarkeit quantitativer Veränderungen zellulärer Komponenten von Interesse. Unter Verwendung von

Levamisol als UCS kann eine Veränderung der peripheren Lymphozytensubfraktionen konditioniert werden, die zu einer Erhöhung des CD4+/CD8+ - Verhältnisses führt, wobei dies durch die Reduktion der CD8+ Zellfraktion entsteht (Husband, King & Brown, 1987). Ergänzend berichten Klosterhalfen und Klosterhalfen (1983) über eine konditionierte Lymphopenie (Reduktion der Anzahl peripherer Lymphozyten) unter Verwendung von Cyclophosphamid als UCS.

Für klinische Anwendungen sind auch diejenigen Arbeiten von Bedeutung, die die Freisetzung von Mastzellmediatoren konditionieren. Unterschiedliche Maße, die für die Vermittlung allergischer Symptome relevant sind, können durch Lernen beeinflußt werden. Diese Befunde liefern die Grundlage für die frühe klinische Beobachtung, daß allergische Reaktionen auch ohne die Präsenz von Antigenen auftreten können (MacKenzie, 1886; Dekker, Pelser & Groen, 1957).

Bezogen auf verschiedene Erkrankungen konnte im Tiermodell demonstriert werden, daß sich Abstoßungsreaktionen (Bovbjerg, Ader & Cohen, 1984; Gorczynski, 1990; Gorczynski, 1992) und Autoimmunerkrankungen (Ader & Cohen, 1982; Klosterhalfen & Klosterhalfen, 1983; Klosterhalfen & Klosterhalfen, 1990) mittels einer konditionierten Reaktion auf Cyclophosphamid oder Cyclosporin A abschwächen lassen. Darüber hinaus können auch Stressoren, wie Elektroschocks (Lysle, Luecken & Maslonek, 1992) oder auch Rotationsstreß, der aus Belastungsstudien als sehr effektiv bekannt ist (Riley, 1981), als UCS entprechende Effekte auslösen. Nach experimenteller Applikation von Tumorzellen wird unter Verwendung von Cyclophosphamid der Verlauf des Tumorwachstums (konditioniert) verschlechtert (Lysle, Cunnick, Fowler & Rabin, 1988), während in der umgekehrten Versuchsanordnung (UCS als Immunstimulanz) die konditionierte Reaktion eine Abschwächung des Tumorwachstums sowie einen günstigeren Verlauf bewirkt (Ghanta, Hiramoto, Solvason, Soong & Hiramoto, 1990).

Die Befunde sind eindrucksvoll und äußerst stimulierend. Es muß bislang jedoch festgehalten werden, daß sie sich ausschließlich auf Tierstudien beziehen, in denen Inzuchtstämme für die Versuchsgruppen verwendet wurden. Die damit verbundene Varianzeinschränkung ist im Humanbereich nicht realisierbar, und generell dürften interindividuelle Differenzen, die gerade in Hinblick auf die Konditionierbarkeit bekannt sind (Frcka & Martin, 1987; Zinbarg & Revelle, 1989; Levey, 1984), ein derart klares Bild, wie das zuvor gezeigte, eintrüben.

Aus der neueren Literatur zur Konditionierung des Immunsystems liegen nur wenige Hinweise für den Humanbereich vor. Ausgehend von dem Befund, daß subkutan appliziertes Adrenalin zu einem raschen und deutlichen Anstieg der Natürlichen Killerzellaktivität sowie von deren Anzahl im peripheren Blut führt (siehe auch Schedlowski et al., 1993), gelang es Buske-Kirschbaum und Mitarbeitern nach mehrfacher Paarung eines neutralen Reizes (Brausebonbon) mit einer subkutanen Injektion von 0.2mg Adrenalin, eine Steigerung der Natürlichen Killerzellaktivität *auch dann* auszulösen, wenn am Testtag der Brausebonbon mit einer physiologischen Kochsalzlösung dargeboten wurde. Die Kontrollgruppe, die an allen Tagen den Brausebonbon kombiniert mit der Injektion einer Kochsalzlösung erhielt, zeigte weder in der Akquisitions- noch in der Testphase eine entsprechende Reaktion (Kirschbaum et al., 1992).

Interindividuelle Differenzen, minimale Variationen der Untersuchungsdurchführung oder auch der Probandeninstruktion können allerdings die gezeigten Effekte verändern (Kirschbaum et al., 1992).

In Folgestudien konnte demonstriert werden, daß auch unter Verwendung eines differentiellen Designs (CS+ und CS-) in dem nur einer (CS+) von zwei CS mit Adrenalininjektionen assoziiert wird, bei späterer Darbietung des CS+ nicht nur die Aktivität der Zellen, sondern auch deren Anzahl im peripheren Blut ansteigt (Buske-Kirschbaum, Kirschbaum, Stierle, Jabaaij & Hellhammer, 1994).

Eine jüngere Arbeit demonstriert, daß 8 von 10 Patienten (multiple Sklerose), die mit Cyclophosphamid (UCS) behandelt werden, nach entsprechender Paarung der aktiven Substanz mit einem neutralen Stimulus (CS) bei späterer Darbietung des CS alleine eine deutliche Reduktion der peripheren Leukozyten aufweisen, was als konditionierte Reaktion aufgefaßt werden könnte (Giang et al., 1996).

Bereits vor Beginn eines weiteren Chemotherapiezyklus leiden viele Patienten unter der sogenannten antizipatorischen Übelkeit, bei der es sich wahrscheinlich um eine konditionierte Reaktion handelt (Stockhorst, Klosterhalfen, Klosterhalfen, Winkelmann & Steingrüber, 1993). In dem hier behandelten Zusammenhang kann die Chemotherapie als unkonditionierter Stimulus verstanden werden, der sich mit vielen CS vor oder während der Behandlung paart. Bislang liegen nur wenige Studien vor, die sich mit der Frage beschäftigten, ob die antizipatorische Übelkeit (konditionierte Reaktion) auch mit einer (konditionierten) Suppression der Immunaktivität einhergeht. Als Untersuchungsansatz wurden immunologische Parameter von Patienten zuhause bzw. unmittelbar vor der Behandlung im Krankenhaus erhoben. Es zeigte sich, daß die im Krankenhaus erhobenen Proben eine - im Vergleich zu den zuhause erhobenen - reduzierte Stimulierbarkeit von T-Zellen aufwiesen (Bovbjerg et al., 1990). Des weiteren zeigen andere

Autoren, daß auch das Differentialblutbild u.U. einer konditionierten Reaktion unterliegt, wobei die im Krankenhaus erhobenen Proben eine erhöhte Leukozytenzahl aufwiesen, was als antizipatorische Streßreaktion aufgefaßt wird (Fredrikson, Furst, Lekander, Rotstein & Blomgren, 1993). Interessanterweise lagen auch in dieser Studie deutliche interindividuelle Unterschiede hinsichtlich der immunologischen Reaktion vor: Patienten mit hoher habitueller Angst unterschieden sich deutlich hinsichtlich der CD4+ Zellanzahl und der Natürlichen Killerzellaktivität innerhalb der Krankenhausprobe, während in den Proben, die zuhause erhoben wurden, keine Unterschiede zwischen hoch vs. niedrig Ängstlichen auftraten (Fredrikson, Furst, Lekander, Rotstein & Blomgren, 1993). Die Arbeit bestätigt andere Befunde bezüglich interindividueller Differenzen bei der antizipatorischen Übelkeit (Challis & Stam, 1992; van Komen & Redd, 1985).

Wie bereits oben erwähnt, scheinen allergische Beschwerden vom Soforttyp (Gauci, Husband & King, 1992) oder Spättyp (Smith & McDaniel, 1983) ebenfalls konditionierbar zu sein. In einem interessanten Experiment von Smith & McDaniel (1983) wurde den Probanden Tuberkulin (Präparat aus dem Filtrat flüssiger Kulturen von Tuberkelbakterien) oder Kochsalzlösung injiziert, wobei an 5 aufeinanderfolgenden Sitzungen (eine je Monat) jeweils eine Injektion Tuberkulin (in roter Spritze) in den rechten, die Kochsalzlösung (blaue Spritze) in den linken Unterarm gegeben wurde. Die Probanden lernten in dieser Zeit, daß der Inhalt der roten Spritze nach 24-48 Stunden zu den typischen Exanthemen (symmetrische Hautreaktionen) führt, während derjenige der blauen Spritze keine Reaktion verursachte. Im sechsten Monat wurden die Farben - nicht jedoch der Inhalt der Spritzen - vertauscht. Es zeigte sich an dem Arm, der zuvor deutliche Reaktionen aufwies, eine drastische Reduktion der Hautreaktionen, die als konditionierte Suppression der Reaktion vom Spättyp interpretiert werden könnte (Smith & McDaniel, 1983). Eine "positive" Reaktion auf Kochsalzlösung zeigte sich in diesem Experiment nicht. Dies erklären die Autoren mit früheren Befunden, die zeigten, daß eine Reduktion der Wirkung eines UCS einfacher sei als die Etablierung einer konditionierten Reaktion ohne physiologisch wirksamen Reiz. Tabelle 17 gibt eine Zusammenfassung der Konditionierungsergebnisse.

Tabelle 17: Ergebnisse aus Konditionierungsstudien.

Tierstudien					
isolierte (konditionierte) Reaktion			komplexe (konditionierte) Reaktion		
Parameter	Effekt	Lit.	Reaktion	Effekt	Lit.
Antikörper gegen SRBC (UCS = CY)	↘	[1] [2] [3]	Abstoßungsreaktion (UCS = CY)	↘	[4]
Antikörperproduktion (IgM) (UCS=CY)	↘	[5]	Mortalität nach Tumorinjektion (=CY)	↗	[6]
Lymphozytenproliferation (UCS = CY UCS=aversiver Stromstoß)	↘	[7] [8]	Entwicklung von systemischem Lupus erythematodes (SLE) (UCS=CY)	↘	[9]
Natürliche Killerzellaktivität (UCS = CY) (UCS = Poly I:C) (UCS = Poly I:C) (UCS=β-Interferon)	↘ ↗ ↗ ↗	[10] [11] [12] [13]	Adjuvans-Arthritis (UCS=Cyclophosphamid) (UCS=Cyclosporin) (UCS=avers.Stromstoß)	↘ ↘ ↘	[14] [15] [16]
CD8+ Zellen (Anzahl) (UCS = Levamisol)	↘	[17]	Akzeptanz v. Hauttranspl. (UCS=CY) (UCS=physischer Streß)	↗ ↗	[18] [19]
Histaminausschüttung (UCS=Rinderserumalbumin)	↗	[20]	Akzeptanz v. Herztranspl. (UCS=Cyclosporin A)	↗	[21]
Mastzellprotease II (UCS=Ei-Albumin)	↗	[22]	Tumorwachstum (UCS=Poly I:C)	↘	[23]
Anzahl periphere Leukozyten (UCS=CY)	↘	[24]			
Interleukin-2 Produktion (UCS=aversiver Stromstoß)	↘	[25]			
Humanstudien					
Natürliche Killerzellaktivität (UCS=Adrenalin)	↗	[26] [27] [28]	unmittelbar vor Chemotherapie T- Zellproliferation nach Mitogenstimulation	↘	[30]
Anzahl peripherer Leukozyten (UCS=CY)	↘	[29]	Granulozytenzahl CD4+ Zellzahl NK-Zellaktivität	↗ ↘ ↘	[31]

Psychoneuroimmunologie 65

Fortsetzung Tabelle 17:

		Humanstudien		
		Allergie vom Spättyp	↘	[32]
		Mastzellmediatoren nach Allergenexposition bei Allergikern	↗	[33]

[1] Ader & Cohen, 1975, [2] Rogers, Reich, Strom & Carpenter, 1976, [3] Wayner, Flannery & Singer, 1978, [4] Bovbjerg, Ader & Cohen, 1984, [5] Kusnecov, Husband & King, 1988, [6] Lysle, Cunnick, Fowler & Rabin, 1988, [7] Neveu, Dantzer & Le Moal, 1986, [8] Lysle, Cunnick, Fowler & Rabin, 1988, [9] Ader & Cohen, 1982, [10] Gorczynski & Kennedy, 1984, [11] Ghanta, Hiramoto, Solvason & Spector, 1985, [12] Gee, 1994, [13] Solvason, Ghanta, Soong & Hiramoto, 1991, [14] Klosterhalfen & Klosterhalfen, 1983, [15] Klosterhalfen & Klosterhalfen, 1990, [16] Lysle, Luecken & Maslonek, 1992, [17] Husband, King & Brown, 1987, [18] Gorczynski, 1990, [19] Gorczynski, 1992, [20] Russel et al., 1984, [21] Gorczynski, 1992, [22] MacQueen, Marshall, Perdue, Siegel & Bienenstock, 1989, [23] Ghanta, Hiramoto, Solvason, Soong & Hiramoto, 1990, [24] Klosterhalfen & Klosterhalfen, 1987, [25] Lysle, Luecken & Maslonek, 1992, [26] Buske-Kirschbaum, Kirschbaum, Stierle, Lehnert & Hellhammer, 1992, [27] Kirschbaum et al., 1992, [28] Buske-Kirschbaum, Kirschbaum, Stierle, Jabaij & Hellhammer, 1994, [30] Bovbjerg et al., 1990, [31] Fredrikson, Furst, Lekander, Rotstein & Blomgren, 1993, [32] Smith & McDaniel, 1983, [33] Gauci, Husband & King, 1992.

Die Konditonierungsstudien sind beeindruckend und geben eine Grundlage für viele klinische Beobachtungen. In der nächsten Zukunft ist mit einem stärkeren Anwendungsbezug im klinischen Setting zu rechnen; parallel zu dieser Richtung stehen zur Zeit die Fragen nach den Mechanismen einer konditionierten Immunomodulation im Vordergrund des Interesses. Im folgenden soll der Stand der Forschung hierzu kurz dargestellt werden.

2.4.1 Mediatoren der konditionierten Immunomodulation

Glucocorticoide

An den frühen Konditionierungsarbeiten von Ader & Cohen (1975) wurde zunächst kritisiert, daß die Verwendung von Cyclophosphamid unspezifische Streßreaktionen auslöse, die für die immunsuppressiven Effekte durch Ausschüttung von Glucocorticoiden auch am Konditionierungstesttag verantwortlich gemacht wurden. Diese Hypothese hatte für das Phänomen der *konditionierten Immunantwort* weitreichende Konsequenzen: Man bedenke, daß in diesem Fall die konditionierte Reaktion ein Glucocorticoidanstieg gewesen und (nur) in folgedessen eine Immunsuppression aufgetreten wäre. Ader begegnete dem Vorwurf durch die Verwendung von Lithiumchlorid, welches ebenfalls gastrointestinale, aversive Nebenwirkungen erzeugt, in seinen Versuchen aber nicht immunsuppressiv wirkte. Die Versuchstiere entwickelten eine konditionierte Geschmacksaversion (im übrigen auch eine konditionierte Glucocorticoiderhöhung (Ader, 1976)) nicht jedoch eine konditionierte Immunsuppression (Ader & Cohen, 1975). Desgleichen läßt sich eine konditionierte Immunsuppression auch unter Verwendung des "Zwei-Flaschen-Paradigmas" zeigen. Hiermit ist gemeint, daß die Versuchstiere am Testtag nicht *nur* die die Übelkeit -auslösende Saccharinlösung erhalten, sondern ihren Flüssigkeitsbedarf durch eine andere, keine Übelkeit induzierende Flüssigkeit decken können. In diesem Paradigma werden keine Corticosteroide ausgeschüttet (Smotherman, Hennesy & Levine, 1976), dennoch aber konditionierte Immunreaktionen beobachtet, z.B. eine konditionierte Leukopenie (Klosterhalfen & Klosterhalfen, 1987).

Andere Gruppen weisen dennoch die fundamentale Rolle der Corticosteroide in der Vermittlung der konditionierten Immunsuppression nach. Der Logik Aders folgend, gaben Kelley und Mitarbeiter (1985) ebenfalls Lithiumchlorid anstelle von Cyclophosphamid und beobachteten im Gegensatz zu Ader eine Immunsuppression (was auch andere Gruppen berichten). Dies verleitete sie zu der Annahme, daß die Konditionierungsprozedur *per se* (Geschmacksaversionsparadigma) immunsuppressiv sei (Kelley, Dantzer, Mormede, Salmon & Aynaud, 1985). Es ist jedoch festzuhalten, daß verschiedene Faktoren - vor allem die Art der Immunreaktion (humoral vs. zellulär) - zwischen den Studien von Ader und der hier zitierten nicht vergleichbar sind.

Eine grundsätzliche Möglichkeit, die Frage nach der Beteiligung der Nebennierenrinde an Immunkonditionierungen zu prüfen, ist die Verwendung von Tieren, denen die Nebennieren entnommen wurden. In der Tat konnte eine konditionierte Immunsuppression bei diesen Tieren nicht nachgewiesen werden (Gorczynski, Macrae & Kennedy, 1984). Eine pharmakologische Reduktion der endogenen Glucocorticoidausschüttung (z.B. durch Dexamethason) unterbindet die Akquisition und die Expression einer konditionierten Immunsuppression (Kusnecov, Husband & King, 1990).

Zusammengefaßt kann man eine endokrin (Glucocorticoide) vermittelte Immunsuppression im Geschmacksaversionsparadigma wohl kaum ausschließen. Ader beendet seine ausführlichen Betrachtungen zu diesem Problem folgendermaßen:

"Based on the immunomodulating properties of a variety of hormones and neurotransmitters and the capacity of lymphocytes to respond to such stimuli (..) it is quite reasonable to hypothesize that conditioned changes in neuroendocrine responses could be one of the mechanisms by which conditioning could suppress

or enhance one or another parameter of immunocompetence"
(Ader & Cohen, 1991).

Neurotransmitter

Verschiedene pharmakologische Substanzen, die Einfluß auf Neurotransmittersysteme nehmen, beeinflussen den Ausgang von Konditionierungsexperimenten, indem sie die Ausprägung der konditionierten Reaktion hemmen oder sogar unterdrücken. Im Geschmacksaversionsparadigma unterdrückte die Gabe von Amitryptilin[2] oder auch von Chlorpromazin[3] die auf Cyclophosphamid konditionierte Immunreaktion (Gorczynski & Holmes, 1989). Die Befunde legen nahe, daß Serotonin, Noradrenalin und Dopamin an der Vermittlung der konditionierten Immunsuppression im Geschmacksaversionsparadigma beteiligt sind, wobei an dieser Stelle nicht ausgeschlossen werden kann, daß diese Mediatorfunktion auch an der peripheren Zelle ausgeübt werden kann (siehe Rezeptoren auf Lymphozyten).

Zytokine

Zur Konditionierung von gesteigerter NK-Zellaktivität wurde häufig Poly I:C als UCS eingesetzt. Ein solches Konditionierungsprotokoll ist kaum mit denjenigen unter Cyclophosphamid zu vergleichen (Unterschiede im immunologischen Maß, im CS, in der Richtung der Veränderungen etc.). Wie schon oben angesprochen, setzt Poly I:C β-Interferon frei, welches eine Schlüsselrolle in einem weiteren Modell zur Mechanismenfrage spielt. Hiramoto und Mitarbeiter (1996) gehen von folgendem Modell aus:

Nach Gabe von Poly I:C werden Natürliche Killerzellen über β-Interferon stimuliert. Dieses Interferon erreicht das Zentralnervensystem und löst verschiedene physiologische (Fieber) und endokrine Effekte über den Hypothalamus aus, die ihrerseits Einfluß auf die Natürlichen Killerzellen nehmen. Die Arbeitsgruppe zeigt, daß die unkonditionierte Reaktion (Anstieg der NK-Zellaktivität) über β-Interferonapplikationen ins ZNS (über die cisterna magna) ausgelöst werden kann (Solvason, Ghanta, Soong & Hiramoto, 1991). Desgleichen aktivieren andere Zytokine (Interleukin 1α) ebenfalls diesen efferen-

---

[2] ein Serotonin- und Noradrenalin- Wiederaufnahmehemmer, der in der Behandlung v. z.B. Depression zur höheren Verfügbarkeit der beiden Neurotransmitter im ZNS führt

[3] ein Neuroleptikum, welches z.B. in der Behandlung der Schizophrenie als Dopamin-(D_2)-Rezeptorantagonist eingesetzt wird.

ten Schenkel. Bei späterer Applikation des CS alleine wird diese Schleife von Reaktionen aktiviert. Werden jedoch Antikörper gegen β-Interferon 24 Stunden vor der UCS/CS Paarung ins ZNS appliziert, findet die Assoziation nicht statt und eine Konditionierung bleibt aus (Solvason, Ghanta, Soong & Hiramoto, 1991). In umfangreichen Übersichten (Hiramoto et al., 1996, Hiramoto et al., 1993) werden weitere wichtige Prinzipien diskutiert, die jedoch hier nicht weiter berücksichtigt werden sollen.

Endogene Opiate

In den bereits erwähnten Untersuchungen von Lysle und Mitarbeitern (1992) wurde ein Stressor (elektrischer Schlag) als UCS eingesetzt. Dieses Paradigma zeigte in anderen Untersuchungen zum Einfluß von Stress, daß die resultierende Suppression von NKCA durch Vorbehandlung der Versuchstiere mit Opiatrezeptorantagonisten (Naltrexon) unterbunden werden kann (Shavit, Lewis, Terman, Gale & Liebeskind, 1983). Konsequent stellt sich also die Frage, ob endogene Opiate an der Vermittlung der konditionierten NKCA (CR) ebenfalls beteiligt sind. Eine Vorbehandlung der Tiere mit Naltrexon erschwert jedoch die Frage, ob die Effekte zentral oder ggfs. auch peripher vermittelt sind, da Lymphozyten (s.o.) möglicherweise direkt auf die Substanz reagieren. Eine elegante Umsetzung der Fragestellung ist Lysle unter Verwendung von Naltrexon und einer ähnlichen Substanz gelungen, die die Blut-Hirnschranke jedoch nicht überwindet (N-Methylnaltrexon) (Lysle, Luecken & Maslonek, 1992). In diesem Protokoll wurde den Tieren in einem bestimmten Käfig (CS) der UCS appliziert. Nach einigen CS-UCS Paarungen wurden die Versuchstiere in einem komplexen Versuchsplan getestet: CS vs. anderer Käfig bei je 4 Dosen von Naltrexon bzw. N-Methylnaltrexon. Unmittelbar danach wurden sowohl die mitogeninduzierte Aktivierbarkeit als auch die NKCA von Zellen in Milzsuspensionen gemessen. Die Ergebnisse zeigen deutlich, daß nur Naltrexon, nicht aber N-Methylnaltrexon die konditionierten immunologischen Reaktionen nach CS - Darbietung dosisabhängig reduziert (Lysle, Luecken & Maslonek, 1992).

Katecholamine

Es ist seit längerem bekannt, daß Morphine sowie entsprechende Agonisten zu einer Erhöhung von Katecholaminen im Plasma führen (Van Loon, Appel & Ho, 1981), die ihrerseits immunmodulatorische Effekte (auch am Konditionierungstesttag) ausüben könnten. Die immunsuppressiven Effekte nach Morphingaben können darüber hinaus mit Adrenorezeptorantagonisten aufgehoben werden (Fecho, Dykstra & Lysle, 1993). Vor diesem Hintergrund konnte gezeigt werden, daß Propanolol, ein selektiver ß-Adrenorezeptorantagonist, die konditionierte Reaktion (im Fußschockparadigma) unterbinden konnte (Lysle, Cunnick & Maslonek, 1991). In einer interessanten Folgestudie unter Verwendung von Morphin als UCS wurde der Frage nachgegangen, welcher Teil der Konditionierung durch Betablocker beeinflußt werden kann. Während zuvor die Expression der konditionierten Reaktion geblockt wurde, stellten sich Lysle und Mitarbeiter die Frage, ob auch die Akquisition von adrenergen Mechanismen abhängt (Coussons-Read, Dykstra & Lysle, 1994). Obwohl unter Verwendung des Antagonisten Naldolol wiederum die konditionierte Reaktion am Testtag geblockt werden konnte, resumieren die Autoren für die Akquisitionsphase:

"These results show that the activity at peripheral ß-adrenergic receptors does not contribute significantly to the development of morphine - induced conditioned alterations of immune status" (Coussons-Read, Dykstra & Lysle, 1994).

Zusammengefaßt, spielen beide Systeme (endogene Opiate und Katecholamine) eine entscheidende Rolle in der Konditionierung von immunologischen Reaktionen, die durch Morphine direkt oder durch "Morphin-assoziierten Streß" ausgelöst werden, wobei die genaue Rezeptorfrage (µ-, κ-, oder δ-Rezeptorsubtyp) weiterer Forschung und der Verfügbarkeit hochselektiver Substanzen bedarf (Lysle & Coussons-Read, 1995).

Die bislang aufgestellten Mechanismen sollen graphisch zusammengefaßt werden (Abbildung 17), um danach einem grundsätzlicheren Problem nachzugehen.

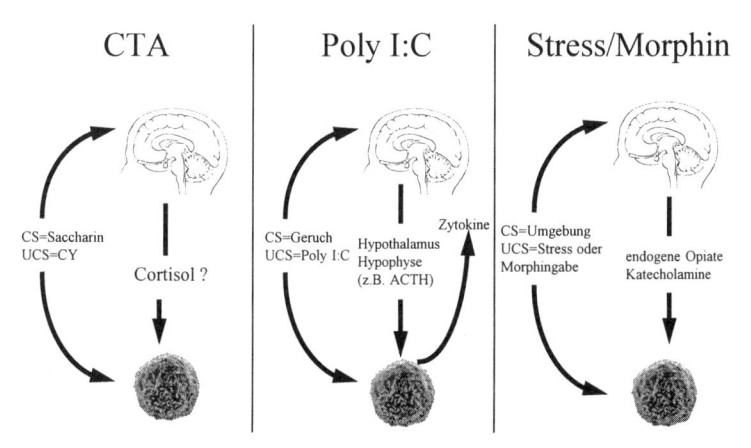

Abbildung 17: Mechanismen der Klassischen Konditionierung der Immunreaktion in Abhängigkeit vom gewählten Paradigma (CS=konditionierter Stimulus; UCS=unkonditionierter Stimulus; CY=Cyclophosphamid; ACTH=adrenocorticotropes Hormon; CTA=conditioned taste aversion).

2.4.2 Klassische Konditionierung von Immunparametern: Zentral oder peripher?

Abschließend soll die grundsätzliche Frage aufgeworfen werden, ob es sich bei den dargestellten Befunden um ein Phänomen handelt, das über das Zentralnervensystem vermittelt wird (was im Pawlow'schen Sinne Voraussetzung für eine Klassische Konditionierung wäre) oder gegebenenfalls auch peripher ablaufen kann.

Ein alternatives Modell zur Klassischen Konditionierung liefern (Grossman, Herberman & Livnat, 1992). Im Gegensatz zu den bisherigen Erklärungsmodellen postulieren die Autoren, daß die Assoziation zwischen "sensorischem" Reiz (Geschmack, Streß, Geruch etc.) und dem immunologischen Reiz (Cyclophosphamid, Poly I:C etc.) von Zellen des Immunsystems geleistet wird. Diese Vorstellung mutet zunächst unwahrscheinlich an. Wichtig in diesem Modell ist jedoch, daß der sensorische Reiz (CS) über das ZNS zur Ausschüttung von Hormonen, Neurotransmittern oder zur Aktivierung des sympathischen Nervensystems und über dieses zu einer Transmitterfreisetzung führt. *Dieses* Signal assoziieren Zellen des Immunsystems (siehe Rezeptoren auf lymphoiden Zellen) mit dem immunologisch relevanten Reiz. Bei nachfolgender Präsentation des CS reagiert die lymphoide Zelle auf die durch den ursprünglich applizierten UCS induzierten - nun jedoch von ihr "gelernten" - Reaktion. Abbildung 18 soll den Vorgang verdeutlichen.

Folgt man dieser Logik, müßte eine Konditionierung auch in vitro möglich sein. In anderen Systemen als dem Immunsystem ist dies auch bereits an isolierten Nervenzellen demonstriert worden (Keifer, Armstrong & Houk, 1995; Lukowiak, 1986). Bedenkt man die oft postulierten Gemeinsamkeiten zwischen Immunsystem und Zentralnervensystem kann diese Möglichkeit für das Immunsystem zumindest nicht ausgeschlossen werden. Experimentelle Daten liegen aber zur Zeit noch nicht vor.

Zur Zeit kann festgehalten werden, daß einige konditionierte Immunreaktionen über das ZNS vermittelt sind (siehe Befunde zum Einfluß von N-Methylnaltrexon), daß aber ggfs. für andere Parameter oder auch andere Untersuchungsansätze alternative Erklärungsmodelle Gültigkeit haben *können* (vergl. Abbildung 18).

Ungeachtet dieser grundsätzlichen Frage bietet die Klassische Konditionierung von Immunfunktionen nicht nur eine geeignete Strategie zur Erfassung der Interaktionen zwischen ZNS und Immunsystem allgemein, sondern:

"The use of the CS resulting in the CR of the same direction as the UR elicited by the immunomodulating agent, could have important advantages: reduction

of the drug dose, prolongation of the effects of the pharmacotherapy, reduction of side effects of the drug and reduction of the costs of medication. Of course, this aspect of applied psychoneuroimmunology needs further experimental and clinical verification"
(Markovic, Dimitrijevic & Jankovic, 1993).

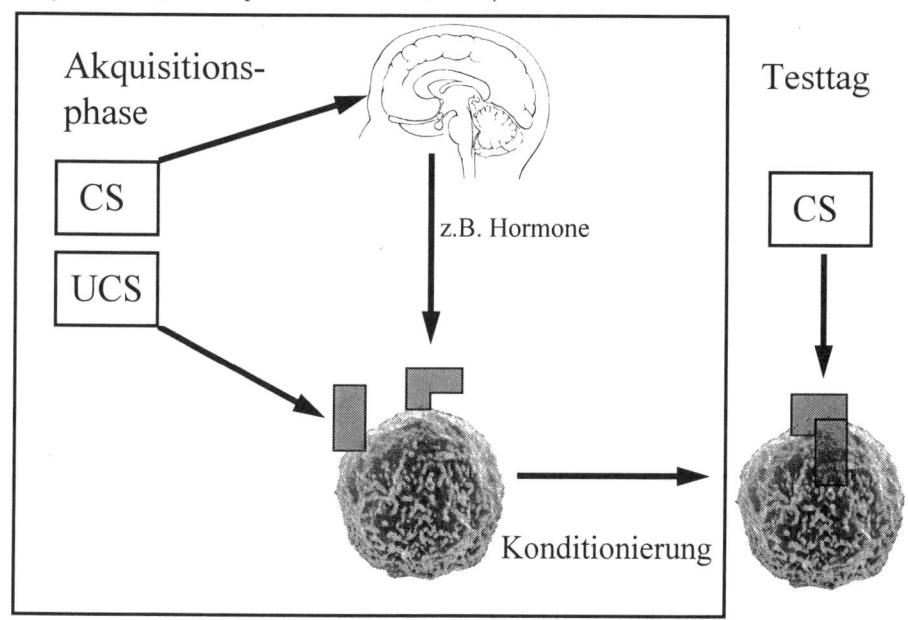

Abbildung 18: Vereinfachte Darstellung eines Modells zur "konditionierten" Immunantwort auf der Ebene peripherer Lymphozyten (nach Grossman et al., 1992). Während der Akquisitionsphase "lernt" der Lymphozyt die Assoziation zwischen CS (z.B. neuroendokrinem Signal) und UCS (immunologisch relevantem Signal). Es kommt zur Assoziation dieser beiden Signale und zur immunologischen Reaktion nach Präsentation des CS bzw. des neuroendokrinen Stimulus alleine.

2.5 Psychische Belastung und Immunreaktivität

Neben der Konditionierungsforschung ist die Untersuchung von Belastungssituationen die zweite Hauptuntersuchungsrichtung der Psychologie innerhalb der Psychoneuroimmunologie. Inzwischen liegt eine Fülle von Tier- und auch Humanstudien vor. Wie für die Konditionierungsforschung gilt auch im Streßbereich, daß nunmehr das Phänomen streßinduzierter immunologischer Veränderungen etabliert ist und neuerdings die Frage nach den zugrundeliegenden Mechanismen im Vordergrund steht. Das folgende Kapitel geht zunächst auf einige frühe Arbeiten in diesem Kontext ein und stellt dann Ergebnisse aus Tierstudien vor, denen jedoch eine Auswahl zugrundeliegt. Besonderer Wert wurde auf diejenigen Arbeiten gelegt, die entweder von entscheidender Bedeutung für übergeordnete Zusammenhänge (z.B. Entstehung von Krankheiten oder Variationen des Krankheitsverlaufes) oder für die Frage nach Mechanismen sind. Im Bereich der Humanstudien wird versucht, eine möglichst erschöpfende Übersicht zu geben.

Alle Untersuchungen im Humanbereich, die den Einfluß von Streß auf Erkrankung oder Gesundung zum Gegenstand haben, werden erst in den jeweiligen Abhandlungen zur entsprechenden Erkrankung (Infektionen und Tumorerkrankungen) behandelt und hier lediglich als Querverweis erwähnt.

Ferner ist es nicht das Ziel, sämtliche Streßtheorien (biologische, kognitive etc.) an dieser Stelle wiederzugeben. Aufgrund der Tatsache, daß sich die von Hans Selye aufgestellte Theorie (Allgemeines Adaptationssyndrom) auch heute noch als die zutreffendste und gewinnbringenste für die Psychoneuroimmunologie darstellt, sollen die Ausführungen hiermit beginnen. Abschließend werden Mechanismen der streßinduzierten Veränderung immunologischer Parameter diskutiert.

2.5.1. Das Streßmodell von Hans Selye

In einer überaus lesenswerten Arbeit von 1946 beschreibt Hans Selye das "Allgemeine Adaptationssyndrom (AAS)". Die Arbeit, die wahrscheinlich viel zu wenig Aufmerksamkeit erhielt, besticht nicht nur aufgrund der umfangreich eingearbeiteten Literatur (698 zitierte Arbeiten für ein Review aus dem Jahre 1946 !) sondern auch in Hinblick auf die Tatsache, daß so manche der sehr viel später als bedeutsam erkannten Zusammenhänge zwischen Streß und Immunreaktivität bereits damals in dieser Arbeit beschrieben wurden. Das Allgemeine Adaptationssyndrom wird wie folgt beschrieben:

"*The general adaptation syndrome is the sum of all non-specific, systemic reactions of the body which ensue upon long continued exposure to stress*"
(Selye, 1946).

Es ist damit zunächst einmal sehr viel breiter gefaßt als andere Formen der längerfristigen Adaptabilität, die sich z.B. *spezifisch* (nur) auf Muskelzuwachs durch Training beziehen.

Selye unterteilt das Allgemeine Adaptationssyndrom in verschiedene Phasen. Wird ein Organismus einer Situation ausgesetzt, für die er keine adäquaten Anpassungsreaktionen bereit hat, zeigt er zunächst eine "Alarmreaktionen".

"The alarm reaction is the sum of all non-specific systemic phenomena elicited by sudden exposure to stimuli to which the organism is quantitatively or qualitatively not adapted"
(Selye, 1946).

Die Alarmreaktion wird gefolgt von der Phase der Resistenz und der anschließenden Phase der Erschöpfung (Abb. 19).

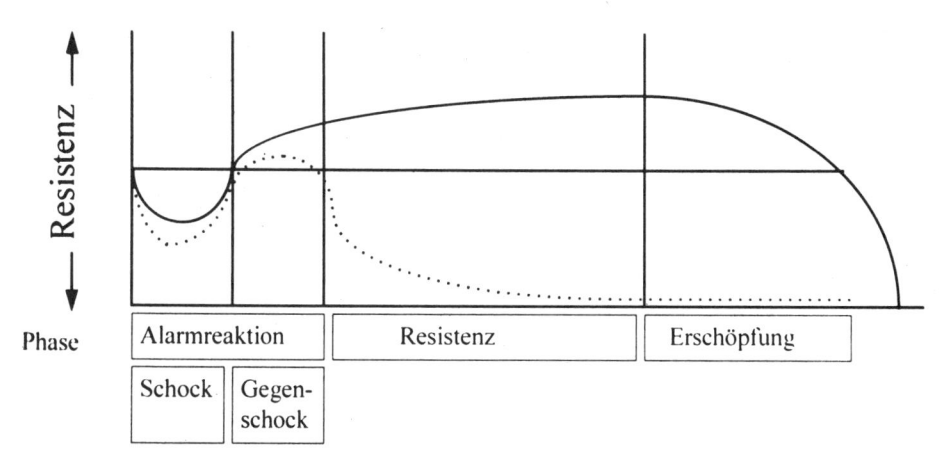

Abbildung: 19: Verlauf des Allgemeinen Adaptationssyndroms (AAS) nach Hans Selye (1946). Die durchgezogene Linie symbolisiert den Verlauf der spezifischen, die unterbrochene Linie diejenige der "Kreuz"- Resistenz.

Da sich die meisten psychoneuroimmunologischen Studien auf den Einfluß kurzfristiger Stressoren und somit auf die Phase der Alarmreaktion im Sinne Selyes beziehen, soll dieses Stadium des AAS etwas näher beschrieben werden. Es wird häufig außer acht gelassen, daß diese Phase zweigeteilt ist. Nach anfänglicher Reduktion der allgemeinen, unspezifischen Resistenz (Schockphase) setzt die Gegenschockphase ein, die zu *erhöhter* Resistenz gegen den ursprünglichen Stressor führt (in Abbildung 19 durchgezogene Linie), aber auch gegen jeden weiteren, hinzukommenden Stressor (gepunktete Linie, Kreuz-Resistenz). Während die Resistenz für den Ausgangsstressor in der Resistenzphase erhalten bleibt, sinkt diejenige für weitere Stressoren stark ab und kann je nach Ausmaß der Belastung zum Tod der Versuchstiere führen, der in der Phase der Erschöpfung auch bei kontinuierlicher Darbietung des ursprünglichen Stressors eintreten kann.

Selye hat viele Daten immunologischer Reaktionen während der Alarmphase erhoben; Ergebnisse, die auch in neueren Studien immer wieder bestätigt wurden. So beeinflussen diverse Stressoren das periphere Blutbild speziesübergreifend, wobei sich die Anzahl peripherer Leukozyten erhöht (durch Anstiege der neutrophilen Granulozyten), während diejenige der Lymphozyten sinkt (Abbildung 20).

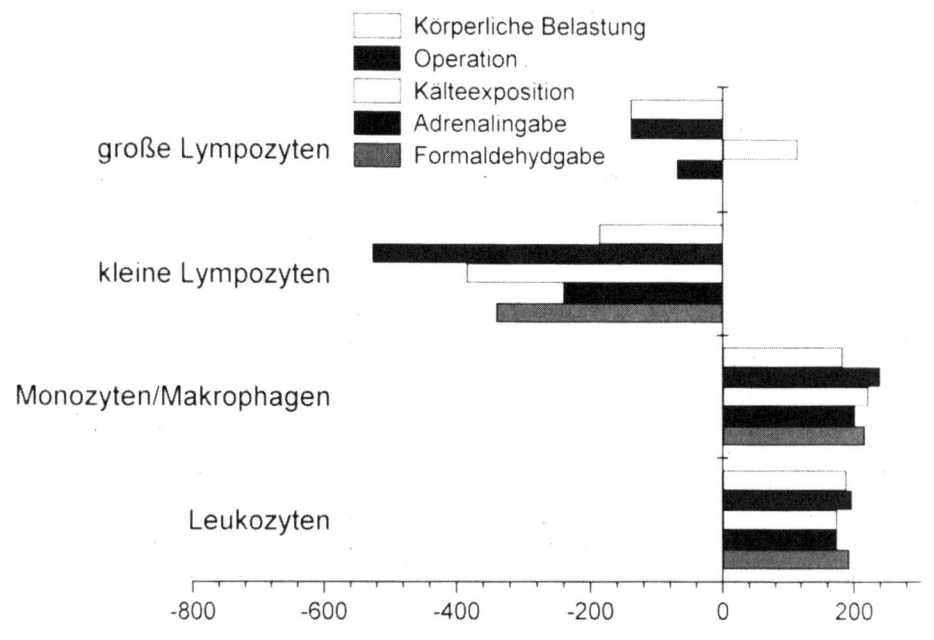

Abbildung 20: Veränderung peripherer Leukozyten als Folge verschiedener Stressoren (nach Selye, 1946).

Neben der zu beobachtenden Leukozytose demonstriert Selye eine Lymphopenie innerhalb der Alarmphase. Außer der Phänomenologie liefert er sehr interessante Ergebnisse bezüglich der Mediatoren immunologischer Reaktionen unter Streß, die er dem endokrinen System zuordnete. Die Nebennieren spielten in diesem Zusammenhang eine besondere Rolle, denn neben Veränderungen des peripheren Blutbildes wurde eine Reduktion des Thymus und der Lymphknoten sowie eine Vergrößerung der Nebennieren beobachtet (Abbildung 21).

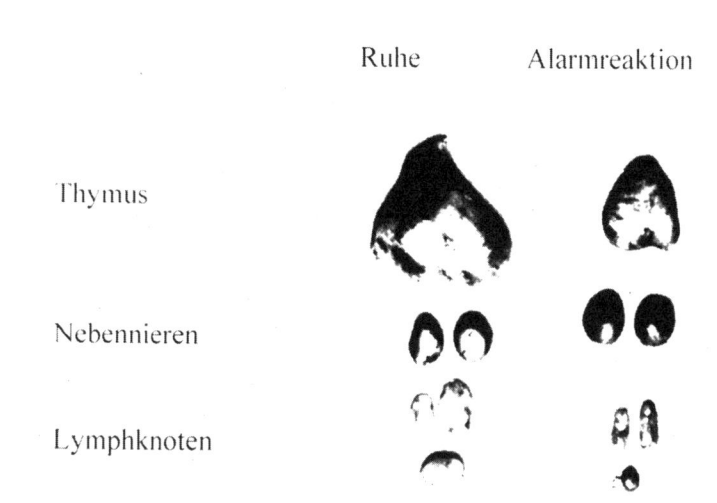

	Ruhe	Alarmreaktion
Thymus		
Nebennieren		
Lymphknoten		

Abbildung 21: Thymus- und Lymphknotenatrophie bei gleichzeitiger Vergrößerung der Nebennieren im Zuge der Alarmreaktion (nach Selye, 1946).

In der Phase des "Gegenschocks", in der spezifische und unspezifische Resistenz erhöht sind, spielen hormonelle Reaktionen nach Selye eine zentrale Rolle. Entgegen der auch heute häufig vorzufindenden Auffassung, daß Nebennierenrindenhormone (Cortisol) mit einer Reduktion der Immunantwort nach kurzfristigem Streß verbunden sei, war Selye schon damals der (wohl richtigeren) Auffassung:

"The "crossed - resistance" resulting from the general adaptation syndrome is, on the other hand, probably due to the excessive production of adrenal corticoid hormones, which are known to rise resistance to stress"

"After adrenalectomy or hypophysectomy the shock phase is particularly severe, the counter-shock phase negligible or absent. Even relatively mild alarming stimuli such as folliculoid hormone cause severe shock phase symptoms in the absence of the adrenals or the pituitary".

"Teleologically speaking, increased corticotropic hormone production is a useful reaction to stress since it augments the corticoid hormone production of the adrenals and thus raises non- specific resistance" (Selye, 1946).

Faßt man die Auffassung von Selye zusammen, dann wird deutlich, daß die in seinem Modell genannte "Adaptation" in einer Hypothalamus-Nebennierenrinden-Aktivitätssteigerung zu sehen ist, die den Organismus vor weiteren Einschränkungen durch andauernden Streß oder durch zusätzliche Stressoren schützt. Erst nach Überschreiten der Resistenzphase kehrt sich das Bild um.

Viele der psychoneuroimmunologischen Studien zum Einfluß von Streß lassen sich aufgrund der Dauer der Streßapplikation lediglich dem Bereich der Alarmreaktion zuordnen. Aussagen, die immunsuppressive Effekte nahelegen oder sogar eine erhöhte Vulnerabilität gegen Krankheitserreger aufzeigen, dürften im Sinne der Gesetzmäßigkeiten, die Selye beschrieben hat, eher als Ausnahme denn als Regel betrachtet werden. Folgt man den Ausführungen Seyles, dann ist mit Aktivierungen und *erhöhter* Resistenz - zumindest innerhalb der späten Alarmphase bzw. bei kurzfristiger Streßinduktion - zu rechnen.

2.5.2 Neuere Arbeiten zum Einfluß von Belastung

Die entscheidenden Experimente zum Einfluß von Streß auf immunologische Parameter sind auf die späten 70er bzw. frühen 80er Jahre zu datieren und konzentrierten sich zunächst auf Tierstudien. Es soll an dieser Stelle nochmals hervorgehoben werden, daß diese Art von Experimenten nur eingeschränkt hilfreich ist für Extrapolationen in den Humanbereich. Zum Teil sind derart massive Stressoren eingesetzt worden, die nicht nur völlig unspezifisch, sondern auch ohne jede Übertragbarkeit sind. Generell fragt man sich, ob es z.B. Sinn macht, Versuchstiere über einen längeren Zeitraum in eiskaltem Wasser schwimmen zu lassen, ohne ihnen die Möglichkeit der Erholung zu bieten. Motorische Aktivität, Temperaturexposition und natürlich Todesangst sind miteinander konfundiert, und es wird unberücksichtigt gelassen, daß jede Einzelkomponente unterschiedlichen Einfluß auf das Immunsystem haben kann. Desgleichen fanden Anordnungen Anwendung, in denen Tiere für 12 (!) Stunden an jeglicher Bewegung gehindert wurden, und diese weder Nahrung noch Wasser zu sich nehmen konnten. Bewegungsrestriktion, Hunger und Dehydrierung sind ebenfalls nicht isoliert betrachtet worden. Bei Versuchstieren, die innerhalb von 5 Stunden fünfmal für jeweils 10 Minuten einer "Rotation" von 100 U/min (!) ausgesetzt wurden, fand man nach anschließender Antigenexposition veränderte immunologische Effekte. Es ist jedoch fraglich, ob man die Effekte dieser Form einer "Zentrifugation" eines Versuchstieres brauchbar umsetzen kann. Aus diesen und auch noch grundsätzlicheren, ethischen Erwägungen werden Studien dieser Art hier nicht dargestellt, sondern nur diejenigen Tierexperimente erwähnt, die entweder isoliert Mechanismen erklären, eine Konfundierung mehrerer Stressoren vermeiden oder auf den Humanbereich besser übertragbar sind als die zuvor gennannten Beispiele.

Des weiteren wird an dieser Stelle nicht auf Studien eingegangen, die den Einfluß von

Streß auf immunologische Parameter und/oder immunologisch relevante Erkankungen (z.B. Infektionen, Krebs) untersuchten. Eine Darstellung dieser Arbeiten findet sich innerhalb der Kapitel zur jeweiligen Krankheit.

2.5.2.1 Tierstudien

Im folgenden wird eine Auswahl von Tierstudien vorgestellt, die unter dreierlei Aspekten behandelt werden:
1) Speziesdiversität
2) Stressordiversität
3) Diversität des gewählten immunologischen Maßes.

Es wird deutlich werden, daß es "den" Effekt von Streß nicht gibt, sondern daß eine Fülle von Mediatoren, auf die in einer Übersicht im Anschluß an die Darstellung der tierexperimentellen Forschung eingegangen wird, die Zusammenhänge beeinflussen. Des weiteren können "gleiche" Stressoren zu unterschiedlichen immunologischen Effekten führen oder auch "gleiche" immunologische Parameter differentiell von unterschiedlichen Stressoren beeinflußt werden. Die Darstellung ist nach der Art des gewählten Stressors sowie der humoralen und zellulären Effekte zwischen verschiedenen Spezies geordnet, wobei darauf verzichtet wurde, die Stressoren in akute und chronische zu unterteilen, da für diese Termini keine verbindlichen Definitionen vorliegen. Da dies aber ein wichtiger Einflußfaktor ist, werden in den kurzen Beschreibungen der Arbeiten, wenn möglich, Expositionsdauern angegeben.

Bewegungsrestriktion
Relativ selten sind Makrophagen Ziel psychoneuroimmunologischer Untersuchungen, obwohl sie von extremer Bedeutung der allgemeinen Abwehr sind. Es zeigte sich, daß Bewegungsrestriktion bei der Maus zu einer Abnahme der Makrophagenaktivität führt (Pavlidis & Chirigos, 1980).

Wenn innerhalb der ersten 10 Tage postnatal Ratten einer jeweils einstündigen Bewegungsrestriktion ausgesetzt werden, zeigen sie als ausgewachsene Tiere eine reduzierte Antikörperantwort gegen bestimmte Streptokokkenstämme (Taylor & Ross, 1989). Interessanterweise läßt sich diese Suppression nicht zeigen, wenn erwachsene Tiere diesem Stressor ausgesetzt werden. Bewegungsrestriktion reduziert die Anzahl peripherer Lymphozyten, wobei besonders CD4+ und CD8+ Zellen betroffen sind, sowie die Aktivität der Natürlichen Killerzellen (Steplewski & Vogel, 1986).

Immunologische Effekte konnten in einer anderen Studie entweder nicht beobachtet werden (Flores, Hernandez, Hargreaves & Bayer, 1990) oder gingen in die entgegengesetzte Richtung (Jain & Stevenson, 1991). Wichtiger ist jedoch, daß die Zunahme von Corticosteroiden und ß-Endorphin nach Streß (in vivo) offensichtlich keinen Einfluß auf die Zellen hat, obwohl gleiche Konzentrationen in vitro zur Reduktion der gewählten Aktivitätsindikatoren führen. Offensichtlich führt nicht jede Aktivierung der HPA - Achse zu immunologischen Veränderungen (so man endogene und exogene Hormoneffekte überhaupt vergleichen kann). Speziesübergreifend reagieren auch Schweine nach Bewegungseinschränkung mit Veränderungen der NKCA, obwohl von einem biphasischen Verlauf mit anfänglicher Steigerung und dann folgender Suppression berichtet wird (Tokarski et al., 1992).

Eine sehr interessante Arbeit mit Rhesusaffen zeigt, daß sich nach drei Stunden Bewegungsrestriktion nicht nur periphere Zellproportionen verändern, sondern daß auch qualitativ eine Reduktion der NK-Zell*aktivität* stattfindet. Bedeutsam ist, daß viele der erhobenen Maße auf unterschiedlichen Ebenen (Verhalten, Cortisol, ß-Endorphin, Immunologie) nicht miteinander korreliert waren. *"Thus our results indicate that there is not a common neuroendocrine response or single neuroendocrine mediator that results in predictable behavioral changes and immune suppression following stress"* (Morrow Tesch, McGlone & Norman, 1993).

Eine weitere Studie befaßte sich mit der Frage, ob das System der endogenen Opiate an der reduzierten Primär- und Sekundärantwort nach Streßexposition beteiligt sei, und fand eine dosisabhängige Verstärkung der Streßeffekte nach vorheriger Gabe von Naltrexon, einem Opiatantagonisten (Ray, Mediratta & Sen, 1992).

Die Freisetzung von Interleukin 6 (IL-6) ist in diesem Paradigma (und anderen, z.B. Elektroschock, s.u.) erhöht (Zhou, Kusnecov, Shurin, DePaoli & Rabin, 1993). Es ist interessant, daß die Kinetik der Veränderung genau derjenigen der Glucocorticoide entspricht. Nebennierenexstirpierte Tiere zeigen den Anstieg von IL-6 nicht, während Betarezeptoren-Blocker (Propanolol) keinen antagonistischen Effekt aufweisen.

Offensichtlich sind die Effekte dieses Stressors (zusammengefaßt in Tabelle 18) unterschiedlich, wenn verschiedene Immunparameter verglichen werden. Während die Antikörperproduktion gegen thymusabhängige Antigene reduziert ist, scheint die zelluläre Immunantwort erhöht zu sein, was sich in einer erhöhten Abstoßungsreaktion von Transplantaten zeigen ließ (Amat, Torres & Lechin, 1993).

Tabelle 18: Immunologische Konsequenzen von Bewegungsrestriktion im Tiermodell.

Spezies	humoral	Lit.	zellulär	Lit.
Maus			Makrophagenaktivität ↘	[1]
Ratten	Antikörper gegen Streptococcus pneumonia ↘	[2]		
Ratten	IL-6 Freisetzung ↗ primäre und sekundäre Antwort gegen SRBC ↘	[3] [4]	CD4+ ↘ CD8+ ↘ NKCA ↘ Lymphozyten- proliferation (-) NKCA (-) NKCA ↗ ConA Stimulation ↗	[5] [6] [7]
Schweine			NKCA biphasisch zunächst ↗ dann ↘	[8]
Affen			Leukozyten ↗ Neutrophile Granulozyten ↗ Lymphozyten ↘ Monozygten ↘ NKCA ↘	[9]

[1] Pavlidis & Chirigos, 1980, [2] Taylor & Ross, 1989, [3] Zhou, Kusnecov, Shurin, DePaoli & Rabin, 1993, [4] Ray, Mediratta & Sen, 1992, [5] Steplewski & Vogel, 1986, [6] Flores, Hernandez, Hargreaves & Bayer, 1990, [7] Jain & Stevenson, 1991, [8] Tokarski et al., 1992, [9] Morrow Tesch, McGlone & Norman, 1993.

"Soziale" Stressoren

In Einzelkäfigen gehaltene Mäuse wurden ein- drei- oder fünfmal in den Käfig einer aggressiven, angreifenden Maus gesetzt und unmittelbar danach einem Antigen (SRBC) ausgesetzt. Es zeigt sich bei den unterlegenen Tieren eine Immunsuppression, die sich jedoch nur auf die primäre und nicht auf die sekundäre Antikörperantwort gegen SRBC bezieht (Beden & Brain, 1984). In einer anderen Studie wurden Ratten ebenfalls einem aggressiven Artgenossen eimal am Tag für drei aufeinanderfolgende Tage ausgesetzt. Wurde der Stressor vor Antigengabe appliziert, hatte er keine Effekte, reduzierte aber die Antikörpertiter deutlich, wenn die Tiere vor der zweiten Immunisierung einem Stressor ausgesetzt wurden (Ito et al., 1983). Der mögliche Einfluß physischer Schmerzen durch Bißwunden wurde in einer Studie von Fleshner und Mitarbeitern kontrolliert (Fleshner, Laudenslager, Simons & Maier, 1989). Es zeigt sich, daß Experimentaltiere, die in eine Umgebung mit Tieren gesetzt werden, die stark ihr Territorium verteidigen, nach Antigenexposition eine geringere Antikörperproduktion aufweisen als diejenigen Tiere, die durch eine Plexiglasscheibe geschützt waren. Je höher das submissive Verhalten der Experimentaltiere, desto niedriger die Antikörperreaktion. Die Zahl der Bisse bzw. Wunden korrelierte nur geringfügig mit immunologischen Maßen (siehe Tabelle 19).

Tabelle 19:   Immunologische Konsequenzen "sozialer" Stressoren im Tiermodell.

Spezies	humoral	Lit.	zellulär	Lit.
Maus	Ak gegen SRBC ↘	[1]		
Ratten	Ak gegen Hapten Dinitrophenyl ↘ Ak gegen SRBC ↘ Ak gegen Antigen ↘	[2] [3] [4]	ConA und PHA-Stimulation ↗ CD4+ ↗ (ohne Kampf) CD8+ ↗ (bei Niederlage)	[5]
Maus (submissiv)	IL-2 Produktion ↘	[6]	T-Zellreagibilität ↘	[7]
Fisch (submissiv)			ConA-Stimulation ↘ PHA-Stimulation ↘ LPS-Stimulation ↘	[8]

[1] Beden & Brain, 1984, [2] Ito et al., 1983, [3] Bohus, Koolhaas, Heijnen & de Boer, 1993, [4] Fleshner, Laudenslager, Simons & Maier, 1989, [5] Bohus, Koolhaas, Heijnen & de Boer, 1993, [6] Hardy, Quay, Livnat & Ader, 1990, [7] Hardy, Quay, Livnat & Ader, 1990, [8] Faisal, Chiappelli, Ahmed, Cooper & Weiner, 1989.

Submissive männliche Mäuse, die täglich Kämpfen ausgesetzt sind, zeigen im Vergleich mit dominanten nicht-kämpfenden oder unbeteiligten Tieren eine reduzierte IL-2 Produktion sowie T-Zellstimulierbarkeit auf Mitogene (Hardy, Quay, Livnat & Ader, 1990), wobei auch in dieser Studie darauf hingewiesen wird, daß Kampf und Bißwunden (physischer Stressor) und Dominanz vs. Submissivität (psychischer Stressor) isoliert zu unterschiedlichen Effekten führen können. Vergleichbare Befunde zeigen sich, wenn Fische, die zunächst durch eine Barriere im Aquarium getrennt sind, zusammengeführt werden, wobei auch hier nicht die veränderte Situation alleine zu reduzierter Immunreaktivität führt, sondern Submissivität mit reduzierter Stimulierbarkeit verbunden ist (Faisal, Chiappelli, Ahmed, Cooper & Weiner, 1989).

Bohus und Mitarbeiter (1993) demonstrieren, daß soziale Interaktion dieser Art ähnlich effektiv ist wie das häufig verwendete Paradigma unausweichlicher Stromschläge. Bei Niederlagen zeigen die Tiere eine Suppression der primären Antikörperantwort auf

SRBC, eine gesteigerte Stimulierbarkeit auf PHA und ConA (unabhängig von aggressiven Akten) und einen differentiellen Effekt auf die Anzahl peripherer Lymphozyten. Ohne Kampfgeschehen erhöht sich die Anzahl der CD4+ Zellen, während bei Niederlage, die CD8-Fraktion ansteigt (Bohus, Koolhaas, Heijnen & de Boer, 1993).

Handling und Transport

Es ist lange Zeit unberücksichtigt geblieben, daß auch recht milde Formen von Belastung deutliche Effekte auf das Immunsystem auslösen können. Eine interessante Arbeit von Moynihan und Mitarbeitern (1989) zeigte, daß einfache Kochsalz- Injektionen oder auch nur "normales" Handling (die Maus aus dem Käfig nehmen, behutsam auf den Handrückensetzen etc.) im Vergleich zu Tieren ohne Handling nicht nur die Antikörperantwort, sondern auch die Stimulierbarkeit von B-Zellen reduzierte (Moynihan, Koota, Brenner, Cohen & Ader, 1989). Keine Effekte fanden sich in Hinblick auf qualitative und quantitative Aspekte der T-Zellpopulation. Diese Studie ist deswegen sehr bedeutsam, weil sie ein Kontrollgruppenproblem aufzeigt. Die Frage ist, ob es sich um eine reduzierte Immunreaktion innerhalb der Experimental- oder eine gesteigerte innerhalb der Kontrollgruppe handelt. In jedem Fall ist dieser Befund von Bedeutung für viele Tierstudien, die mit Kochsalzlösung behandelte Tiere als "Kontrollen" definiert haben.

Transporteinflüsse sind eindrucksvoll am Wels demonstriert worden. Nimmt man dieses Tier aus seinem Aquarium und transportiert es für nur 15 Minuten in einem Gefäß, so zeigen sich deutliche Zeichen einer globalen Immunsuppression inklusive einer Lymphopenie und Leukozytose (Clem, Bly, Ellsaesser, Lobb & Miller, 1990) (vergl. Tabelle 20).

Tabelle 20: Immunologische Konsequenzen von "Handling" und Transport im Tiermodell.

Spezies	humoral	Lit.	zellulär	Lit.
Maus	Ak-Antwort gegen Ag ↘	[1]	T-Zell-Stimulation ↘ B-Zell-Stimulation (-) CD4+ (-) CD8+ (-) IgM+ B-Zellen (-)	[1]

Fortsetzung Tabelle 20:

Spezies	humoral	Lit.	zellulär	Lit.
Fisch	PFC Reaktion gegen versch. Antigene ↘	[2]	LPS-Stimulation ↘ ConA-Stimulation ↘ Leukozyten ↗ Lymphozyten ↘	[2]

[1] Moynihan, Koota, Brenner, Cohen & Ader, 1989, [2] Clem, Bly, Ellsaesser, Lobb & Miller, 1990.

Trennung von Muttertier oder Gruppe

Wenn Jungtiere von ihren Muttertieren und / oder der für sie natürlichen Umgebung getrennt werden, finden sich Einflüsse auf die Immunkompetenz sowohl bei Ratten und Mäusen als auch bei Affen. Interessanterweise halten die Auffälligkeiten so lange an, daß sie auch bei erwachsenen Tieren noch zu finden sind, selbst wenn die Separation in der frühen Lebensphase stattfand (Michaut et al., 1981). Aber auch in diesem Paradigma finden sich deutliche Differenzen selbst innerhalb einer Spezies. Während sich eine Immunsuppression bei dem Mausstamm C57BL/10J demonstrieren läßt, reagierenTiere des Stamms Balb/c nicht (Raymond, Reyes, Tokuda & Jones, 1986). Jessop und Mitarbeiter (1987) weisen Anstiege von mitogenstimulierten peripheren Zellen und Milzzellen nach, wenn Ratten, die zuvor in einer Gruppe gelebt haben, für 5 oder 12 Wochen isoliert gehalten werden (Jessop, Gale & Bayer, 1987).

Zu anderen Ergebnissen kommen Ackerman und Mitarbeiter (1988). Werden Ratten am 15. Tag nach Geburt vom Muttertier getrennt und in Gruppen gehalten, läßt sich eine Reduktion der PHA-Stimulation insbesondere bei männlichen Tieren beobachten. Zu ebenfalls supprimierten zellulären Immunfunktionen (Mitogenstimulation durch PHA und ConA) führt die 10-14 tägige, im ersten Lebensjahr stattfindende Isolation junger Affen vom Muttertier (Coe et al., 1988; Laudenslager el al., 1985). Tabelle 21 gibt den Überblick über die Ergebnisse.

Tabelle 21: Immunologische Konsequenzen einer Separation von Muttertieren oder der Gruppe.

Spezies	humoral	Lit.	zellulär	Lit.
Ratte	Trennung vom Muttertier: Primär- und Sekundärantwort gegen bakterielles Antigen ↗	[1]	Trennung von der Gruppe: PHA-Stimulation in Milz- und peripheren Zellen ↗ Trennung vom Muttertier: PHA-Stimulation ↘	[2] [3]
Maus	Trennung vom Muttertier: Ak-Antwort gegen SRBC ↘ Trennung vom Muttertier (3 Min./Tag) Ak-Antwort gegen SRBC ↘	[4] [5]		
Affe	Trennung vom Muttertier und von der gewohnten Umgebung: Ak-Antwort ↘	[6]	Trennung von Muttertier und Gruppe: PHA- und ConA-Stimulation ↘	[7]

[1] Solomon, Levine & Kraft, 1968, [2] Jessop, Gale & Bayer, 1987, [3] Ackerman et al., 1988, [4] Michaut et al., 1981, [5] Raymond, Reyes, Tokuda & Jones, 1986, [6] Coe, Rosenberg & Levine, 1988, [7] Laudenslager, Capitanio & Reite, 1985.

Temperatureinflüsse

Auch mehr physikalische Stressoren, wie Veränderungen der Umgebungstemperatur, können Einfluß auf immunologische Vorgänge nehmen. Während Kälber, die nach der Geburt *erniedrigten* Umgebungstemperaturen ausgesetzt wurden (1 °C), nach späterer Applikation des Antigens keine Reduktion spezifischer Antikörper, IgG- oder IgM- Titer zeigen, verbindet sich eine *Erhöhung* der Temperatur auf 35°C für einen Zeitraum von zwei Wochen hingegen sich mit einer reduzierten Antikörperantwort (Olson & Bull, 1986). Weder erhöhte noch erniedrigte Temperaturen haben Einfluß auf *zelluläre* Parameter (Kelley, Osbourne, Everman, Parish & Gaskin, 1982).

Bei Mäusen konnte gezeigt werden, daß Kälteexposition zu einer Erhöhung der IgG und IgM - Produktion von Milzlymphozyten führt, während nicht nur Gesamtserumimmunglobuline, sondern auch spezifische Antikörper gegen SRBC eher reduziert waren. Wichtig ist auch, daß der α-adrenerge Antagonist Phentolamin die Effekte aufhob, während der Beta-Blocker Propanolol diese verstärkte (Carr, Woolley & Blalock, 1992).

Tabelle 22: Immunologische Konsequenzen von Temperatureinflüssen als Stressor im Tiermodell.

Spezies und Behandlung	humoral	Lit.	zellulär	Lit.
Kälber (Kälte)	Ak- gegen Antigen (-)	[1]		
Kälber (Wärme)	Ak- gegen Antigen ↘	[2]	PHA Stimulation (-) ConA Stimulation (-)	[2]
Maus (Kälte)	IgG, IgM von Milzlymphozyten gegen SRBC ↗ Serum Immunglobuline ↘	[3]		

[1] Olson & Bull, 1986, [2] Kelley, Osbourne, Everman, Parish & Gaskin, 1982, [3] Carr, Woolley & Blalock, 1992.

Schmerz- bzw. Schreckreize

In einer Arbeit von Moynihan, Ader, Grota, Schachtman & Cohen (1990) konnte demonstriert werden, daß unter Verwendung von niedrigen Dosen eines Antigens eher immunsuppressive Effekte durch Streß auftreten als bei hohen Dosierungen, bei denen Verhaltenseinflüsse offensichtlich weniger stark ausgeprägt sind. Eine interessante Arbeit zeigt, daß es für Streßeffekte offensichtlich einen "kritischen" Zeitpunkt gibt. Setzt man Versuchstiere einem Elektroschock 72 Stunden nach vorheriger Antigenexposition aus, so kann eine Suppression der humoralen Immunantwort beobachtet werden, während unmittelbar nach der Antigenexposition eine Steigerung der Antikörperkonzentrationen auftritt. Bei Verwendung einer anderen Spezies, oder eines anderen Antigens können jedoch auch andere Ergebnisse gefunden werden. Bei Ratten hat ein (vorhersagbarer) Elektroschock im Gegensatz zu anderen Stressoren (housing) keinen Effekt auf spezifische Antikörpertiter (Solomon, 1969).

Die Gruppe um Laudenslager zeigte, daß sich die Sekundärantwort (spezifische Antikörper gegen das verwendete Antigen) reduziert, unabhängig von der Anzahl applizierter Reize (Laudenslager et al., 1988). Interessant ist auch eine Studie, die zunächst replizierte, daß dieses Paradigma die humorale Immunantwort gegen SRBC supprimiert, aber nachwies, daß dieses Phänomen nur bei Tieren mit hoher motorischer Bewegung zu beobachten ist. Interindividuelle Differenzen spielen somit auch im Inzuchtstamm eine bedeutsame Rolle (Sandi, Borrell & Guaza, 1992).

Auch die zelluläre Immunantwort bzw. die Stimulierbarkeit von Lymphozyten auf Mitogene wird durch E-Schocks vermindert, wobei das Ausmaß der Reduktion im direkten Verhältnis zur Schockintensität steht (Keller, Weiss, Schleifer, Miller & Stein, 1981). Ferner handelt es sich bei den Ergebnissen um qualitative Veränderungen, da unter Konstanthaltung der Zellanzahl im Assay der Haupteffekt Streß erhalten bleibt, während die Interaktion mit der Intensität an Bedeutung verliert. Des weiteren sei an dieser Stelle erwähnt, daß die immunologischen Veränderungen nicht über die Ausschüttung von Nebennierenhormonen vermittelt sind, da Nebennieren-exstirpierte Tiere ebenfalls diese Reaktion auf Streß zeigen (Keller, Weiss, Miller & Stein, 1983). Die gleiche Gruppe berichtet über eine Abnahme der Anzahl peripherer Lymphozyten nach Reizapplikation, wobei T-Zellen nicht betroffen sind. Die Aktivität der Natürlichen Killerzellen nimmt nach Reizexposition ab (Shavit, Lewis & Terman, 1984), wobei endogenen Opiaten eine entscheidende Vermittlerrolle zukommt, da die beobachtbaren Effekte Naloxon-reversibel sind. Andererseits führt die Verwendung anderer Stressoren zwar auch zur Reduktion der NKCA, jedoch ohne Einfluß von Opiatantagonisten, so daß Streßeinflüsse auf NKCA nicht nur opiatvermittelt sind (Ben Eliyahu, Yirmiya, Shavit & Liebeskind, 1990).

Ebenfalls mit Mechanismenfragen befaßten sich Irwin und Mitarbeiter. Werden die Tiere vor Streßexposition intrazerebroventrikulär mit einem Antikörper gegen das Corticotropin - Releasing-Hormon (CRH) behandelt, ist die NKCA-Reduktion komplett antagonisiert, während eine periphere Applikation ohne Einfluß auf die Zellen blieb. Im Gegensatz dazu antagonisierte nur die periphere Applikation des Antikörpers die stressinduzierten Anstiege von ACTH und von Corticosteroiden, was eindrucksvoll belegt,

"..that endogenous brain CRF coordinates the suppressive effect of footshock stress on NK cytotoxicity independently of pituitary -adrenal activation"

(Irwin, Vale & Rivier, 1990).

Es scheint so, als ob endogene Opiate für die Veränderungen der NKCA in diesem Paradigma verantwortlich sind. Ein intermittierender im Gegensatz zu einem kontinuierlichen Reiz führt zum Anstieg von ß-Endorphin und zur Reduktion der NKCA sowie anderer stimulierter Immunparamter (Sacerdote, Manfredi, Bianchi & Panerai, 1994); beide Reaktionen sind auch hier durch Gabe zentralnervös wirksamer CRH - Antagonisten zu blockieren.

Eine gewisse Anzahl von Reizungen muß schon gegeben sein, um Effekte zu beobachten. Lysle und Mitarbeiter (1987) konnten zeigen, daß 8 bzw. 16 Schocks pro

Sitzung (1, 3 oder 5-mal täglich) zu einer Suppression der mitogenstimulierten Zellproliferation führen, während 4 Applikationen keinen Effekt aufwiesen. Des weiteren wird darauf hingewiesen, daß die Suppression offensichtlich einen Gewöhnungseffekt bei mehrfachen Applikationen zeigt (Habituation), da mit zunehmender Zahl von Versuchsdurchgängen das Ausmaß abnimmt (Lysle, Lyte, Fowler & Rabin, 1987).

Odio und Mitarbeiter (1987) zeigen darüber hinaus, daß nur junge Tiere eine Reduktion der ConA-Stimulierbarkeit zeigen, während ältere Tiere nicht reagieren. Es kann jedoch nicht genauer bestimmt werden, ob es sich um ein Ausgangswertphänomen handelt, da alte Tiere ohnehin eine geringere Stimulierbarkeit aufweisen.

Vor dem psychologischen Hintergrund ist es bedeutsam, daß ein kontrollierbarer Stressor zu grundsätzlich anderen Ergebnissen führt als die Verwendung unkontrollierbarer Reize. Wenn Versuchstiere dem aversiven Reiz entgehen können, weisen sie eine höhere NK-Aktivität und Mitogenstimulierbarkeit auf als diejenigen Tiere, die keine Kontrolle haben (yoked - control mit gleicher Anzahl von Reizen) und auch als die unbehandelte Kontrolle (!) (Millar, Thomas, Pacheco & Rollwagen, 1993).

Persoons und Mitarbeiter (1995) berichten von einer gesteigerten Produktion von IL-1 durch Alveolarmakrophagen, wogegen der milde unausweichliche Schock die IL-6 Produktion nicht beeinflußt (Persoons, Schornagel, Breve, Berkenbosch & Kraal, 1995). Eine Übersicht der Ergebnisse zu immunologischen Reaktionen nach Schmerz- und Schreckreizen gibt Tabelle 23.

Tabelle 23: Immunologische Konsequenzen von Schmerz- bzw. Schreckreizen im Tiermodell.

Spezies	humoral	Lit.	zellulär	Lit.
Maus	IgG (Sekundärantwort) gegen niedrig dosiertes Ag ↘ hoch dosiertes Ag (-)	[1]		
	Ak-Antwort gegen SRBC, wenn Stressor 72h nach Ag ↘ Stressor unmittelbar nach Ag ↗	[2]		

Fortsetzung Tabelle 23:

| Ratte | Ak- gegen Antigen (-)
Ak- gegen SRBC nur bei Tieren mit hoher motorischer Aktivität ↘
Ak- gegen Antigen ↘
Freisetzung von IL-6 ↗
Ak- gegen thymusabh. Ag ↘ | [3]
[4]

[5]
[6]
[7] | PHA-Stimulation ↘
Anzahl T-Zellen (-)
Gesamtlymphozyten ↘
IL-1 Produktion durch Alveolarmakrophagen ↘
IL-6 Produktion (-)
ConA-Stimulation ↘
ConA-Stimulation ↘
LPS-Stimulation ↘
NKCA ↘
NKCA ↘
NKCA ↘
PHA-Stimulation ↘
Transplantatabstoßung ↗ | [8]
[9]

[10]

[11]
[12]

[13]
[14]
[15]

[16] |
| Ratte
(Schock vermeidbar) | | | NKCA ↗
Mitogenstimulierte Milzzellen ↗
Anzahl NK-Zellen ↗ | [17] |

[1] Moynihan, Ader, Grota, Schachtman & Cohen, 1990, [2] Zalcman, Richter & Anisman, 1989, [3] Solomon, 1969, [4] Sandi, Borrell & Guaza, 1992, [5] Laudenslager et al., 1988, [6] Zhou, Kusnecov, Shurin, DePaoli & Rabin, 1993, [7] Amat, Torres & Lechin, 1993, [8] Keller, Weiss, Schleifer, Miller & Stein, 1981, [9] Keller, Schleifer & Stein, 1984, [10] Persoons, Schornagel, Breve, Berkenbosch & Kraal, 1995, [11] Lysle, Lyte, Fowler & Rabin, 1987, [12] Odio, Brodish & Ricardo, 1987, [13] Shavit, Lewis & Terman, 1984, [14] Irwin, Vale & Rivier, 1990, [15] Sacerdote, Manfredi, Bianchi & Panerai, 1994, [16] Amat, Torres & Lechin, 1993, [17] Millar, Thomas, Pacheco & Rollwagen, 1993.

Tierhaltungsbedingungen (housing)

In einer sehr frühen Studie wurden Tiere in Einzelkäfigen entweder für vier Stunden am Tag mit einer Gruppe von Tieren zusammengebracht (Experimentalgruppe) oder unmanipuliert belassen. Es zeigte sich eine reduzierte Antikörperreaktion gegen Rinderserum in der Experimentalgruppe (Vessey, 1964), wobei festgehalten werden muß, daß das Handling der Experimentalgruppe alleine einen Einfluß gehabt haben mag (s.o.). Ebenfalls reduzierte Funktionen zeigen sich im zellulären Bereich, wenn einzeln aufgezogene Mäuse in Gruppen untergebracht werden (Hoffman Goetz, MacNeil & Arumugam, 1992). Zu den ersten Studien, die sich mit dem Einfluß der Tierhaltungsgegebenheiten befaßt haben, gehört diejenige von Solomon aus dem Jahr 1969. Er beobachtete, daß Ratten, die in Käfige mit 5-6 anderen Tieren (im Gegensatz zur Kontrolle mit nur 2 Tieren) gesetzt wurden, eine erniedrigte Primär- und Sekundärantwort gegen das anschließend applizierte Antigen aufwiesen (Solomon, 1969). Interessant ist an dieser

Studie aber auch, daß andere Stressoren (z.B. E-Schock) in diesem Paradigma keinen Einfluß hatten, was auf eine Stimulusspezifität zumindest in dieser Versuchsanordnung (z.B. unter Verwendung des gewählten Antigens etc.) hinweist.

Eine andere Gruppen kommt zu dem Ergebnis, daß verschiedene Arten der Unterbringungsbedingung zwar alle Kriterien eines Stressors erfüllten (Hypertrophie der Nebennieren, erhöhte Corticosteroidspiegel), daß aber weder humorale noch zelluläre immunologische Veränderungen nachgewiesen werden konnten. Dies ist erneut ein deutlicher Hinweis darauf, daß die Aktivierung der Hypothalamus-Hypophysen-Nebennierenrinden (HPA)-Achse keine immunologische Konsequenzen haben *muß*.

Desgleichen finden Rabin & Salvin (1987) eine verminderte humorale Immunantwort gegen SRBC, wenn Tiere unmittelbar nach Applikation in Gruppen von Artgenossen gesetzt werden. Wichtig ist jedoch auch hier, daß die Dauer des Zusammenseins mit anderen Tieren eine Rolle spielt. Der immunsuppressive Effekt zeigt sich nur dann, wenn die Tiere nur für acht Tage in den Gruppen blieben, nicht hingegen wenn die Phase auf 25 Tage ausgedehnt wurde. Darüber hinaus werden unterschiedliche Einflüsse des Geschlechts auf den Effekt bei verschiedenen Tierstämmen berichtet, so daß auch hier die Ergebnisse kaum verallgemeinert werden können.

Den gewissermaßen umgekehrten Weg wählten Edwards und Mitarbeiter (1980), indem sie zunächst einzeln aufgezogene männliche Versuchstiere immunisierten und dann einem Teil der Gruppe Weibchen zuführten. Nach sieben Tagen erfolgte eine weitere Antigenexposition und die Hälfte der Männchen wurde wieder isoliert gehalten. Es zeigte sich in der Gruppe der "Weibchen-deprivierten" Tiere im Vergleich zu allen anderen eine signifikant niedrigere Immunantwort.

Zelluläre Effekte im Alter von 60 Tagen werden berichtet, wenn *neugeborene* Mäuse in der ersten Lebensphase für 10 Minuten am Tag in unterschiedliche Käfige gesetzt werden, nicht hingegen, wenn sie später derart behandelt werden (Lown & Dutka, 1987). Die Studie hätte auch in der Rubrik Handling oder Separation aufgeführt werden können und unterstreicht den Einfluß früher Erfahrungen auf die Immunkompetenz zu einem weit späteren Zeitpunkt (siehe Zusammenfassung in Tabelle 24).

Tabelle 24: Immunologische Konsequenzen unterschiedlicher Unterbringungs-bedingungen(housing) im Tiermodell.

Spezies	humoral	Lit.	zellulär	Lit.
Maus	Ak- gegen Rinderserum ↘	[1]	NKCA ↘ bei Tieren in Gruppen	[2]
Maus	Ak- gegen SRBC ↘	[3]		
Maus	Ak- gegen Rinderserumalbumin ↘	[4]		
Maus neugeboren älter			ConA-Stimulation ↗ LPS-Stimulation ↗ ConA-Stimulation (-) LPS-Stimulation (-)	[5]
Ratte	Ak- gegen Antigen ↘ Ak- gegen Antigen (-)	[6] [7]	NKCA (-) Milzzellenstimulierbarkeit auf Mitogene (-)	[7]

[1] Vessey, 1964, [2] Hoffman Goetz, MacNeil & Arumugam, 1992, [3] Rabin & Salvin, 1987, [4] Edwards, Rahe, Stephens & Henry, 1980, [5] Lown & Dutka, 1987, [6] Solomon, 1969, [7] Klein et al., 1992.

Andere Stressoren

Während "housing" zur deutlichen Suppression der humoralen Immunantwort führte, zeigt sich im gleichen Paradigma unter Verwendung eines Stressors, bei dem das Versuchstier auf einer Plattform im Wasserbassin ausgesetzt wird, kein Effekt (Solomon, 1969).

Andere Stressoren wie z.B. Lärm (100 dB) führen bei relativ kurzfristiger Darbietung (bis zu 10 Tagen) zur Suppression verschiedener Aktivitätsparameter (Monjan & Collector, 1977). Wenn die Exposition jedoch länger anhält, sind die Werte von denen zur Baseline nicht verschieden und steigen sogar bei wiederholten Darbietungen (länger als 20 Tage) an. Zelluläre Effekte (reduzierte Aktivität der Natürlichen Killerzellen, NKCA) wurden ebenfalls beobachtet, nachdem Mäuse 5 Minuten lang kaltem Wasser ausgesetzt wurden, wobei dieser Stressor auch über Temperatureinflüsse vermittelt sein könnte.

Eine interessante Arbeit von Irwin und Mitarbeitern (1980) zeigt auf, daß Lärm (108 db) für jeweils eine Stunde an 10 aufeinanderfolgenden Tagen) eine Erhöhung der Natürlichen Killerzellaktivität zur Folge hat, und daß Verhaltensmaße (Nahrungsaufnahme, Aktivität), die deutlich durch den Stressor verändert wurden, zwar mit Corticosteroidanstiegen korreliert waren, nicht aber mit Veränderungen der NKCA (Irwin,

Segal, Hauger & Smith, 1989).

Starke körperliche Belastung (Laufrad) führt sowohl bei trainierten als auch bei untrainierten Mäusen zur massiven Reduktion der NKCA (Simpson & Hoffman Goetz, 1990), während verschiedene Maße der Immunkompetenz bei Schweinen unbeeinflußt bleiben (Waern & Fossum, 1993). Andere Autoren zeigen jedoch nach wiederholter Streßapplikation bei Ratten eine Reduktion der IL-2 Konzentration, die für verschiedene immunsuppressive Effekte verantwortlich sein könnte (Batuman, Sajewski, Ottenweller, Pitman & Natelson, 1990). Des weiteren zeigt sich unter Verwendung eines ähnlichen Stressors bei Ratten, daß Schwimmen für 2h zu einer Abnahme der T-Zellproliferation führt, die Naltrexon-reversibel ist und auf die Bedeutung der endogenen Opiate hinweist (Ferry, Weill, Amiridis, Laziry & Rieu, 1991).

In verschiedenen Arbeiten wurde Operationsstreß als unabhängige Variable gewählt. Es zeigt sich sowohl bei Mäusen (Pollock, Lotzova & Stanford, 1989; Freire Garabal et al., 1993) als auch bei Ratten (Zoller, Heumann, Betzler, Stimmel & Matzku, 1989) eine Abnahme der NKCA. Dabei demonstriert letztere Studie, daß Natürliche Killerzellen in der Milz nicht betroffen sind, was die Autoren zu der Annahme verleitet, daß die Phänomene in der Peripherie eher ein Resultat von Zellmigrationsvorgängen sind.

Nahrungsdeprivation von 23 Std. für 1-5 Tage führte nicht nur zu gastrointestinalen Ulcera, sondern auch zu Thymus- und Milzatrophien. Darüber hinaus wird auch von quantitativen (Reduktion von B-Zellen, Anstieg von T-Zellen) sowie qualitativen Veränderungen (Anstieg NKCA) von Milzzellen berichtet (Nakamura et al., 1990).

Einen eher psychologischen Stressor setzten Croiset und Mitarbeiter (1987) ein. Ratten versuchen, helle, exponierte Flächen zu vermeiden und suchen -wenn möglich- dunklere Räume auf. Wenn Ratten auf diese hellen Flächen gesetzt werden und in den dunkleren Räumen ein leichter Stromschlag appliziert wird, kann man eine Steigerung der ConA-stimulierten Proliferation von Milzzellen beobachten. Wenn Ratten dann später auf die helle Fläche gesetzt werden, zeigen sie Konfliktverhalten, da sie erinnern, daß die Begebenheiten in dem abgedunkelten Raum auch nicht "angenehmer" sind als diejenigen auf der erhellten Plattform. Diese Situation ist als milder emotionaler Streß beschrieben worden und zeigt eine Reduktion der ConA- Stimulierbarkeit von Milzzellen (Croiset, Heijnen, Veldhuis, de Weid & Ballieux, 1987).

Ausgehend von der schwierigen Frage, wie man im Tiermodell langfristigen Streß applizieren kann, setzte Kort (1994) eine häufig wechselnde Licht-Dunkel-Umkehr nicht nur über einen Zeitraum von 7 Wochen (eher kurzfristig), sondern auch über 1 Jahr ein.

In beiden Bedigungen zeigten sich quantitative und qualitative Veränderungen zellulärer Immunparameter. Interessant ist auch, daß nach 35 Wochen keine Unterschiede mehr in Corticosteroidkonzentrationen zwischen Experimental- und Kontrolltieren aufgezeigt werden konnten, was viele Berichte der Literatur bestätigt, daß langfristige Belastung nicht mit Glucocorticoidanstiegen verbunden ist (z.B. Kugler, Kalveram & Lange, 1990). Die Arbeit gibt ebenfalls interessante Hinweise auf stressinduziertes Tumorwachstum. Darauf wird jedoch an anderer Stelle eingegangen.

Tabelle 25: Immunologische Konsequenzen anderer Stressoren im Tiermodell.

Art des Stressors	Spezies	humoral	Lit.	zellulär	Lit.
Aussetzen auf Plattform im Wasserbassin	Ratte	Ak gegen Ag (-)	[1]		
Akustische Stimuli kurzfristig	Maus			B-Zellstimulation nach LPS ↘ T-Zellstimulation nach ConA ↘ T-Zell-Zytotoxizität ↘	[2]
langfristig (> 20 Tage)				B-Zellstimulation nach LPS ↗ T-Zellstimulation nach ConA ↗ T-Zell-Zytotoxizität ↗	
Lärm	Ratte			NKCA ↗	[7]
5-Minuten in kaltem Wasser schwimmen	Maus			NKCA ↘	[3]
Schwimmen (2h)	Ratte			T-Zellproliferation ↘	[12]
Operationsstreß	Maus			NKCA ↘ NKCA ↘	[4] [5]
	Ratte			NKCA in Milz (-) NKCA in Peripherie ↘ Anzahl Lymphozyten ↘	[6]
Nahrungsdeprivation	Maus			B-Zellen in Milz ↘ B-Zell-Stimulation (-) T-Zellen in Milz ↗ NKCA ↗	[8]

Fortsetzung Tabelle 25:

Art des Stressors	Spezies	humoral	Lit.	zellulär	Lit.
Extreme physische Anstrengung (Exercise)	Maus Schwein			NKCA ↘ Interferon α-Produktion durch Makrophagen (-) IL-2 Produktion durch Lymphozyten (-) Lymphozytenproliferation (-)	[9] [10]
Passives Vermeidungslernen (Konflikt)	Ratte			ConA-Stimulierbarkeit ↘	[11]
Umkehr des Licht-Dunkelzyklus	Ratte			Anzahl Lymphozyten ↘ ConA - Stimulation ↘	[13]

[1] Solomon, 1969, [2] Monjan & Collector, 1977, [3] Aarstad, Gaudernack & Seljelid, 1983, [4] Pollock, Lotzova & Stanford, 1989, [5] Freire Garabal et al., 1993, [6] Zoller, Heumann, Betzler, Stimmel & Matzku, 1989, [7] Irwin, Segal, Hauger & Smith, 1989, [8] Nakamura et al., 1990, [9] Simpson & Hoffman Goetz, 1990, [10] Waern & Fossum, 1993, [11] Croiset, Heijnen, Veldhuis, de Weid & Ballieux, 1987, [12] Ferry, Weill, Amiridis, Laziry & Rieu, 1991) [13] Kort, 1994.

Die Literatur zu stressbedingten Veränderung der Immunkompetenz im Tierbereich ist sehr umfangreich und an dieser Stelle sind noch nicht alle Arbeiten zitiert. Es ist aber auffällig, daß die Fülle von Arbeiten letztlich belegt, daß die immunologischen Konsequenzen von einer Fülle von Faktoren abhängen, die eine Vorhersage nicht nur innerhalb der Systeme (Spezies, Immunfunktionen) erschweren, sondern Übertragungen auf andere Systeme bis hin zum Menschen fast unmöglich machen. Eine Zusammenfassung der wichtigsten Gesetzmäßigkeiten gibt Abbildung 22.

Dennoch belegen die Studien die Interaktionen zwischen dem Zentralnervensystem und dem Immunsystem und klären gerade in den neueren Arbeiten Mechanismen und Prozesse auf, die ggfs. langfristig auch im Humanbereich für das Verständnis von Gesundheit und Krankheit nutzbar gemacht werden können. Die Beschreibung des *Phänomens* einer streßinduzierten Immunveränderung wird daher auch in zukünftigen Arbeiten weiterhin immer mehr der Frage nach *Mechanismen und Mediatoren* weichen, eine Entwicklung, die auch im Bereich der Konditionierungsforschung eingetreten ist.

Unabhängige Variablen

Spezies:
- Art
- Alter
- Geschlecht
- etc.

Stressor
- Intensität
- Qualität
- Dauer
- etc.

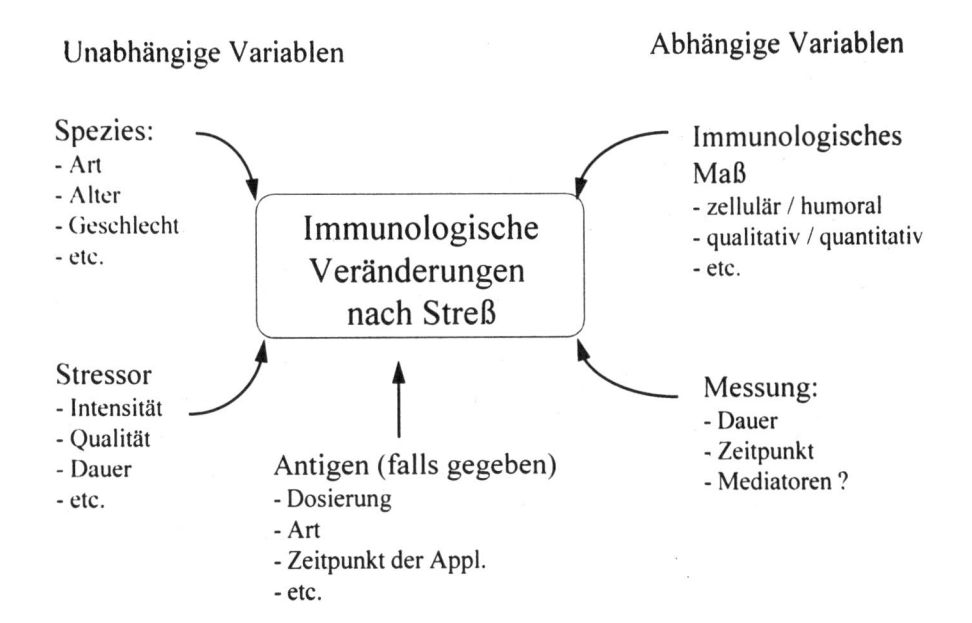

Antigen (falls gegeben)
- Dosierung
- Art
- Zeitpunkt der Appl.
- etc.

Immunologische Veränderungen nach Streß

Abhängige Variablen

Immunologisches Maß
- zellulär / humoral
- qualitativ / quantitativ
- etc.

Messung:
- Dauer
- Zeitpunkt
- Mediatoren ?

Abbildung 22: Mediatoren und Einflußquellen streßinduzierter Immunalterationen beim Tier. Nicht nur Speziesunterschiede (Ratte, Maus etc.), sondern auch Intra-Spezies-Differenzen (Alter, Geschlecht) konnten als Varianzquellen identifiziert werden. Des weiteren führen unterschiedliche Stressoren, aber auch gleiche bei unterschiedlicher Intensität oder Qualität (kontrollierbar-unkontrollierbar) zu differentiellen Effekten.
Isolierte humorale oder zelluläre Effekte können nicht verallgemeinert werden, da ein Stressor bei einem Tier durchaus Anstiege der Aktivität des *einen*, aber auch Reduktionen des *anderen* Immunparameters auslösen kann. Kritisch sind des weiteren Zeitpunkt, Dosierung und Art der Antigenexposition, sofern in vivo Reaktionen gemessen wurden. Eine unterschiedliche Dauer der immunologischen Messung und der Zeitpunkt des Meßbeginns sind ebenfalls kritische Parameter, da Verlaufsunterschiede einzelner Parameter über die Zeit (zunächst Suppression dann Stimulation und umgekehrt) berichtet worden sind.

2.5.2.2 Humanstudien

Es ist bemerkenswert, daß implizit jeder, den man befragt, keine Zweifel daran äußert, daß Gefühle und Belastungen einen Einfluß auf alltägliche Erkrankungen haben. Darüber hinaus "weiß" auch jeder, daß in Zeiten stärkerer Erkältungsgefährdung die erhöhte Exposition von Antigenen offensichtlich nicht das alleinige Kriterium für eine Infektion ist, sondern daß andere, zusätzliche Faktoren eine Rolle bei der Erkrankung bzw. Resistenz spielen. Der Begriff Streß ist in diesem Zusammenhang in aller Munde.

Bei genauerer Sichtung der zur Verfügung stehenden Literatur zu diesem Phänomen fällt jedoch auf, daß die geschilderten Wechselwirkungen zwischen *Belastung*, immunologischer *Reagibilität* und *Erkrankung* bzw. Resistenz keineswegs so klar aufgedeckt sind. Diese Triade ist in Humanstudien nur selten gleichzeitig berücksichtigt worden. Eine der Grundannahmen der psychosomatischen Medizin, daß Belastung zu einem erhöhten Erkrankungsrisiko (hier: Infektion, Krebs, Autoimmunprozesse, Transplantationsreaktionen etc.) führt, könnte durch die psychoneuroimmunologische Forschung um Mechanismen und somit Erklärungen bereichert werden.

In der Folge werden Belastungsstudien aus dem Humanbereich dargestellt, die sowohl kurzfristige als auch längerfristige Belastung berücksichtigen. So wie für Ergebnisse aus Tierversuchen gilt auch für den Humanbereich, daß langfristige Stressoren nicht unproblematisch sind. Im Tierbereich können Organschädigungen oder die Habituation an den Stressor Probleme bereiten. Für den Humanbereich gilt, daß eine langfristige Belastung ggfs. relevanter für den Bereich Krankheit - Gesundheit ist, daß aber dieser Aspekt der "Validität" häufig mit einer geringeren "Reliabilität" verbunden ist, da langfristige (Feld-)Untersuchungen in der Regel nicht die Präzision kontrollierter Experimentalbedingungen bei kurzfristiger Belastung erreichen. Des weiteren kommt hinzu, daß viele der eingesetzten immunologischen Maße nur *indirekte* Hinweise auf die *Reagibilität* einzelner Zellen oder eines Systems liefern (gemeint sind damit in vitro Tests wie Mitogenstimulierbarkeit, Messung der Natürlichen Killerzellen, Konzentrationen unspezifischer Antikörper, Zytokinkonzentrationen, Anzahl peripherer Zellpopulationen etc.) und keine krankheitsspezifisch relevanten Reaktionen aufzeigen. Dennoch sind aus den grundlagenwissenschaftlichen Studien zum Einfluß von Streß auf Immunfunktionen beim Menschen derart wichtige Erkenntnisse gewonnen worden, daß es sich lohnt, diese näher zu betrachten.

In der Folge werden diejenigen Studien betrachtet, die zunächst unabhängig von bestimmten Krankheitsformen grundlegende Zusammenhänge zwischen Streß und Immunfunktionen aufzeigen. Krankheitsspezifische Streßeinflüsse finden sich in den jeweilgen krankheitsbezogenen Kapiteln. Desgleichen werden Erkrankungen wie z.B. Schizophrenie oder AIDS in diesem Zusammenhang nicht als Stressoren bezeichnet, obwohl es hierfür natürlich eine Rechtfertigung gäbe. Da diese Erkrankungen jedoch in direktem Zusammenhang mit immunologischen Kenngrößen stehen, würde die damit gegebene Konfundierung zwischen unabhängigen und abhängigen Variablen die Interpretation der Befunde erschweren. Wie schon im Zuge der Darstellung von Streßeinflüssen im Tierbereich gilt auch hier, daß die Begriffe *kurzfristig* bzw. *langfristig* nicht definiert sind. Unter kurzfristigen Stressoren werden im folgenden diejenigen verstanden, die aus *einer (oder mehreren) zeitlich begrenzten (< 1 Tag Dauer) psychischen und / oder physischen Belastungen* bestehen, wobei Belastung als "strain" aufgefaßt wird und nicht unbedingt mit einer "negativen" Konnotation versehen sein muß. Längerfristige Stressoren unterscheiden sich in diesem Zusammenhang nur in Hinblick auf die Dauer der Streßexposition (> 1 Tag). Diese Einteilung ist willkürlich und begründet sich nicht inhaltlich, sondern dient lediglich der Übersicht in der folgenden Darstellung. Abschliessend werden Zusammenhänge zwischen immunologischen Variablen und solchen aus Selbstbeschreibungen (Fragebögen zur erlebten Belastung, Zusammenhänge mit belastenden Tageserlebnissen etc.) referiert, die sich von den zuvor dargestellten Befunden in erster Linie dadurch unterscheiden, daß ihnen *keine* experimentelle Vorgehensweise zugrundeliegt.

Die an dieser Stelle aufgeführten Ergebnisse zum Einfluß kurzfristiger Belastungen auf immunologische Parameter konzentrieren sich zunächst auf solche, die nur eine, maximal wenige Stunden andauernde Belastung umfassen.

Daran anschließend werden diejenigen Studien charakterisiert, die sich mit dem Paradigma der Prüfungsbelastung befaßten, welches in der psychoneuroimmunologischen Betrachtung von Streßeinflüssen auf das menschliche Immunsystem den breitesten Raum einnimmt. Die Prüfungsbelastung nimmt in der nach zeitlichen Kriterien angeordneten Gliederung von Stressoren eine Zwitterstellung ein, da die aktuell zu absolvierende Prüfung selbst sicherlich kurzfristig belastend ist. Die einzelne Prüfung ist jedoch in der Regel eingebettet in einen Prüfungszeitraum, der verschiedene Prüfungen umfasst und sich über Monate erstrecken kann. Der Einfluß der Prüfungsbelastung wird daher gesondert dargestellt.

Kurzfristige Belastungen

In ausführlichen Untersuchungen operationalisierten Schedlowski und Mitarbeiter (1993) akute Belastung über *Fallschirmsprünge* von Erstspringern. Diese Belastungsform ist sicherlich sehr intensiv und umfaßt physische sowie psychische Elemente. Von insgesamt 45 männlichen Versuchsteilnehmern, die zwischen 10 und 12 Uhr vormittags einen Tandemsprung (Sprung zusammen mit einem erfahrenen Springer) absolvierten, wurden vor, während und nach dem Sprung kontinuierlich Blutproben aus einer liegenden Braunüle durch ein automatisches Entnahmesystem entnommen und psychophysiologische Parameter aufgezeichnet. Die Arbeit liefert ein enorm umfangreiches Datenmaterial physiologischer, endokriner und immunologischer Meßwerte, die - bezogen auf immunologische Aspekte - sowohl qualitativer als auch quantitativer Natur sind. Zusammengefaßt läßt sich festhalten, daß ein Fallschirmsprung zu einer allgemeinen Aktivierung zellulärer Immunität führt, die zwar je nach Parameter leicht unterschiedlich andauert, aber ungefähr nach einer Stunde wieder das Ausgangsniveau erreicht. Andere Arbeiten belegen, daß Zytokinkonzentrationen (IL-1 und IL-6) nicht durch diesen Stressor beeinflußt werden und somit keine zellulären Veränderungen vermitteln (Dugue, Leppanen, Teppo, Fyhrquist & Grasbeck, 1993). In konsequenten Folgestudien wird belegt, daß Katecholaminen eine grundsätzliche Bedeutung in der Mechanismenfrage zukommt (siehe Kapitel 2.5.3 Mediatoren). Prinzipiell ist es denkbar, daß *in erster Linie* physikalische Einflüsse (Beschleunigung, Geschwindigkeit, Temperatur etc.) zu diesen Veränderungen beitragen, da Korrelate zwischen Befindlichkeit und immunologischen Veränderungen nicht aufgezeigt werden konnten. Gegen diese Annahme sprechen jedoch zwei Gründe: erstens ist bei massiven Stressoren mit einer Varianzeinbuße zu rechnen, die Einfluß auf die Korrelation hat, und zweitens - mehr empirisch - zeigen Belastungen ähnlicher Art, aber ohne derart starke Temperaturveränderungen, Geschwindigkeits- oder extreme Beschleunigungszuwächse (z.B. Bungee-Jumping), ebenfalls eine grundsätzliche Zunahme von Leukozyten im peripheren Blut sowie eine - am Beispiel der ß-Endorphine - erstaunlich ähnliche Kinetik endokriner Reaktionen verglichen mit Fallschirmsprüngen (Hennig, Laschefski & Opper, 1994), so daß anzunehmen ist, daß die Effekte eines Fallschirmsprungs *auch* eine starke psychische Komponente enthalten.

Ein Stressor mit vorwiegend physischen, aber auch psychischen Elementen ist der sogenannte "*cold pressor*" - Test, bei dem Versuchspersonen für einen (kurzen) Zeitraum die Hand in eiskaltes Wasser halten. Diese Belastungsform ist mit endokrinen (z.B. Cortisol) und kardiovaskulären Veränderungen verbunden (z.B. Bullinger et al., 1984). Des weiteren führt die Verwendung dieses Paradigmas zu einer Zunahme von peripheren Lymphozyten (Chi, Neumann, Mota Marquez & Dubberley, 1993).

In einer Klimakammer wurde der *Einfluß der Umgebungstemperatur* auf die Anzahl peripherer Lymphozytensubpopulationen überprüft. Jeweils zwanzig lediglich mit einer Badehose bekleidete Versuchsteilnehmer wurden entweder für insgesamt 3 Stunden einer Umgebungstemperatur von 28° C (Kontrollgruppe) oder der gleichen Bedingung mit einer eingebetteten Phase von nur 5°C für 20 Minuten (Experimentalgruppe) ausgesetzt.

Die Ergebnisse zeigen, daß diese Kälteexposition als sehr belastend erlebt wurde und mit einer deutlichen Reduktionen der Anzahl peripherer CD4+ Zellen verbunden war (Hennig, Laschefski, Becker, Rammsayer & Netter, 1993).

Verschiedentlich wurden mentale Stressoren eingesetzt, die sicherlich weniger physische Komponenten enthalten als die zuvor erwähnten. In einer interessanten Studie untersuchten Brosschot und Mitarbeiter (1992) den Einfluß von unlösbaren Aufgaben in Verbindung mit emotionaler Belastung. Diese Kombination wurde gewährleistet durch einen zweiteiligen Versuchsaufbau, bei dem die Versuchspersonen zunächst ein unlösbares Puzzle vorgelegt bekamen, um anschließend einem Konföderierten des Versuchsleiters die "Lösung" zu vermitteln. Da dies (auch bedingt durch das Verhalten des Konföderierten) natürlich nicht gelang, wurden Gefühle der Frustration ausgelöst. Es zeigte sich an immunologischen Veränderungen eine deutliche Zunahme von peripheren NK-Zellen (die jedoch 15 Minuten nach Beendigung der Streßphase wieder Ausgangswerte erreichten), während Maße der Stimulierbarkeit ohne Beeinflussung blieben. Die Studie belegt deutlich, daß milder mentaler/emotionaler Streß mit transienten Veränderungen vornehmlich der NK-Zellpopulation verbunden ist (Brosschot et al., 1992).

Dieser Zelltypus reagiert auch auf mentale Belastungen anderer Art, wie Experimente von Naliboff et al. (1991) belegen. Im Paradigma "Kopfrechnen (mental arithmetics)" werden Versuchspersonen aufgefordert, unter Zeitdruck Kopfrechenaufgaben zu lösen. Dieser Stressor ist häufig eingesetzt worden und ist ebenfalls effektiv in Hinblick auf kardiovaskuläre und endokrine Reaktionen. Des weiteren zeigt die Studie, daß sich sowohl die Anzahl als auch die Aktivität von NK-Zellen im peripheren Blut erhöht, während andere Zellpopulationen unbeeinflußt bleiben. Zu sehr ähnlichen Erbebnissen kommt eine andere Arbeitsgruppe, die die beiden Stressoren Kopfrechenaufgaben und Lärm verband (Sgoutas Emch et al., 1994).

Der sogenannte *Stroop-Test*, der in der Persönlichkeitspsychologie häufig als apparatives Meßinstrument für Interferenz und Störbarkeit eingesetzt wird, löst ebenfalls mentale Belastung aus. In diesem Verfahren müssen Versuchspersonen in der Wortbedingung Farbwörter (rot, blau etc.) benennen, die entweder kongruent (d.h. in der übereinstimmenden Farbe) oder divergent (in anderen Farben) geschrieben sind. In der Farbbedingung muß die Farbe, in der das Wort dargestellt ist, benannt werden. Unter Zeitdruck oder mit Bestrafungskonsequenzen kann diese Anordnung als Laborstressor herangezogen werden (Tulen, Moleman, Van-Steenis & Boomsma, 1989). In zwei Arbeiten wurde dieser Stressor in Hinblick auf immunologische Veränderungen untersucht. Landmann und Mitarbeiter beobachteten schon 1984, daß dieser Test mit Zunahmen der Anzahl von NK- und B-Zellen verbunden war, wobei die Venipunktion hier selbst durch das Fehlen einer adäquaten Kontrollgruppe Einfluß gehabt haben mag. In anderen Studien mit Kontrolle zeigte sich in verschiedenen Experimenten immer das gleiche Bild: Im Anschluß an den Stroop-Test erhöht sich die Anzahl peripherer NK-Zellen bei gleichzeitiger Reduktion des CD4/CD8-Quotienten und reduzierter Mitogenstimulierbarkeit (Bachen et al., 1992) sowie erhöhter Aktivität der Natürlichen Killerzellen (Bachen et al., 1995), wobei sich die Veränderung des CD4/CD8 - Verhältnisses durch eine Zunahme peripherer CD8-Zellen erklären könnte (Herbert et al., 1994).

Im Bereich endokrinologischer Forschung ist häufig über die Darbietung von *Filmen* Belastung operationalisiert worden. So wurde in einer Studie der Frage nachgegangen, ob die Induktion spezifischer Emotionen Einfluß auf endokrine und immunologische Maße hat. Aus verschiedenen Gründen wurde die Induktion von Ekel gewählt. Es zeigt sich bei ausbleibender Cortisolantwort eine Reduktion der sIgA-Sekretionsrate unmittelbar nach Abschluß der ekelinduzierenden Filmsequenzen, die der Verfilmung "Die Blechtrommel" selektiv entnommen wurden (Hennig, Poessel & Netter, 1996).

In einer Arbeit von McClelland wurde ebenfalls sIgA als abhängiges Maß gewählt und gezeigt, daß ein Film, der erhöhtes Machtbedürfnis induziert, zumindest in einer Teilstichprobe mit Reduktionen des sekretorischen Immunglobulin A verbunden ist (s.Kapitel 2.5.3 Mediatoren). Abstoßende Operationsszenen, die ebenfalls über Filme dargeboten wurden, verbinden sich mit deutlichen Reduktionen der ConA - Stimulierbarkeit im Vergleich zu entsprechenden Kontrollen (Zakowski, McAllister, Deal & Baum, 1992).

In einer Arbeit von Wiedenfeld und Mitarbeitern (1990) wurden phobische Patienten im Rahmen eines gestuften Desensibilisierungsprozesses immunologisch untersucht. Die Untersuchung belegt Anstiege der Anzahl peripherer Lymphozyten, wobei diejenigen (wenigen) Patienten, die erhöhte Cortisolkonzentrationen aufwiesen und weniger Erfahrung mit Phobie-relevanten Stimuli hatten, eine Reduktion der peripheren Lymphozyten aufwiesen.

Mills und Mitarbeiter (1995) haben sich intensiv mit dem Paradigma der *öffentlichen Rede* (public speaking) beschäftigt und fanden folgendes Bild zellulärer Veränderungen: Anstiege der Gesamtleukozyten, CD8+ Zellen und NK-Zellen sowie eine Abnahme der T-Helferzellfraktion (CD4+). Des weiteren wiederholten die Autoren das Experiment und zeigten (bislang nie dargestellte) positive Korrelationen der Parameter zwischen den

Baselinewerten aller Parameter sowie mit Ausnahme von T-Zellen und CD8+ Zellen positive Korrelationen zwischen absoluten Reaktionswerten. Die Befunde zeigen, daß streßinduzierte Veränderungen bestimmter peripherer Leukozytensubfraktionen (NK-Zellen, Gesamtleukozyten, CD4+ Zellen) ein stabiles Phänomen repräsentieren. Des weiteren belegt die Arbeitsgruppe Veränderungen in der Konzentration peripherer Adhäsionsmoleküle, die auch in Abhängigkeit von Faktoren wie Geschlecht und Alter offensichtlich auf psychischen Streß ansprechen (Mills & Dimsdale, 1996).

Neben der Stabiliät quantitativer Veränderungen immunologischer Parameter legten Marsland und Mitarbeiter (1995) Daten bezüglich qualitativer Maße vor. Es zeigt sich auch in dieser Studie, daß eine öffentliche Rede zu zwei Terminen mit Anstiegen der NK-Zellanzahl sowie derjenigen der CD8+ Zellen verbunden war, wobei die Anzahl der CD19 (B-Zellen)- Fraktion sowie die PHA und ConA-Stimulierbarkeit peripherer Lymphozyten reduziert waren (Marsland, Manuck, Fazzari, Stewart & Rabin, 1995). Anschließende Korrelationen zwischen den Sitzungen zeigten signifikant positive Zusammenhänge zwischen den Veränderungen aus Stimulationsdaten (ConA, PHA) sowie denjenigen bei CD8+ und CD56+ (NK-Zellen) positiven Zellen.

Tabelle 26: Zusammenfassung der Veränderungen immunologischer Parameter nach kurzfristiger Belastung im Humanbereich.

Stressor	humoral	Lit.	zellulär	Lit.
Fallschirmsprung	Konzentrationen von IL-1 und IL-6 (-)	[1]	Anzahl peripherer Lymphozyten, Leukozyten, Monozyten, Granulozyten, T-Zellen, B-Zellen, CD4+, CD8+, NK-Zellen u.a. ↗ NKCA ↗ ADCC ↗	[2]
Bungee-Sprung			Anzahl peripherer Leukozyten ↗	[3]
Sprung in ein Rettungsboot (20m)	Konzentrationen von IgA und IgG (-), IgM ↗	[4]		
Cold Pressor - Test			Anzahl peripherer Lymphozyten ↗	[5]
Kälteexposition (5° C für 20 Minuten)			Anzahl peripherer CD4+ Zellen ↘	[6]

Fortsetzung Tabelle 26:

Stressor	humoral	Lit.	zellulär	Lit.
Mentale Belastung (unlösbares Puzzle und Konföderierter)			Anzahl peripherer NK-Zellen ↗ PHA- und ConA-Stimulierbarkeit (-)	[7]
Mental arithmetics			Anzahl NK-Zellen ↗ NKCA ↗ Anzahl CD4+, CD3+, CD20+ (-)	[8] [9]
Mental arithmetics + Lärm			ConA Stimulierbark. ↘ Anzahl NK-Zellen ↗ Anzahl CD8+ Zellen ↗	[10]
Stroop - Test			Anzahl NK-Zellen ↗ Anzahl B-Zellen ↗ Anzahl NK-Zellen ↗ NKCA ↗ Anzahl CD8+ Zellen ↗ T4/T8-Verhältnis ↘ PHA-Stimulation ↘	[11] [12] [13] [14]
Filmdarbietung: Ekelinduktion Operationsszene Kriegsfilm	sIgA-Sekretionsrate ↘ sIgA-Sekretionsrate ↘ bei Probanden mit gehemmtem Machtmotiv	[15] [16]	ConA-Stimulierbarkeit ↘	[17]
Präsentation phobischer Inhalte			Anzahl peripherer Lymphozyten ↗	[18]
Public Speaking	Konzentration von : L-Selektin ↘ ICAM-1 (-) LFA-1, LFA-2, LFA-3 ↗ bei ♀ LFA-1, LFA-2, LFA-3 ↘ bei ♂	[19]	Anzahl NK-Zellen, CD8+ Zellen, Gesamtleukozyten, T-Zellen ↗ CD4+ Zellen ↘ CD8+, NK-Zellen ↗ CD19 ↘ PHA-, ConA-Stimulat. ↘	[20] [21]

[1] Dugue, Leppanen, Teppo, Fyhrquist & Grasbeck, 1993, [2] Schedlowski et al., 1993, [3] Hennig, Laschefski & Opper, 1994, [4] Endresen et al., 1992, [5] Chi, Neumann, Mota Marquez & Dubberley, 1993, [6] Hennig, Laschefski, Becker, Rammsayer & Netter, 1993, [7] Brosschot et al., 1992, [8] Naliboff et al., 1991, [9] Naliboff et al., 1995, [10] Sgoutas Emch et al., 1994, [11] Landmann et al., 1984, [12] Bachen et al., 1992, [13] Bachen et al., 1995, [14] Herbert et al., 1994, [15] Hennig, Poessel & Netter, 1996, [16] McClelland & Krishnit, 1988, [17] Zakowski, McAllister, Deal & Baum, 1992, [18] Wiedenfeld, O'Leary, Bandura & Brown, 1990, [19] Mills & Dimsdale, 1996, [20] Mills, Haeri & Dimsdale, 1995, [21] Marsland, Manuck, Fazzari, Stewart & Rabin, 1995.

Ergebnisse aus Prüfungsstudien
In Studien der Arbeitsgruppe um Kiecolt-Glaser wurde mehrfach der Einfluß von Examensstreß auf immunologische Variablen gemessen. Zwei unabhängige Studien belegen eine reduzierte Aktivität der Natürlichen Killerzellen zum Prüfungstermin verglichen mit Baselinewerten mindestens 1 Monat vor Prüfungsbeginn (Kiecolt-Glaser et al., 1984; Glaser, Rice, Speicher, Stout & Kiecolt-Glaser, 1986). In der neueren Studie wurde neben der NKCA auch die Anzahl der Zellen bestimmt, und es zeigte sich eine deutliche Reduktion als Folge der Prüfungsbelastung (Glaser, Rice, Speicher, Stout & Kiecolt-Glaser, 1986), woraus die Autoren schließen: *"These data suggest that the decrease in NK cell lysis reported earlier in animal and human studies may be due, at least in part, to a decrease in the total number of NK-cells"*[4]. Auf der Seite der humoralen Immunität wird von einer geringeren Interferonproduktion als auch zunächst nur von erhöhten Titern von IgA berichtet (Kiecolt-Glaser et al., 1984). Später beobachtete die Gruppe aber auch Zunahmen anderer Immunglobulinisotypen (Glaser, Mehl, Penn & Speicher, 1986).

Des weiteren wird eine Reduktion der Anzahl verschiedener T-Zellpopulationen berichtet (Glaser et al., 1985), wobei auch interessant ist, daß die Anzahl der T-Lymphozyten bereits vor der Streßinduktion niedriger war als man erwartete, was erneut schön dokumentiert, daß "Baseline-Werte" durchaus bereits antizipatorisch beeinflußt sein können und die Beurteilung der zeitlichen Ausdehnung der Belastung bei Prüfungsstudien schwierig werden läßt. In vivo Befunde bestätigen den Befund einer allgemeinen Immunsuppression durch Examensbelastung, da Antikörpertiter gegen verschiedene, häufig verbreitete latente Viren erhöht waren (Glaser, Kiecolt-Glaser, Speicher & Holliday, 1985).

Eine neuere Arbeit zeigt, daß unmittelbar nach einer schriftlichen Examensleistung (im Vergleich zur Baseline und 10 Tage später) Marker der Lymphozytenstimulierbarkeit reduziert sind, während z.B. die Produktion von Interleukin-1β ansteigt. Die Autoren gehen davon aus, daß die lymphoide Zellinie eher supprimiert, die myeloide dagegen eher stimuliert wird. Die Cortisolkonzentration veränderte sich nicht (Dobbin, Harth, McCain, Martin & Cousin, 1991).

---

[4]Der grundsätzlich zu prüfende Zusammenhang zwischen Anzahl und Aktivität von NK-Zellen ist durch das Meßverfahren begründet. Zielzellen (MOLT-4 oder K562), die besonders sensitiv gegen eine Lyse von NK-Zellen sind, werden in konstanter Anzahl einer Kultur von *Leukozyten* zugeführt, deren Anteil an NK-Zellen oft nicht bekannt ist. Wenn die Anzahl der NK-Zellen innerhalb der Gesamtleukozyten reduziert ist, fällt auch die spezifische Lyse der Zielzellen niedriger aus.

Eine Reihe von Arbeiten wählte das sekretorische Immunglobulin A (sIgA) im Speichel als abhängiges immunologisches Maß. Dieser Parameter, der aufgrund methodischer und inhaltlicher Kriterien nicht ganz unproblematisch ist (siehe Jemmott & McClelland, 1989; Hennig, 1994), hat zumindest den Vorteil einer nicht-invasiven Erhebungsmöglichkeit im Speichel und spielt grundsätzlich eine Rolle in der Vorbeugung von Erkältungskrankheiten des oberen Respirationstraktes (Brandtzaeg, 1988; Tomasi & Bienenstock, 1968). Es zeigen sich zwar in den meisten Studien Effekte einer akademischen Prüfung, die Richtung ist jedoch unterschiedlich (Jemmott et al., 1983; McClelland, Ross & Patel, 1985; Mouton et al., 1989).

Eine jüngst veröffentlichte Studie von Spangler (1997) demonstriert Anstiege des sIgA im Speichel unmittelbar nach einer Prüfungssituation. Auch diese Ergebnisse sind stimmig mit denen einer anderen Studie, die unmittelbar nach einer Vordiplomsprüfung in Differentieller Psychologie auf Anstiege des Proteins hinweist (Huwe, Hennig & Netter, im Druck).

Die bislang zitierten Arbeiten zum Einfluß von Streß auf immunologische Variablen beim Menschen sind noch nicht vollständig, da einige Studien sich von den hier beschriebenen zusätzlich durch Mechanismenprüfung oder Aufstellung von Mediatoren hervorheben. Diese Studien werden am Kapitelende näher betrachtet.

Tabelle 27: Zusammenfassung der Ergebnisse aus Prüfungsstudien.

Stichprobe	humoral	Lit.	zellulär	Lit.
Medizinstudenten	IgA ↗ IgG, IgM (-) sIgA (-)	[1]	NKCA ↘	[2]
Medizinstudenten	Interferonproduktion stimulierter Lymphozyten ↘ IgG, IgA, IgM ↗ Antikörpertiter gegen EBV, HSV-1 und CMV ↗	[3] [4] [5]	Anzahl NK-Zellen ↘ NKCA ↘ Anzahl CD3, CD4, CD8Zellen ↘	[6] [7]
Medizinstudenten	Produktion von IFN-γ ↘ Produktion von IL-1β ↗	[8]	PWM- und ConA-Stimulierbarkeit ↘	[9]
Zahnmedizinstudenten	sIgA-Konzentration ↘	[10]		

Fortsetzung Tabelle 27:

Stichprobe	humoral	Lit.	zellulär	Lit.
College - Studenten	sIgA-Konzentration ↗	[11]		
Zahnmedizinstudenten	sIgA-Konzentration ↘	[12]		
Psychologiestudenten	sIgA-Konzentration ↗	[13]		

[1] Kiecolt-Glaser et al., 1984, [2] Kiecolt-Glaser et al., 1984, [3] Glaser, Rice, Speicher, Stout & Kiecolt-Glaser, 1986, [4] Glaser, Mehl, Penn & Speicher, 1986, [5] Glaser, Kiecolt-Glaser, Speicher & Holliday, 1985, [6] Glaser, Rice, Speicher, Stout & Kiecolt-Glaser, 1986, [7] Glaser et al., 1985, [8] Dobbin, Harth, McCain, Martin & Cousin, 1991, [9] Dobbin, Harth, McCain, Martin & Cousin, 1991, [10] Jemmott et al., 1983, [11] McClelland, Ross & Patel, 1985, [12] Mouton et al., 1989, [13] Spangler, 1997.

Langfristige Belastungen

In der Literatur findet man unterschiedliche Einteilungen der Stressoren und in vielen Fällen kann nicht zwischen kurz- oder langfristig unterschieden werden. Des weiteren sind in der Folge sehr unterschiedliche Belastungen angegeben, die in verschiedenem Maße physische (z.B. Raumflüge) und psychische (z.B. Verlusterlebnisse) Komponenten umfassen. Es wird aber deutlich werden, daß die *allgemeine* Tendenz immunologischer Reaktionen eher die Richtung einer Suppression als diejenige einer Stimulation annimmt.

Seit geraumer Zeit befassen sich die Luft- und Raumfahrtbehörden mit physiologischen Effekten kurzfristiger oder auch längerfristiger Aufenthalte im All sowie mit Veränderungen vor und nach der Landung. Berichte sowohl aus der damaligen Sowjetunion als auch aus den USA zeigen, daß verschiedene immunologische Parameter unmittelbar nach der Landung im Vergleich zu Werten vor dem Start supprimiert sind (Konstantinova, 1988; Taylor & Dardano, 1983). Es ist jedoch schwierig, diese Veränderungen auf die Mission zu beziehen, da sie durchaus auch Resultat einer kurzfristigen Belastung durch die Landung sein könnten. Darüber hinaus variiert der Zeitabstand zwischen Landung und Blutentnahmen zwischen den Studien. Eine Zusammenfassung aller erhobenen Daten von Astronauten aus Space-Shuttle -Flügen (insgesamt n=124) zeigt trotz der starken Variabilität in Meßzeitpunkten und Methoden ein relativ einheitliches Bild immunologischer Veränderungen: erhöhte Anzahl peripherer Leukozyten, Lymphozyten, neutrophiler und eosinophiler Granulozyten bei gleichzeitiger Reduktion von basophilen Granulozyten unmittelbar nach der Landung. Diese Veränderungen waren jedoch 3 Tage nach der Landung nicht mehr nachweisbar (Meehan, Whitson & Sams, 1993). Die zitierte Arbeit bietet einen gründlichen Überblick über das Forschungsfeld auch unter Einbeziehung endokrinologischer Daten.

Generell war es lange Zeit überaus schwierig, in vitro Diagnostik im Weltraum durchzuführen, da die Umstände auch auf Zellkulturen, Meßeinrichtungen etc. Einfluß haben und mit Daten, die auf der Erde erhoben wurden, nicht uneingeschränkt vergleichbar sind. Ein vielleicht validerer Ansatz ist eine in vivo Reaktion, die auch während des Fluges problemlos gemessen werden kann. Es bestätigen sich Befunde der reduzierten, zellabhängigen Immunität durch Messung der Hypersensibilität (vom verzögerten Typ), die während des Fluges deutlich reduziert ist (Taylor & Janney, 1992). Die neueren Arbeiten, die im Space Shuttle oder auf der MIR durchgeführt wurden, konnten aufgrund besserer Technologien sogenannte "in-flight" in vitro Diagnostik anwenden. Es zeigt sich sowohl bei amerikanischen als auch bei russischen Arbeiten ein homogenes Bild reduzierter PHA-Stimulierbarkeit (Cogoli & Tschopp, 1985) und verminderter NKCA (Manie, Konstantinova, Breittmayer, Ferrua & Schaffar, 1991).

Es handelt sich bei diesen Formen der Belastung um multiple Stressoren, die neben psychischer Belastung (Isolation, Bewegungsrestriktion, Angst etc.) auch physikalische Einflüsse (Schwerelosigkeit, Strahlung etc.) beinhalten, so daß in vielen Fällen keine isolierten Betrachtungen vorliegen. Es ist jedoch versucht worden, außerhalb von Raumflügen (auf der Erde) bestimmte Aspekte dieser komplexen Situation zu "simulieren", wobei dies natürlich unterschiedlich kompliziert und aufwendig ist. Die Erfassung der Effekte von Isolation und "Housing" (Gruppe von Astronauten auf engem Raum) sind eher zu erfassen als diejenigen der Schwerelosigkeit oder Strahlung.

In einer Arbeit von Sonnenfeld und Mitarbeitern (1992) zeigten sich nach 131 Tagen unter Isolationsbedingungen von der Außenwelt markante Veränderungen des peripheren Blutbildes (Anstieg von Lymphozyten und Monozyten), der Quotient aus CD4+ und CD8+ Zellen (T4/T8) reduzierte sich drastisch. Nach einem Monat stieg die NKCA massiv an und kam erst nach Beendigung der Isolationsbedingung auf den Ausgangswert zurück. Auf humoraler Ebene konnte ein rapider Anstieg der γ-Interferonkonzentration bereits unmittelbar vor der Bedingung gemessen werden, der erst nach Abschluß der Isolationsperiode zurückging.

In einer 60 Tage andauernden Isolationsbedingung (mit Kontrollgruppe) zeigte sich eine leichte Reduktion der PHA-Stimulierbarkeit bei unveränderter Anzahl peripherer Lymphozytensubpopulationen, während NKCA, Antikörperkonzentrationen, IL-2

Rezeptorexpression u.a. unverändert blieben (Schmitt et al., 1995). Allein für CD4+ Zellen lag eine tendenzielle (p = .07) Reduktion vor. Generell kommt diese Studie zu negativen Befunden. Es stellt sich hier die Frage, ob diese Bedingung überhaupt als ausreichend belastend aufgefaßt wurde, da endokrine Marker (z.B. Cortisol) keine grundsätzlichen Veränderungen aufweisen, sondern lediglich in Hinblick auf Rhythmizitätsaspekte interindividuelle Differenzen auftreten (Hennig & Netter, 1996). Des weiteren ist festzuhalten, daß es sich bei den Crew-Mitgliedern um eine hoch selektive Stichprobe potentieller Astronauten gehandelt hat, die unter anderem in Hinblick auf ihre erhöhte Belastbarkeit ausgewählt wurden und somit mit einer unausgelesenen Stichprobe nicht vergleichbar sind .

Auch in einer vorherigen Studie finden Schmitt & Schaffar (1993) bei 28 - tägiger Isolationsbedingung nur bei zwei von sechs Probanden immunologische Auffälligkeiten.

Neben der aufwendigen Operationalisierung von Isolation durch spezielle Kammern existiert das Modell der langfristigen Bettruhe, das jedoch aufgrund der vielfältigen hämodynamischen Einflüsse (Vaitl, Gruppe, Stark & Pössel) nicht spezifisch für das psychische Element der Belastung ist. Des weiteren sind Isolation und Bewegungsrestriktion hoch konfundiert. Dieses Simulationsmodell dient jedoch auch eher der Untersuchung von Muskelatrophie und Flüssigkeitsinbalancen.

Nach Phasen von 120-180 (!) Tagen zeigt sich eine deutliche Reduktion der PHA-Stimulierbarkeit sowie der NKCA (Konstantinova & Fuchs, 1991), wobei erneut festgehalten werden muß, daß diese Effekte durch Reduktion der Bewegung, Durchblutung etc. vermittelt sein können, so daß man mit Taylor zu dem Schluß kommen muß: *"the value of bed rest as a model for studying the effects of spaceflight on the immune system has not yet been proven"* (Taylor, 1993).

Verschiedentlich wurde der Einfluß großer Höhe in Verbindung mit dem Einfluß von Hypoxie untersucht. Als Beispiel mag eine Studie dienen, in der auf reduzierte Lymphozytensubpopulationen sowie Stimulierbarkeit nach 150- tägigem Aufenthalt auf 3600 m Höhe hingewiesen wird. Es handelt sich aber vielleicht eher um Effekte langfristiger *Belastung*, da diese Auffälligkeiten bei Personen mit Höhenkrankheit anhielten, während sie in der gesunden Gruppe nach einigen Tage zurückgingen (Mirrakhimov, Kitayev & Tokhtabayev, 1990).

Es ist schwierig, "in vitro" und "in vivo" Effekte bei derart komplexen und physikalisch intensiven Stressoren zu trennen. Es sei an dieser Stelle nur darauf verwiesen, daß Hypergravitation (erhöhte Beschleunigung) als auch Hypogravitation (Schwerelosigkeit) in vitro Effekte auf Zellen des Immunsystems ausübt. Im ersten Fall zeigen sich nach Zentrifugation (Hypergravitation) von Zellen stimulatorische, bei Schwerelosigkeit hingegen inhibitorische Effekte auf die Mitogenstimulierbarkeit isolierter Lymphozyten (Cogoli et al., 1979).

Die Arbeitsgruppe um Palmblad (1976) zeigt als erste, daß *Schlafdeprivation* (zwischen 48 und 77 Stunden) zu einer Reduktion verschiedener Aktivitätsmarker sowohl der spezifischen als auch der unspezifischen Abwehr bei gleichzeitiger Anhebung der Interferonkonzentrationen führt (Palmblad et al., 1976; Petersen et al., 1986). Es gilt auch für diese Arbeiten, daß immunologische Effekte nicht ohne weiteres mit psychischer Belastung in Verbindung gebracht werden können, da die Veränderung des Schlaf-Wachzyklus verschiedene Rhythmen beeinflußt, die sich erst allmählich den veränderten Lebensumständen anpassen. Auch für immunologische Parameter liegen Daten zur zirkadianen Rhythmik vor (z.B. Petersen et al., 1986; Angeli, 1992; Lévi, Canon, Touitou, Reinberg & Mathé, 1988). Dennoch - man denke an die oben zitierten Arbeiten von Kort und Mitarbeitern - ist dieser Stressor insofern realitätsnah, als z.B. Schichtarbeiter solchen Belastungsbedingungen (chronisch) ausgesetzt sind und die erhöhte Mortalitätsrate dieser Population bekannt ist (z.B. Koller, Kundi & Cervinka, 1978; Rutenfranz, Colquhoun, Knauth & Gatha, 1977).

Langfristige Arbeitslosigkeit ist sicherlich eine intensive Belastung, von der man weiß, daß sie mit gesundheitlichen Einbußen verbunden ist. In einer schwedischen, *prospektiven* Studie, an der 354 weibliche Arbeitnehmerinnen teilnahmen, wurde der Frage nach allgemeinen Risikofaktoren durch Arbeitslosigkeit, die in einem Teil der Gruppe eintrat, nachgegangen. Neben Hormonen und Risikofaktoren des kardiovaskulären Systems (z.B. Cholesterin) wurde die PHA-Stimulierbarkeit von Lymphozyten gemessen. Neun Monate nach Eintritt der Arbeitslosigkeit zeigten die betroffenen Frauen eine signifikant erniedrigte Lymphozytenaktivität im Vergleich mit beschäftigten Frauen der gleichen Region. Die Veränderungen waren jedoch transient und hielten nicht so lange an wie z.B. diejenigen der Parameter zum kardiovaskulären Risiko (> 2 Jahre). Wichtig ist aber auch, daß weder die Anzahl peripherer Lymphozyten noch die Cortisolkonzentrationen verändert waren, und daß keine Zusammenhänge mit Erkrankungen aufgezeigt werden konnten. Die Studie gibt einen deutlichen Hinweis darauf, daß längerfristige Veränderungen immunologischer Reagibilität nicht mit einer (chronischen) Aktivierung der HPA - Achse einhergehen.

Nachdem sich im Atomkraftwerk von Three - Mile - Island (TMI) 1979 ein ernsthafter Störfall zugetragen hatte, waren die Anwohner nachvollziehbar verängstigt und machten sich Sorgen um ihre Gesundheit und die ihrer Kinder. Die Belastung hielt lange an, so daß hier von einem chronischen Stressor gesprochen werden kann. Zehn Jahre später untersuchten McKinnon und Mitarbeiter die Bevölkerung und verglichen Maße der immunologischen Stimulierbarkeit mit einer soziodemographisch vergleichbaren Stichprobe einer anderen Region. Es zeigte sich, daß die Anwohner von TMI bei Erhöhung von neutrophilen Granulozyten eine Reduktion der Anzahl von B-, CD8+ und NK-Zellen aufwiesen (McKinnon, Weisse, Reynolds, Bowles & Baum, 1989). Des weiteren lagen höhere Antikörperspiegel gegen Herpes simplex - Viren und Cytomegalieviren[5] vor, was auf eine reduzierte Immunkompetenz hinweist.

Die Arbeitsgruppe um Glaser und Kiecolt-Glaser, die sich am intensivsten mit psychoneuroimmunologischer Belastungsforschung beim Menschen befaßt hat, wählte die Betreuung von angehörigen Alzheimerpatienten als längerfristige Belastung. Im Vergleich mit parallelisierten Kontrollen weisen die betroffenen Familienangehörigen Zeichen einer reduzierten Immunkompetenz auf, die sich sowohl in erhöhten Antikörperspiegeln gegen das Epstein-Barr-Virus als auch in quantitativ reduzierten Fraktionen peripherer Lymphozyten, nicht aber von NK-Zellen äußert (Kiecolt-Glaser et al., 1987). Aus klinischer Sicht ist eine Folgestudie interessant, die in eben diesem Kollektiv eine verzögerte Wundheilung und eine reduzierte Interleukin 1β mRNA - Produktion nach LPS-Stimulation nahelegt (Kiecolt-Glaser, Marucha, Malarkey, Mercado & Glaser, 1995). Nicht nur Angehörige von Alzheimer-Patienten, sondern auch solche, die demente Familienmitglieder pflegen, weisen Zeichen einer Immunsuppression auf (Kiecolt-Glaser, Dura, Speicher, Trask & Glaser, 1991) und berichten über mehr infektiöse Erkrankungen insbesondere des oberen Respirationstraktes als die sorgfältig parallelisierte Kontrollgruppe.

Der Verlust eines nahen Angehörigen (in der Regel des Ehegatten bzw. der Gattin) zählt zu den belastendsten Lebensereignissen überhaupt und ist das schwerwiegendste "major life event" (Holmes & Rahe, 1967). Hinterbliebene sind einem erhöhten Erkrankungsrisiko ausgesetzt, wobei Männer stärker betroffen sind als Frauen und ältere Menschen mehr als jüngere (Biondi & Picardi, 1996). Zahlreiche Studien haben sich mit dem Einfluß solcher Verlustsituationen auf immunologische Parameter befaßt. Die erste

---

[5]Es handelt sich um Viren, die bei intaktem IS ein Stadium der Latenz einnehmen. Erst bei geringerer Abwehrleistung werden die Viren aktiviert und das IS produziert Antikörper.

dieser Arbeiten stammt von Bartrop und Mitarbeitern. Insgesamt 26 Hinterbliebene und in Hinblick auf Alter und Geschlecht parallelisierte Kontrollen wurden zwei und sechs Wochen nach dem Tod des Ehegatten untersucht. Es zeigte sich zum zweiten Meßzeitpunkt eine signifikante Reduktion der PHA -und ConA - Stimulierbarkeit von Lymphozyten in der Gruppe der Hinterbliebenen, während sich quantitative Maße (T- und B-Zellanzahlen) sowie humorale Parameter (Immunglobuline IgG, IgA, IgM, Autoantikörper) zwischen beiden Gruppen nicht unterschieden. Desgleichen fanden sich keine Differenzen in der Hypersensitivität vom Spättyp. Interessant ist auch, daß keines der Hormone Cortisol, Prolaktin, Thyroxin und Wachstumshormon Gruppenunterschiede erkennen ließen. Einschränkend muß jedoch festgehalten werden, daß diese Studie nicht prospektiv durchgeführt wurde.

Eben diese Verbesserung realisierte die Gruppe um Schleifer et al. (1983). Sie untersuchten Männer, deren Frauen im terminalen Stadium an Brustkrebs erkrankt waren. Zwei Monate nach dem Tod der Ehefrauen waren verschiedene Maße der Mitogenstimulierbarkeit (u.a. PHA und ConA) im Vergleich zu den Werten vorher reduziert. Dies weist auf einen sehr ausgeprägten Effekt hin, da davon auszugehen ist, daß die Werte ggfs. schon vorher reduziert waren. Wiederum zeigen sich keine Effekte in Hinblick auf quantitative Maße (Anzahl peripherer Zellen). In anderen Studien sind die Ergebnisse um die zu Natürlichen Killerzellen erweitert worden (Irwin, Daniels & Weiner, 1987), wobei die Befunde nicht konsistent sind und in diesem Maß ggfs. eine Ausgangswertabhängigkeit durchschlägt.

An dieser Stelle ist jedoch noch nicht klar, ob der *Verlust* (psychologische Dimension) oder die veränderte Situation die immunologischen Auffälligkeiten vermittelt. Zur Prüfung dieser Frage untersuchten Linn und Mitarbeiter männliche Hinterbliebene, die entweder hohe oder niedrige Werte auf einer Skala zur Erfassung depressiver Symptome aufwiesen und verglichen sie mit Männern, die genauso auf dem Kontinuum variierten, jedoch keine Verlustsituation erlebten. Es zeigten sich zwar für den Haupteffekt "Verlustsituation" reduzierte IgG und IgA Konzentrationen, die Stimulierbarkeit von Lymphozyten war jedoch in Gruppen mit hohen Depressionswerten *unabhängig* vom Verlusterleben erniedrigt (Linn, Linn & Jensen, 1984).

In einer neueren Studie wurde belegt, daß Witwen, die mit entsprechenden Kontrollen verglichen wurden, im Haupteffekt "Verlust des Ehegatten" keine Anzeichen für eine Immunsuppression zeigten. Erst nachdem eine Untergruppe, die die DSM-III-R Kriterien für Depression aufwies, gebildet wurde, zeigte diese Untergruppe von Hinterbliebenen die oben genannten immunologischen Auffälligkeiten (reduzierte NKCA, PHA- und ConA - Stimulierbarkeit) (Zisook et al., 1994). Es ist demnach nicht der Verlust als solcher, sondern ein mit Depression assoziiertes Verlusterleben, welches zur Immunsuppression führt.

Nicht nur der Verlust des Ehepartners, sondern natürlich auch des eigenen Kindes zählt zu den intensivsten Belastungen. Spratt und Mitarbeiter (1991) untersuchten 9 Elternpaare im Vergleich zu parallelisierten Kontrollpersonen, die kein Kind verloren hatten, und kamen zu dem Ergebnis, daß die trauernden Eltern eine reduzierte Anzahl von CD8+ Zellen und Anstiege in CD4+ Zellen sowie erhöhte Depressionswerte aufwiesen. Cortisolkonzentrationen unterschieden sich wiederum nicht zwischen den Gruppen. Des weiteren verweisen die Autoren auf eine erhöhte Mitogenstimulierbarkeit in der Experimentalgruppe, die jedoch nicht signifikant wurde. Alle Unterschiede, die aufgezeigt wurden, hielten für mindestens 8 Monate an (Spratt & Denney, 1991). Die Studie, die sicherlich einer etwas größeren Stichprobe bedurft hätte, führt doch zu Ergebnissen, die sich von den zuvor zitierten Arbeiten unterscheiden. Gegebenenfalls spielt das Alter der untersuchten Personen eine zentrale Rolle in Hinblick auf die Richtung der Effekte (jüngeres Alter bei Verlust des Kindes al bei dem des Partners).

Den Einfluß von depressiver Verarbeitung untersuchten auch Spurrell & Creed (1993) im Vergleich zwischen depressiven Patienten und Personen, die eine der o.a. Verlustsituationen antizipieren. Während ansteigende Depression in der klinischen Gruppe mit einer Reduktion der Immunstimulierbarkeit (PHA) verbunden war, zeigten die Personen der anderen Gruppe bei zunehmender Depression Anstiege des Parameters. Eine Regression für beide Gruppen gemeinsam demonstriert eine umgekehrt U- förmige Beziehung zwischen Depression und immunologischer Stimulierbarkeit, die ggfs. uneinheitliche Befunde erklären könnte. Doch auch diese Studie weist einen geringen Stichprobenumfang (n=11 vs. n=8) auf. Der Einfluß depressiven Verhaltens war auch Gegenstand einer Studie, in der HIV-positive homosexuelle Männer verglichen wurden, die entweder mehrfache Verlustsituationen (Tod von Freunden, n=45) oder keine derartigen Belastungen erlebt haben. Es zeigten sich keinerlei immunologische Unterschiede zwischen beiden Gruppen. Innerhalb der Gruppe von Männern, die keine Verlustsituation erlebt hatten, war ein hohes Ausmaß an Depression mit Anstiegen der CD8- und mit Reduktionen der CD4- Zellpopulation sowie der PHA-Stimulierbarkeit verbunden (Kemeny et al., 1994). Das Fehlen immunologischer Unterschiede zwischen den beiden Hauptgruppen verwundert zunächst angesichts der doch relativ einheitlichen, zuvor beschriebenen Befunde. HIV- positive homosexuelle Männer sind jedoch schwerlich mit den anderen Gruppen zu vergleichen, da der Verlust von Freunden in weit größerem Maße zum täglichen Leben gehört als dies bei Familienangehörigen der Fall ist. Man unterschätzt leicht die Zahl dieser Erlebnisse in Kommunen mit einem hohen Anteil an infizierten Männern. Die soziale Isolation und allgemeine Ausgeschlossenheit charakterisierte ein Betreuer AIDS - Kranker in San Francisco, USA so: "*Social contacts are restricted to funerals in those guys*" (persönliche Mitteilung). Des weiteren kann in diesem Kollektiv eine Ausgangswertabhängigkeit zum tragen kommen, da die immunologischen Parameter in der Regel auch ohne Verlusterlebnisse sehr niedrig ausfallen und ggfs. durch Verlusterlebnisse kaum noch substanziell reduziert werden können.

Verlustsituationen müssen nicht den Tod eines nahestehenden Menschen betreffen. *Scheidung* ist in diesem Zusammenhang ebenfalls mit Veränderungen der Immunkompetenz in Verbindung gebracht worden, und ist mit reduzierter PHA-Stimulierbarkeit und NK- sowie CD4+ Zellanzahl und erhöhtem Antikörpertiter gegen Epstein-Barr Viren (EBV) bei Frauen assoziiert (Kiecolt-Glaser et al., 1987). Männer haben nach einer Scheidung erhöhte Antikörpertiter gegen HSV-1 und EBV (Kiecolt-Glaser et al., 1988), wobei Korrelationen zwischen immunologischen Veränderungen und Maßen der subjektiven Einschätzung der Situation bei Männern und Frauen unterschiedlich ausfallen.

Gegebenenfalls ist *Einsamkeit* der gemeinsame Nenner der hier aufgestellten Verlusterlebnisse. In der Tat zeigen Kiecolt-Glaser und Mitarbeiter, daß das erlebte Gefühl von Einsamkeit sowohl in nicht-klinischen Populationen (Glaser, Kiecolt-Glaser, Speicher & Holliday, 1985) als auch klinischen (Kiecolt-Glaser et al., 1984) mit Reduktionen der Immunkompetenz verbunden ist.

Psychoneuroimmunologie

Tabelle 28: Zusammenfassung immunologischer Konsequenzen nach langfristiger Belastung.

Stressor	humoral	Lit.	zellulär	Lit.
Raumfahrt (Vergl. unmittelb. nach Landung mit Werten vor der Mission)			Mitogenstimulierbarkeit ↓ Zytokinproduktion ↓ NKCA ↓ Anzahl Lymphozyten ↓ Anzahl Leukozyten ↑	[2] [3] [4]
Raumfahrt (während des Fluges)			Hypersensibilität vom Spättyp ↓ PHA-Stimulierbarkeit ↓ NKCA ↓	[5] [6] [7]
Isolation (Kammer)	γ-Interferon-konzentration ↑	[1]	Anzahl peripherer Leukozyten (-) Lymphozyten ↑ Monozyten ↑ CD4/CD8 - Verhältnis ↓ NKCA ↑ keine Effekte	[8] [9]
extrem lange Bettruhe (Modell für Raumeinflüsse)			NKCA ↓ PHA-Stimulation ↓	[10]
Aufenthalt in großer Höhe			Anzahl T- und B-Zellen ↓ Stimulierbarkeit ↓	[11]
Schlaf-deprivation	Interferon-produktion ↑	[12]	Phagozytosekapazität ↓ Mitogenstimulierbarkeit ↓	[12] [13]
Arbeitslosigkeit			PHA-Stimulierbarkeit ↓	[14]
Angst vor Strahlung (Three-Mile-Island)	Ak gegen HSV ↑ Ak gegen CMV ↑	[15]	Anzahl neutroph. G. ↑ Anzahl B-Zellen ↓ Anzahl CD8+ Zellen ↓ Anzahl NK-Zellen ↓	[15]
Pflege von schwerstkranken Angehörigen (Alzheimer)	Ak gegen EBV ↑ Produktion von IL-1β mRNA nach LPS-Stimulation ↓	[16]	Anzahl T-Zellen ↓ Anzahl CD4+ Zellen ↓ Anzahl NK-Zellen (-)	[16]

Fortsetzung Tabelle 28:

Stressor	humoral	Lit.	zellulär	Lit.
Verlustsituationen (Tod eines Angehörigen)	IgA, IgM, IgG (-) Autoantikörper (-) IgA, IgG ↘	[17] [18]	PHA- und ConA - Stimulierbarkeit ↘ Anzahl B-Zellen (-) Anzahl T-Zellen (-) Hypersensitivität (Spättyp) (-) PHA-, ConA und PWM-Stimulierbarkeit ↘ NKCA ↘ PHA- und ConA Stimulierbarkeit ↘ NKCA ↘ nur bei depress. Verarbeitung Mitogenstimulierbark. ↗ Anzahl CD8 + ↘ Anzahl CD4+ ↗ keine immunologischen Unterschiede bei HIV-positiver Stichprobe	[17] [19] [20] [21] [22] [23]
Verlustsituationen (Scheidung)	Ak EBV ↗ Ak EBV ↗ Ak HSV-1 ↗	[24] [25]	PHA-Stimulierbarkeit ↘ CD4+ Zellen ↘ NK- Zellen ↘	[24
Einsamkeit	Ak HSV-1 ↗	[26	NKCA ↘ NKCA ↘ PHA-Stimulierbarkeit ↘	[26] [27]

[1] Sonnenfeld et al., 1992, [2] Konstantinova, 1988, [3] Konstantinova, Antropova, Legen'kov & Zazhirey, 1973, [4] Taylor & Dardano, 1983, [5] Taylor & Janney, 1992, [6] Cogoli & Tschopp, 1985, [7] Manie, Konstantinova, Breittmayer, Ferrua & Schaffar, 1991, [8] Sonnenfeld et al., 1992, [9] Schmitt & et al., 1995, [10] Konstantinova & Fuchs, 1991, [11] Mirrakhimov, Kitayev & Tokhtabayev, 1990, [12] Palmblad et al., 1976, [13] Palmblad, Bjorn, Wasserman & Akersted, 1979, [14] Arnetz, Brenner, Levi, Hjelm & et-al, 1991, [15] McKinnon, Weisse, Reynolds, Bowles & Baum, 1989, [16] Kiecolt-Glaser et al., 1987, [17] Bartrop, Lazarus, Luckhurst, Kiloh & Penny, 1977, [18] Linn, Linn & Jensen, 1984, [19] Schleifer, Keller, Camarino, Thornton & Stein, 1983, [20] Irwin, Daniels & Weiner, 1987, [21] Zisook et al., 1994, [22] Spratt & Denney, 1991, [23] Kemeny et al., 1994, [24] Kiecolt-Glaser et al., 1987, [25] Kiecolt-Glaser et al., 1988, [26] Glaser, Kiecolt-Glaser, Speicher & Holliday, 1985, [27] Kiecolt-Glaser et al., 1984.

Zusammenhänge immunologischer Maße mit Selbstbeschreibungen

Eine Zugangsmöglichkeit, das Ausmaß *subjektiv* erlebter Belastung mit immunologischen Veränderungen in Beziehung zu setzen, ist die der Befragung von Personen und die Erhebung des Ausmaßes an Belastung mittels Fragbögen. Diese Anordnung ist sicherlich weniger aufschlußreich für die Erfassung der Auswirkung spezifischer Belastungen unter kontrollierten Bedingungen, da sie in erster Linie die *Bereitschaft*, Belastungen mitzuteilen, mit immunologischen Veränderungen in Beziehung setzt. Aus diesem Grund reflektieren die Befunde oft nicht so sehr die tatsächliche emotionale Auslenkung, sondern eher Zusammenhänge zwischen immunologischen Variablen und Persönlichkeitsdimensionen wie z.B. Neurotizismus bzw. dessen Primärfaktoren (Ängstlichkeit und nicht-klinische Depressivität) oder auch benachbarten Konstrukten wie Repression-Sensitization und Alexithymie. Es ist aufgrund dieser Zusammenhänge schwierig, Konzepte wie Alltagsbelastung, Persönlichkeit oder auch Coping und soziale Unterstützung getrennt zu behandeln, da sie nicht unabhängig voneinander sind. Personen mit hoher Neurotizismusausprägung (N+) werden häufiger über Belastungen berichten (häufiges Streßerleben ist eine typische Frage innerhalb der N-Skala) und aufgrund dieser Erfahrungen ggfs. andere Coping - Möglichkeiten bzw. Attributionsstile entwickeln. Neben möglichen grundsätzlichen Zusammenhängen zwischen diesen Variablen und Zusammenhängen mit immunologischen Parametern werden Personvariablen dieser Art auch als Moderatoren wirksam.

In einer Arbeit von Heisel und Mitarbeitern (1986) wurde einer Gruppe von Studenten ein Persönlichkeitsinventar (Minnesota Multiphasic Personality Inventory, MMPI) vorgelegt, und es wurden Blutproben zur Bestimmung der Natürlichen Killerzellaktivität erhoben. Der umfangreiche (klinisch orientierte) Fragebogen erfaßt überdauernde Personeigenschaften auf diversen Ebenen (Psychasthenie, Depressivität, Hypochondrie etc.). Die Ergebnisse zeigen, daß nicht-pathologische Skalenwerte ("gesundes Profil") mit erhöhter NKCA korreliert waren. Allgemein waren 10 von 12 Korrelationen zwar signifikant, aber von nur geringer Höhe (Heisel, Locke, Kraus & Williams, 1986). Des weiteren lassen die Befunde manigfaltige Spekulationen zu, wonach den Korrelaten zugrundeliegende Drittvariablen (Ernährung, sportliche Aktivität etc.) für die Zusammenhänge verantwortlich sind.

Anzahl und Aktivität von Natürlichen Killerzellen waren ebenfalls das abhängige Maß in einer Studie, in der 92 Mitglieder eines Kibbutz in Hinblick auf diverse sozioökonomische, soziale und psychische Variablen untersucht wurden. Prinzipiell lagen kaum Korrelate zur NKCA vor, mit Ausnahme der Ausprägung in Ängstlichkeit, die mit signifikant erniedrigter NKCA einherging (Schlesinger & Yodfat, 1991). Die Befunde finden sich bestätigt bei Locke, Kraus, Leserman & Hurst (1984), die ebenfalls eine erniedrigte NKCA bei ängstlichen Personen aufzeigen konnten. Des weiteren liegt eine Studie vor, die auch auf der Ebene funktionaler immunologischer Parameter (Mitogenstimulierbarkeit mittels PHA und Con A) einen negativen Zusammenhang mit Ängstlichkeit demonstriert (Linn, Linn & Jensen, 1981).

Die Arbeitsgruppe um McClelland & Jemmott beschäftigt sich seit geraumer Zeit mit einem Konstrukt aus dem Bereich der Motivationspsychologie. Mittels projektiver Verfahren werden Probanden in solche eingeteilt, die gerne Macht und Einfluß ausüben wollen, diese Motivlage jedoch unterdrücken und nicht zu entsprechenden Verhaltensweisen tendieren (inhibited power motive, IPM). Eine andere Gruppe ist gekennzeichnet durch Kooperationsbereitschaft, Ruhe, Anlehnungsbedürfnis und andere soziale Merkmale bei niedriger Hemmung (relaxed affiliation syndrom, RAS) Es zeigt sich in drei unabhängigen Studien, daß Probanden mit hoher Ausprägung im IPM im Vergleich zu RAS eine verringerte NKCA aufweisen (Jemmott et al., 1990).

Die hier dargestellten Motive waren auch Gegenstand der Betrachtungen bei Belastungsinduktionen in Hinblick auf sIgA - Veränderungen (siehe Moderatoren). Generell scheint es aber auch so zu sein, daß Probanden mit RAS über eine höhere sIgA - Sekretionsrate verfügen als solche, die der Gruppe IPM angehören (Jemmott et al., 1983; McClelland, Alexander & Marks, 1982). Probanden, die eine relativ hohe Anzahl bzw. Frequenz belastender, alltäglicher Lebensereignisse berichten, weisen eine geringere sIgA - Konzentration als solche mit geringer Alltagsbelastung auf (Martin & Dobbin, 1988), wobei dieser Zusammenhang bei Probanden mit viel Sinn für Humor weniger ausgeprägt ist. Des weiteren zeigt eine Studie von Kubitz und Kollegen, daß ein internaler Attributionsstil in Bezug auf Krankheiten (z.B. "Ich kann es mir selbst zuschreiben, wenn ich erkranke") den Zusammenhang von Alltagsbelastungen und reduziertem sIgA verstärkt (Kubitz, Peavey & Moore, 1986).

Diese Ergebnisse und diejenigen von Graham und Mitarbeitern (1988), daß Probanden (Krankenschwestern) die häufig Gefühle von Angst berichten, eine niedrigere sIgA-Konzentration aufweisen, deuten auf persönlichkeitsvermittelte Zusammenhänge zwischen Belastungserleben und immunologischen Parametern hin. In der Tat zeigen verschiedene Studien (auch unter Verwendung unterschiedlicher Bestimmungsverfahren, abweichendem Umgang mit der notwendigen Speichelflußkorrektur der Proteinkonzentration etc.) ein relativ homogenes Bild, nämlich daß Neurotizismus mit einer reduzierten Konzentration (und Sekretionsrate) von sIgA im Speichel verbunden ist (Hennig, 1994).

Zusammenhänge dieser Art sind nicht übertragbar auf andere Parameter des Immunsystems, und es ist sorgfältig zwischen funktionalen, phänotypischen bzw. qualitativen und quantitativen immunologischen Kennwerten zu unterscheiden. Shea und Mitarbeiter

(1991) legten einer Gruppe von Medizinstudenten eine Reihe von Fragbögen vor, die Angst (Zustandsangst & dispositionelle Angst), Kontrollüberzeugung, Life events u.a. psychosoziale Aspekte erfaßen. Im Gegensatz zu der von den Autoren erwarteten Richtung korrelierten Maße der Angst nicht negativ mit der Anzahl peripherer CD3, CD4 oder NK-Zellen, sondern eher positiv (Shea, Clover & Burton, 1991). Wenn man einmal davon absieht, daß die Anzahl peripherer Lymphozyten keine Hinweise auf funktionelle Aspekte des Immunsystems zuläßt, bedürfen Studien dieser Art einer prinzipiellen Überprüfung der Stabilität der Anzahl peripherer Lymphozyten. Die Frage ist, ob man überhaupt stabile Korrelate zwischen Personeigenschaften und quantitativen Zellanzahlen erwarten kann, wenn die Anzahl peripherer Lymphozyten kein "Trait" (stabile Eigenschaft), sondern zustandsabhängig ist. Zur Prüfung dieser Überlegung hat unsere Arbeitsgruppe insgesamt 40 männliche Probanden zu insgesamt 3 Terminen (1. Messung, 2. Messung eine Woche später und 3. Messung mehr als ein Jahr später) einbestellt und Blutproben zur Bestimmung der Hauptfraktionen lymphoider Zellen im peripheren Blut erhoben. Die Datenlage ist eindeutig: Periphere CD3+, CD4+, CD8+ und CD19+ Zellen zeigen jeweils zwischen den Meßzeitpunkten eine hohe Korrelation, so daß von einer intrapersonellen Stabilität (Eigenschaft) ausgegangen werden kann (siehe Tabelle 29).

Tabelle 29: Korrelationen zwischen der Anzahl peripherer Lymphozytensubpopulationen bei einem Zeitabstand von einer Woche und einem Jahr (N=16; * * p <.01; * p < .05).

Lymphozytensubpopulation	Abstand 1 Woche	Abstand mehr als 1 Jahr
Gesamt T-Zellen (CD3)	.667 **	.559 *
Gesamt B-Zellen (CD19)	.821 **	.851 **
T-Helferzellen (CD4)	.785 **	.698 **
Zytotoxische/Suppressor-Zellen (CD8)	.780 **	.564 *

Eine interessante Arbeit von Dimsdale und Kollegen (1994) prüfte an 16 Personen mit chronischer Belastung (homeless people) die β-Rezeptorendichte (B_{max}) auf Lymphozyten und kam zu dem Ergebniss, daß das Ausmaß selbstberichteter Belastung mit einer deutlichen Reduktion der Rezeptordichte verbunden war. Des weiteren belegt die Studie, daß 50% der Varianz in diesem Maß über eine multiple Regression mit chronischer Belastung und spezifischem Copingverhalten erklärbar waren (Dimsdale, Mills, Patterson, Ziegler & Dillon, 1994). Die Studie zeigt die Sinnhaftigkeit, Charakteristika peripherer lymphoider Zellen mit übergeordneten Systemen wie Belastung oder Belastungsverarbeitung in Beziehung zu setzen.

Mit dem Konstrukt Repression und Sensitization sind ursprünglich interindividuelle Differenzen der Wahrnehmung bedrohlicher Stimuli bezeichnet worden. Bei tachistoskopischer Darbietung derartiger Stimuli reagieren sog. Represser mit verlängerten Reaktionszeiten, geringerer Gedächtnisleistung und besserer situativer Befindlichkeit bei gleichzeitig erhöhter autonomer Aktiviertheit (z.B. Hautleitwiderstandsänderung), während sich Sensitizer solchen Stimuli zuwenden und ein entgegengesetztes Verhalten zeigen. Im Zuge der kognitiven Angsttheorie ist dieses Konstrukt mehr und mehr dem Copingverhalten zugeordnet worden. In einer Arbeit von Jamner und Mitarbeitern (1988) wurden insgesamt 312 Patienten einer Klinik gebeten, Fragebögen zur Erfassung der Angst und der sozialen Erwünschtheit auszufüllen. Eine entsprechende Kombination dieser zweidimensionalen Einteilung (niedrige Angst bei hoher sozialer Erwünschtheit) ist ein gängiges Maß zur Klassifikation von Personen als Represser. Es zeigte sich, daß diese Gruppe eine niedrigere Anzahl von Monozyten bei erhöhten eosinophilen Granulozyten aufwies (Jamner, Schwartz & Leigh, 1988).

An dieser Stelle könnten auch korrelative Zusammenhänge zwischen Depression oder anderen chronischen Belastungen im Rahmen klinischer Syndrome und Immunfunktion referiert werden. Es sei jedoch erneut erwähnt, daß die endokrinologischen und immunologischen Auffälligkeiten der klinisch manifesten Depression ggfs. unabhängig vom Affekt das Immunsystem beeinflussen können, und daß die Befunde ggfs. nicht in den Bereich nicht-pathologischer Depressivität extrapoliert werden können. Für diese Annahme sprechen Befunde, daß immunologische Auffälligkeiten in erster Linie bei älteren oder hospitalisierten Depressiven aufgezeigt werden können (Herbert & Cohen, 1993). Der interessierte Leser soll an dieser Stelle lediglich auf entsprechende Übersichtsarbeiten hingewiesen werden (Anderson, 1996; Kronfol & House, 1984).

Die hier dargestellten Befunde stellen sich heterogen dar. Jedoch scheinen funktionale Aspekte des Immunsystems (Natürliche Killerzellaktivität, Mitogenstimulierbarkeit, β-Rezeptorendichte auf Lymphozyten, ggfs. auch sIgA im Speichel) negativ mit Selbstbeschreibungen zu korrelieren, die als Subfaktoren des Neurotizismus angesehen werden können (Angst, Streßerleben etc.). Dies mag sich aus der Überlegung erklären, daß eine hohe Ausprägung in Neurotizismus im Selbstverständnis der Probanden einer "chronischen" - wenn auch milden - Belastung entspricht. Da sich belastungsnahe Items von Fragebögen zur Erfassung der Persönlichkeit in erster Linie von denen zur Befindlichkeit durch ihre Frequenz und nicht durch ihre Intensität unterscheiden, mag einleuchten, daß Neurotizismus in der Tat ein *häufiges (chronisches?)* Aufkommen von Angst, Unsicherheit und Belastung reflektiert.

Zu selten sind periphere Lymphozytensubfraktionen mit Selbstbeschreibungen von Personen in Beziehung gesetzt worden, obwohl die Anzahl der Lymphozyten (zumindest der Hauptfraktionen) intraindividuell stabil ist. Hier bedarf es dringend weiterer Forschung insbesondere auch in Hinblick auf die Frage, welche immunologische Bedeutung (geringfügige) Variationen der peripheren Zellzahl haben könnten.

2.5.3 Mediatoren und Moderatoren streßinduzierter Veränderungen des Immunsystems beim Menschen

Die Zusammenhänge zwischen Streß und Veränderungen der Immunfunktion sind derart komplex, daß in der Folge nicht von Mechanismen die Rede sein soll. Dieser Begriff suggeriert nicht nur ein "komplettes" Verständnis der Zusammenhänge, sondern verleitet auch zu Verallgemeinerungen von verschiedenen Stressoren auf verschiedene Maße des Immunsystems. Weder ein erschöpfendes Verständnis noch eine "Universalität" der Zusammenhänge sind auch nur entfernt für den Bereich der psychoneuroimmunologischen Belastungsforschung in Sicht. In der Folge wird die Rede sein von Mediatoren (isolierte Zusammenhänge, die kausal interpretiert werden können) und von Moderatoren (isolierte bis komplexe Zusammenhänge, die jedoch bisher nur korrelativ und daher nicht kausal zu verstehen sind).

Aus dem Tierbereich liegen diverse Befunde zur Frage nach Mediatoren belastungsinduzierter Veränderungen des Immunsystems vor; einige davon sind bereits in der Darstellung der tierexperimentellen Belastungsforschung angegeben worden. In diesem Zusammenhang hatten sich jedoch folgende Schwierigkeiten der Übertragbarkeit auf den Menschen ergeben:
1) Viele der im Tiermodell eingesetzten Stressoren (z.B. Imobilisation) sind für den Humanbereich nicht umsetzbar.
2) Bezogen z.B. auf die Hypothalamus-Hypophysen-Nebennierenrindenaktivierung sind bestimmte Tiere sehr viel sensitiver als der Mensch.

3) Tierexperimentelle *Strategien* der Mediatorisolation (Hypophysektomie, Adrenalektomie, Sympathektomie etc.) können im Humanbereich keine Anwendung finden. Aus diesen Gründen soll die Darstellung in der Folge bis auf wenige Ausnahmen nur diejenigen Hinweise auf Mediatoren und Moderatoren der psychoneuro-immunologischen Streßforschung beim *Menschen* skizzieren. Mechanismen oder Mediatoren können auf verschiedenen Ebenen betrachtet werden:

1) Peptiderge und endokrine Mediatoren
2) Situationscharakteristika (Merkmale des Stressors)
3) Personcharakteristika (im wesentlichen als Moderatoren)

2.5.3.1 Peptiderge und endokrine Mediatoren

Die Überlegung, daß zelluläre und humorale Veränderungen der Immunkompetenz nach Streß über lösliche Faktoren vermittelt werden *müssen*, führt zu dem Schluß, daß alle zentralnervös vermittelten Reaktionen auf Streß potentielle Mediatoren der immunologischen Reaktion sein können. Die Streßforschung konzentriert sich seit Jahren maßgeblich auf zwei Achsen der Streßantwort:

a) Die Aktivierung des autonomen Nervensystems (ANS) und
b) Die Aktivierung von Hormonkaskaden.

Hierbei ist an erster Stelle der Einfluß von CRH auf die Hypothalamus - Hypophysennebennierenrinden-Achse zu nennen. CRH scheint auch insofern ein guter "Kandidat" für die Mediatorenfrage zu sein, da das Endprodukt der Aktivierung (Cortisol) mit immunologischen Prozessen in Verbindung gebracht wurde und auch weiterhin wird. Die aus biologischer Sicht bekannten Mediatoren der streßinduzierten Immunalteration sind in der Tat "Produkte" dieser beiden Hauptachsen, die kurz graphisch dargestellt werden sollen (Abbildung 23).

Über eine Aktivierung des autonomen Nervensystems werden Transmitter (in erster Linie Noradrenalin) freigesetzt, die aufgrund der Innervierung lymphoider Organe in direkten Kontakt zu den Zellen gelangen. Des weiteren können die Transmitter im peripheren Blut mit Zellen des Immunsystems interagieren (linker Teil der Darstellung in Abbildung 23). Die Aktivierung des Sympathikus führt u.a. zu einer Freisetzung von

Adrenalin aus dem Nebennierenmark. Ein zweiter Hauptstrang verläuft über die Freisetzung von CRH, welches über das Proopiomelanocortin (POMC) Einfluß auf endogene Opiate (z.B. β-Endorphin) und ACTH (adrenocorticotropes Hormon) ausübt. Das in der Hypophyse produzierte ACTH stimuliert die Nebennierenrinden zur Ausschüttung von Cortisol.

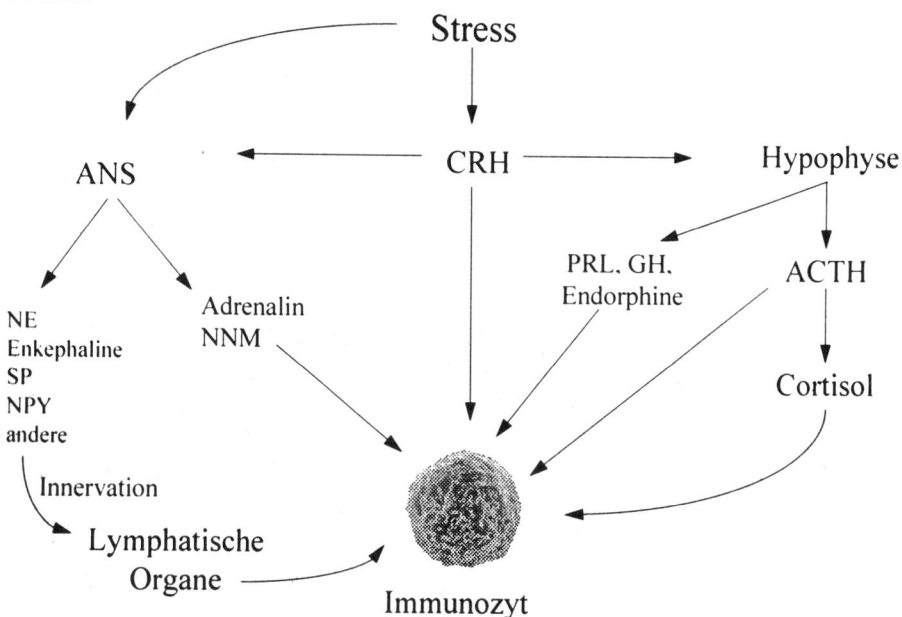

Abbildung 23: Vereinfachtes Modell der Hauptachsen einer streßvermittelten Veränderung von Immunparametern (GH=Wachstumshormon, PRL=Prolaktin, ACTH=Adrenocorticotropes Hormen, CRH=Corticotropin-Releasing-Hormon, ANS=Autonomes Nervensystem, NPY=Neuropeptid Y, NE=Noradrenalin, SP=Substanz P, NNM=Nebennierenmark).

In einer umfangreichen Arbeit geht Irwin (1994) auf die Rolle des CRH als Mediator streßinduzierter, immunologischer Veränderungen ein. An dieser Stelle sollen lediglich einige der wichtigsten Aspekte beschrieben werden: Entsprechende immunohistochemische Untersuchungen haben ergeben, daß im nucleus paraventricularis des Hypothalamus die höchste Dichte CRH immunoreaktiver Zellen zu finden ist. CRH findet sich aber auch in anderen Hirnarealen (z.B. im Limbischen System, in der Amygdala, u.a.). Eine deutliche Erhöhung der zerebralen CRH-Konzentrationen wird nach Streß gefunden. CRH hat neben seiner Funktion als Relasing-Hormon (Stimulierung der ACTH - Sekretion in der Hypophyse) eine Fülle von Funktionen in der Verhaltenssteuerung (gerade nach Streß) (Heinrichs, Menzaghi, Merlo Pich, Britton & Koob, 1995), was beim Tier eindrucksvoll durch intrazerebroventrikuläre Injektion von CRH-Antagonisten aufgehoben werden kann. Diese Forschungsstrategie führte auch zu dem Ergebnis, daß CRH einen direkten Einfluß auf das autonome Nervensystem ausübt: Intrazerebroventrikuläre Gabe von CRH erhöht den arteriellen Blutdruck und steigert die Noradrenalin- und Adrenalinausschüttung (z.b. Brown, Fischer, Webb, Vale & River, 1985). Irwin zeigt in seinen Studien, daß unter Verwendung eines Fußschock-Paradigmas (beim Tier) eine deutliche Suppression der NKCA eintritt, die jedoch nach vorheriger Gabe eines Antikörpers gegen CRH komplett unterbunden werden kann. Des weiteren führen intrazerebroventrikuläre Gaben von CRH zu einer rasch einsetzenden Reduktion der NKCA (und auch anderer zellulärer Aktivitätsmarker), während die Veränderung peripherer Lymphozyten*zahlen* offensichtlich nicht von CRH beeinflußt wird. Auch die humorale Immunantwort wird durch (intrazerebroventrikuläre) Gaben von CRH gehemmt.

Wichtig ist nun, daß die immunsuppressiven Effekte von CRH nicht über eine (zwar eintretende) Erhöhung der Corticosteroide vermittelt sein können, denn einerseits ist die Kinetik der immunologischen Veränderungen nicht mit der des Verlaufes von Corticosteron vereinbar und andererseits erhöht die periphere Applikationen von CRH zwar auch die Corticosteroide, hat aber keinen Einfluß auf die immunologischen Maße. Die Rolle der Corticosteroide wird aber noch genauer zu betrachten sein (s.u.). Des weiteren hat die Entfernung der Nebennieren keinen Einfluß auf die CRH-induzierten Effekte (Friedman & Irwin, 1995).

Es ist bereits geschildert worden, daß CRH einen Einfluß auf das autonome Nervensystem ausübt und die berechtigte Frage lautet, ob die CRH - Effekte ggfs. über Anstiege von Noradrenalin vermittelt sind. In der Tat führt die Gabe von β-Adrenorezeptor-Antagonisten zu folgendem Ergebnis: "*Additional studies involving β-adrenergic receptor antagonism have shown that either the nonselective β-antagonist propanolol or the selective β₂-antagonist butoxamine significantly antagonizes the CRH induced reduction of NK activity*" (Irwin, 1994).

Die Situation stellt sich jedoch unter anderem deshalb sehr viel komplexer dar, als die Effekte von Noradrenalin auf NK-Zellen *keineswegs* nur suppressiv sind. In einigen der bereits zitierten Studien (Schedlowski et al., 1993; Schedlowski et al., 1993; Benschop et al., 1994) konnte am Menschen demonstriert werden, daß Noradrenalin bei unterschiedlichen Stressoren stimulierende Effekte auf die NKCA ausübt. Des weiteren ist festzuhalten, daß diese Effekte durch vorherige Gabe von ß-Rezeptorenblockern (z.B. Propanolol) komplett antagonisiert werden können (Benschop et al., 1994), was erneut die entscheidende Bedeutung einer Sympathikusaktivierung bzw. Noradrenalin- (und auch Adrenalin-) Ausschüttung demonstriert. In einer neuen Arbeit demonstrieren Benschop und Mitarbeiter, daß eine vorherige Gabe von Propanolol sowohl die durch einen Fallschirmsprung induzierten Veränderungen der NK-Zell*anzahl* als auch die der NKCA unterdrückt, obwohl die endogenen Hormonausschüttungen (Noradrenalin und Adrenalin) nicht beeinflußt werden (Benschop et al., 1996). Dies belegt eindrucksvoll, daß alleine die Besetzung des β-adrenergen Rezeptors auf NK-Zellen die streßinduzierten Veränderungen unterbindet. Es spricht einiges dafür, daß Effekte kurzfristiger Belastung auf die NK-Zellpopulation über Noradrenalin und/oder Adrenalin vermittelt sind.

Indirekte Hinweise bestätigen diese Annahme. Wenn man davon ausgeht, daß die Aktivierung des kardiovaskulären Systems auch über Noradrenalin vermittelt ist, kann die Einteilung von Probanden in starke vs. schwache Herzraten- oder Blutdruck-Responder wertvolle Hinweise auf mögliche Mediatoren liefern. In der Studie von Zakowski et al. (1992) zeigten diejenigen Probanden mit hohen Veränderungen im Blutdruck die deutlichste Reduktion der Mitogen-stimulierten Lymphozytenproliferation nach Präsentation eines aversiven Films. Aber auch hier muß festgehalten werden, daß es sich a) um einen indirekten Hinweis handelt und b) sowohl die Richtung der Veränderung als auch der verwendete Immunparameter von den vorherigen Ergebnissen abweichen. Auf die Verwendbarkeit von Herzratenveränderungen als Indikator sympathischer Erregung weisen des weiteren Sgoutas Emch et al. (1994) und Manuck, Cohen, Rabin, Muldoon & Bachen (1991) hin.

Die zuletzt zitierte Studie soll als Übergang zu einem weiteren möglichen Mediator genutzt werden: Nach Betrachtung des aversiven Films gab es keinerlei Zusammenhänge zwischen Cortisolveränderungen und solchen der Lymphozytenstimulierbarkeit.

Während man zu Beginn der psychoneuroimmunologischen Forschung die Glucocorticoide als *die* Mediatoren immunsuppressiver Effekte ansah, hat sich das Bild heute gründlich gewandelt. Es ist keine Frage, daß pharmakologische Dosen von Cortison immunsuppressiv sind: die Frage ist vielmehr, ob die endogen ausgeschütteten Mengen überhaupt mit den pharmakologischen, exogen applizierten vergleichbar sind. Nicht ohne Grund sind zu Beginn des Kapitels die Vorstellungen von Hans Seyle dargestellt worden. Richtig ist, daß Glucocorticoide eine Fülle von relevanten Parametern im Streßgeschehen unterdrücken.

Die Tabelle 30, die einer Zusammenstellung von Munck & Naray Fejes Toth (1994) entnommen ist, macht dies deutlich.

Tabelle 30: Glucocorticoide supprimieren folgende Mediatoren (nach Munck & Naray Fejes Toth, 1994), Literatur zu den einzelnen Befunden siehe dort.

Hormone und Neurotransmitter	Zytokine	Entzündungsmediatoren
CRH	IFN-γ	Eicosanoide
VP	TNF	Bradykinin
ACTH	GM-CSF	Serotonin
β-Endorphin	IL-1β	Histamin
Insulin	IL-2	Plasminogen Aktivator
IGF-1	IL-3	Collagenase
Adrenalin	IL-5	Elastase
Noradrenalin	IL-6	
Stickstoffoxyd	IL-8	
Substanz P		

Die mit dieser Form der Suppression verbundenen Effekte erhöhen jedoch i.d.R. nicht die Vulnerabilität des Organismus, sondern - im Gegenteil - *"Their suppression by glucocorticoids supports the idea that inhibition of stress induced mediators is a general mechanisms by which glucocorticoids control defense reactions. ... Glucocorticoid suppression therefore also protects the organism from toxicity of the mediators"* (Munck & Naray Fejes Toth, 1994).

Glucocorticoidfreisetzung als Reaktion auf Streß hat *im Gegensatz zu exogenen Gaben in der Regel* keine immunsuppressiven Konsequenzen. Diverse Tierstudien zeigen, daß nebennierenrindenexstirpierte Tiere dennoch immunsuppressive Effekte nach Streß aufweisen.

Ader & Cohen (1991) fassen nach Sichtung der relevanten Arbeiten zusammen:
> *1) there is no direct relationship between the direction of magnitude of stress-induced changes in immune function and endogenous elevations of glucocorticoids*
> *2) the endogenous release of adrenocortical steroids is not neccessarily accompanied by changes in immune function*
> *3) stress- induced changes in one or another parameter of immunity*

can be observed in the absence of an elevation in adrenocortical steroids and
4) effects of stress on immunity have been observed in adrenalectomized animals

Desgleichen gibt es eigentlich keine Hinweise, daß langfristige Belastung mit Glucocorticoid-vermittelten Immunsuppressionen verbunden ist. Denn:

"Stress and increased corticosteroid levels seem to be closely related and sometimes stress is not called stress until increased corticosterone levels are detected. However, this may be true for acute stress, it certainly is not for chronic stress, in chronic stress more often decreased levels of corticosterone were found"
(Kort, 1994).

Die *protektive* Rolle der Glucocorticoide wird besonders deutlich in Hinblick auf die Entzündungshemmung. Wenn tierexperimentell Entzündungen induziert werden, erhöht sich das Ausmaß der Entzündungsreaktion durch die Entfernung der Nebennieren (Flower, Parente, Persico & Salmon, 1986) oder direkte Gabe von Glucorticoid - Rezeptor - Antagonisten RU 486 (Laue et al., 1988). Noch deutlicher wird der Zusammenhang, wenn man an die Arbeiten von Ester Sternberg denkt (Sternberg et al., 1989; Sternberg, 1995): Lewis - Ratten (LEW/N) entwickeln rapide eine arthritische Erkrankung nach Gabe von Streptokokken - Polisacchariden. Dieses Krankheitsbild ähnelt der rheumatoiden Arthritis beim Menschen, während ein anderer Rattenstamm (Fischer F344/N) bei gleicher Behandlung nicht erkrankt. Viele Studien zur Stimulation der HPA-Achse zeigen einheitlich, daß LEW/N mit einer verminderten Ausschüttung von Glucocorticoiden reagieren - im hier beschriebenen Zusammenhang also über eine *geringere* "antiinflammatorische" Glucocorticoidreagibilität verfügen und voraussichtlich deshalb eher an entzündlichen Prozessen erkranken.

Endogenen Cortisolausschüttungen kommt jedoch auch in Humanstudien eine wichtige Funktion zu: Cortisol reduziert auch bei geringen physiologischen Dosen die Anzahl peripherer Lymphozyten, wobei insbesondere CD4+ Zellen betroffen sind (Cupps & Fauci, 1982; Hennig, Laschefski, Becker, Rammsayer & Netter, 1993; Wiedenfeld, O'Leary, Bandura & Brown, 1990). Zusammengefaßt läßt sich festhalten:

"Steroids were found to regulate the number of lymphocytes in peripheral blood, but not the responsivity of individual lymphocytes to stress, which was suppressed even in the absence of adrenal steroids."
(Weiss, Sundar, Becker & Cierpial, 1989)

Als letzte Gruppe von möglichen Mediatoren der stressbedingten Immunalteration seien *endogene Opioide* genannt. Im Gegensatz zu den Befunden von einer Reihe von Autoren (Ferry, Weill, Amiridis, Laziry & Rieu, 1991; Ray, Mediratta & Sen, 1992) widerlegt eine Arbeit von Naliboff und Mitarbeitern (1995), daß endogene Opiate an der streßinduzierten Veränderung der NK-Zellaktivität in dem von ihnen gewählten Paradigma beteiligt sind. Eine Vorbehandlung mit Naloxon hatte keinen Einfluß auf die stressinduzierte Erhöhung der NK-Zellaktivität und bestätigte Befunde von Ben Eliyahu, Yirmiya, Shavit & Liebeskind (1990). Auch der Streßeffekt der erhöhten CD8+ Zellanzahl war nicht antagonisierbar.

Es scheint so, daß Opioide *stressorabhängig* die NK-Zellveränderungen vermitteln. Dies ist wohl der Fall bei "electric foot shock" Paradigmen im Tierversuch (Lysle, Lyte, Fowler & Rabin, 1987; Shavit, Lewis & Terman, 1984), während nach sozialer Konfrontation (non-opioder Streß ?) - allerdings auch bei anderen Spezies - hypothetisiert wird, daß Opiate eher an der Vermittlung zellulärer Effekte der T-Zellinie beteiligt sind als an derjenigen der NK-Zellen (Faisal, Chiappelli, Ahmed, Cooper & Weiner, 1989) .

2.5.3.2 Charakteristika der Situation

a) Dauer der Streßexposition

An dieser Stelle sollen nicht noch einmal alle Studien, die unterschiedlich lang andauernde Streßexpositionen gewählt haben, referiert werden. Vielmehr sollte der gemeinsame Nenner erwähnt werden: Es scheint (von einigen Ausnahme abgesehen) zumindest im Humanbereich so zu sein, daß kurzfristige psychische und auch physische Belastung eher mit *stimulatorischen* Effekten auf immunologische Parameter verbunden sind, während längerfristige Belastungen (hierzu könnten auch Prüfungssituationen zählen) eher mit einer *Suppression* der Immunkompetenz verbunden sind. Eine Ausnahme bilden diejenigen Studien, die Reduktionen peripherer Lymphozyten(subfraktionen) beschreiben, wobei klar herausgestellt werden muß, daß Veränderungen dieser Art keine Hinweise auf funktionale, qualitative Effekte erlauben. Erneut sei darauf hingewiesen, daß die Frage nach der biologischen Relevanz der Beeinflussung des Migrationsverhaltens peripherer Lymphozyten dringend einer Beantwortung bedarf. Da der Aspekt der Dauer zwangsläufig mit dem der Intensität verknüpft ist, bedarf es weiterer Studien, die im gleichen Kollektiv Intensität und Dauer systematisch getrennt variieren. Ein gewinnbringender Ansatz in diesem Zusammenhang könnte die Erfassung der "situationsspezifischen Reaktion (SSR)" sein.

b) Kontrollierbarkeit

Aus vielen Tierstudien liegen Hinweise vor, daß die Kontrollierbarkeit eines Stressors einen differentiellen Einfluß auf immunologische Reaktionen hat (Laudenslager et al., 1988; Shavit, Lewis & Terman, 1984). Diese Anordnungen nutzen üblicherweise das von Seligman eingesetzte Paradigma der "yoked control", bei dem drei Versuchsgruppen vorliegen: 1) eine Gruppe, die z.B. einen Schock verabreicht bekommt, aber lernen kann, diesen zu vermeiden. 2) eine Gruppe, die die gleiche Anzahl und Frequenz von Schocks erhält, jedoch ohne Einfluß bleibt, sowie 3) eine Gruppe, die keine Schocks erhält (Seligman, Maier & Solomon, 1971).

Zwischenzeitlich sind zwei Humanstudien mit diesem Ansatz publiziert worden, auf die etwas näher eingegangen werden soll:

Weisse und Mitarbeiter (1990) setzten 24 männliche Versuchspersonen im oben beschriebenen Paradigma entweder einem kontrollierbaren Stressor (milder Elektroschock + Lärm, 100 dB), einer yoked-Bedingung oder keinem Stressor aus. Die Ergebnisse demonstrieren für verschiedene qualitative und quantitative Maße der Immunkompetenz, daß der *unkontrollierbare* Stressor zwar psychische Effekte vermittelt, aber ohne starke Konsequenzen für immunologische Parameter bleibt, während der kontrollierbare Stressor wenig psychische Konsequenzen, aber eine deutliche Reduktion der Mitogenstimulierbarkeit (qualitativ) und eine Reduktion peripherer Monozyten (quantitativ) zur Folge hat. Diese Ergebnisse sind hypothesenkonträr !

Eine zweite, experimentelle Arbeit zum Einfluß von Kontrollierbarkeit stammt von Sieber und Kollegen (1992). Diese m.E. sehr wichtige Arbeit gibt Hinweise auf drei Aspekte der Streßantwort: 1) Kontrollierbarkeit 2) Dauer der Effekte und 3) Einfluß von Persönlichkeit. Obwohl jeder dieser Aspekte bezüglich der hier vorgelegten Gliederung in unterschiedlichen Punkten abgehandelt werden müßte, wird diese Arbeit an dieser Stelle umfassend referiert.

Insgesamt 64 männliche Versuchspersonen im Alter zwischen 18 und 26 Jahren nahmen an einer Untersuchung mit einem Viergruppen-Plan teil und wurden entweder verschiedenen Belastungsbedingungen oder einer Kontrollbedingung ausgesetzt. Probanden in der Bedingung L+ konnten Lärm abstellen, wenn sie 4 mal innerhalb der Darbietungszeit von 5 Sekunden einen Knopf drückten. Bei erfolgreicher Handhabung leuchtete ein blaues Licht auf (laut Instruktion Hinweis auf richtige Reaktion). Bei falscher Handhabung (dreimal gedrückt oder zu langsam etc.) leuchtete ein rotes Licht auf. Bei Probanden der Gruppe L-/+ leuchtete immer das rote Licht. Beide Gruppen erhielten die gleiche

Instruktion, während diejenige der Gruppe L-/- die Anordnung der Response-Tasten nicht enthielt. In Tabelle 31 ist der Versuchsplan näher erläutert.

Tabelle 31: Versuchsanordnung einer Untersuchung zum Einfluß von Kontrollierbarkeit auf NKCA (nach Sieber et al. 1992).

	Gruppe 1	Gruppe 2	Gruppe 3	Gruppe 4
Tag 1	Aufklärung, Einverständnis etc. dann 15 Minuten Ruhephase und Blutabnahme zur Bestimmung einer Baseline; im Anschluß weitere 15 Minuten Ruhephase und danach folgende Behandlung:			
anschließend	Kontrollierbarer Lärm (L+)	Unkontrollierbarer Lärm Antwort (L-/+)	Unkontrollierbarer Lärm Keine Antwort möglich (L-/-)	Kein Lärm (KL)
anschließend	Entnahme einer 2. Blutprobe, 30 Minuten Ruhephase und Wiederholung der Streßexposition, danach 3. Blutprobe			
Tag 2	Erfassung von Schlafverhalten, Gesundheitsangaben, 4. Blutprobe			
Tag 3	Erfassung von Schlafverhalten, Gesundheitsangaben, 5. Blutprobe			

Die Ergebnisse sind eindeutig: Die Aktivität der Natürlichen Killerzellen zeigte einen Haupteffekt (Streß), jedoch waren weder reine Zeiteffekte noch Interaktionen zwischen der Gruppenzugehörigkeit und dem Zeitverlauf nachweisbar. Wenn man bedenkt, daß die letzte Messung der NKCA 72 Stunden nach Streßapplikation durchgeführt wurde, ist es schon bemerkenswert, daß sich keine Interaktion mit den Meßzeitpunkten ergibt. Dies bedeutet konkret, daß die Veränderung (Haupteffekt) für diesen Zeitraum anhält !

Anschlußtests ergaben, daß die NKCA signifikant niedriger war in der Gruppe L-/- verglichen mit *allen* anderen Bedingungen. Des weiteren wird berichtet, daß diese Anordnung keine signifikanten Veränderungen der Anzahl peripherer Leukozyten zur Folge hatte.

Eine weitere interessante Beobachtung dieser Studie ist die Tatsache, daß die Veränderungen der NKCA ebenfalls von Persönlichkeitsmerkmalen der Probanden beeinflußt waren: Diejenigen Versuchsteilnehmer, die dispositionell ein hohes *Bedürfnis nach Kontrolle* über verschiedene Stituationen haben, zeigen die deutlichsten Suppressionen der NKCA. Dieser Zusammenhang zeigt sich auch in Abhängigkeit vom *Optimismus* einer Person: "*These findings suggest that those subjects who by personal disposition, tend to expect positive and controllable outcomes are the most stressed when the actual outcome is contrary to their expectations*" (Sieber et al., 1992).

Zusammengefaßt gibt diese Studie klare Hinweise darauf, daß Kontrollierbarkeit einer belastenden Situation eine Moderatorfunktion der immunologischen Konsequenzen einnimmt. Des weiteren legt sie nahe, daß die Vermittlung von Kontrollierbarkeit (Coping) ggfs. streßinduzierte Veränderungen der Immunkompetenz kompensieren könnte, und hat weitreichenden Einfluß auch auf klinische Fragestellungen. Die Tatsache, daß die Veränderungen immerhin (mindestens) 72 Stunden anhalten, ist überraschend, wobei Konditionierungsprozesse nicht ausgeschlossen werden können.

2.5.3.3 Charakteristika der Person

Die meisten Humanstudien zum Einfluß von Streß konstatieren, daß Persönlichkeitsfaktoren als Moderatoren zu berücksichtigen sind (die Varianz der Befunde ist z.T. auch hoch), aber nur wenige Arbeiten berücksichtigen derartige Zusammenhänge explizit.

Die Arbeiten vom Jemmott und Mitarbeitern, die bereits im Zusammenhang mit korrelativen Befunden zu Selbstbeschreibungen erwähnt wurden, demonstrieren, daß Probanden mit hoher Ausprägung im "inhibited power motive syndrom" auch in Phasen der Belastung (z.B. Prüfungsphase) mit niedrigen sIgA - Sekretionsraten reagieren (Jemmott & Magloire, 1988; Jemmott et al., 1983). Desgleichen verbinden sich experimentelle Anordnungen zur Induktion dieser Motivlage (Filmdarbietung) mit einer Reduktion der sIgA-Konzentration (McClelland & Krishnit, 1988). In Hinblick auf den Persönlichkeitsfaktor "Neurotizismus" liegen Befunde zur differentiellen Streßansprechbarkeit vor. Auch in experimentellen Situationen reagieren Probanden mit einer hohen Ausprägung in diesem Merkmal mit stärkeren Veränderungen der sIgA-Sekretionsrate bei verschiedenen Belastungen (Kälteexposition, kognitive Belastung) (Hennig, 1994), wobei nicht unbedingt die zeitlich eng umgrenzte Streßreaktion als solche von Bedeutung ist, sondern die Phase der Restitution von sIgA - (das Wiedererreichen der Ausgangswerte) tritt bei Probanden mit hohem Neurotizismus verzögert ein (Hennig, Poessel & Netter, 1996).

In einer neueren Arbeit von Spangler wird gezeigt, daß sich belastungsinduzierte *Anstiege* von sIgA besonders bei Männern mit hoher Ausprägung im Merkmal "egocontrol" (=Selbstdisziplin) zeigen, während sich diese Interaktion für Frauen nicht ergibt (Spangler, 1997).

Serumimmunglobuline sind weitaus seltener im Streßgeschehen untersucht worden. Eine sehr aktuelle Arbeit von Maes und Mitarbeitern (1997) befaßte sich ebenfalls mit Prüfungsbelastungen. Blutproben wurden einige Wochen vor, am Tag vor und einige Wochen nach einem schwierigen Examen entnommen. Des weiteren wurden mittels Fragebögen eine Fülle von Daten zum subjektiven Belastungserleben, zu habitueller Angst u.a. vorgelegt. Einige Befunde zu den Immunglobulinen sollen in der Folge kurz wiedergegeben werden (Abb. 24).

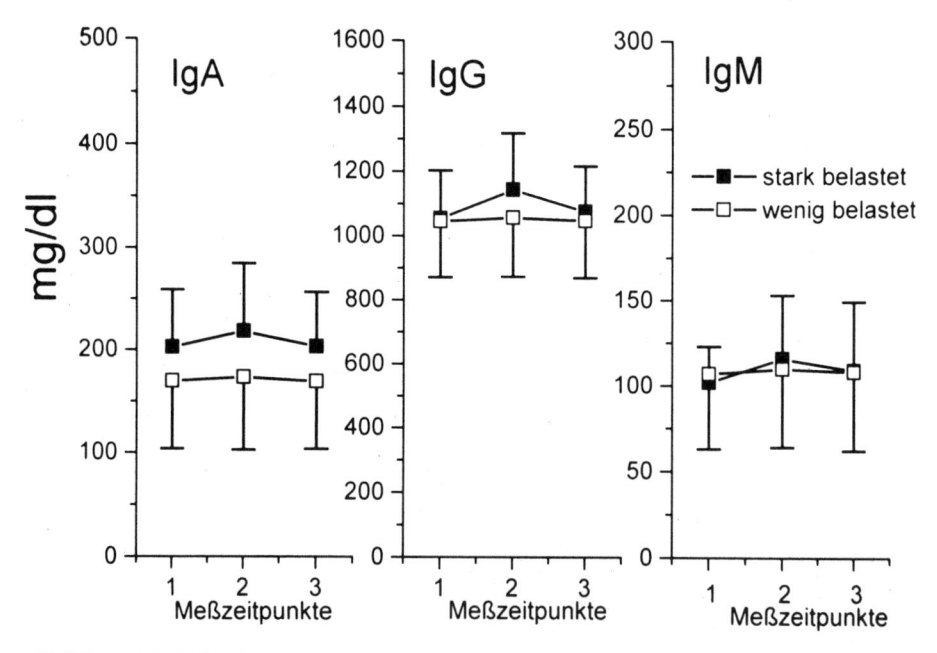

Abbildung 24: Mittelwerte und Standardabweichungen der Konzentrationen von Serumimmunglobulinen vor, während und nach Prüfungsstreß (nach Daten von Maes et al., 1997).

Es zeigen sich für alle Immunglobulin-Isotypen sowohl signifikante Verlaufseffekte (Streß) als auch Interaktionen mit dem Ausmaß subjektiv erlebter Belastung. Wenn man davon ausgeht, daß Personen mit subjektiv hoher Belastung einen hohen Neurotizismuswert aufweisen (Zusammenhänge siehe oben), dann könnte es sein, daß diese Personen durch eine Neigung zu stärkeren Reaktionen humoraler Immunparameter zu charakterisieren sind. Die Befunde passen zu denen der sIgA - Forschung und sind unabhängig von der Richtung der Veränderung.

Zellulär ergibt sich ein ähnliches Bild: Vierzig männliche Studenten wurden in unterschiedlichen Situationen untersucht. Subklinische Angst und Depression gingen in dieser Studie mit reduzierter Mitogenstimulierbarkeit als auch reduzierten Konzentrationen von Interleukin 1β einher (Zorrilla, Redei & DeRubeis, 1994). In die gleiche Richtung gehen Befunde zu quantitativen Veränderungen immunologischer Zellen (Fredrikson, Furst, Lekander, Rotstein & Blomgren, 1993).

Auf der anderen Seite liegen diverse Studien aus dem Akutstreßbereich vor, die Anstiege von immunologischen Parametern zeigen. Interindividuelle Differenzen ergeben sich auch nach Durchführung des Paradigmas der öffentlichen Rede, wobei sich hier in der Regel ein unterschiedliches Muster zellulärer Veränderungen ergibt (Anstiege der Anzahl von NK-Zellen, CD8+ Zellen, Abfall von CD4+ - Zellen). Anstiege in der NK-Zellfraktion korrelierten negativ mit Ärger, Depression und Feindseligkeit, während diejenigen der CD8+ Zellen positiv mit Angst korrelierten (Mills, Dimsdale, Nelesen & Dillon, 1996).

Erfolgverprechend sind auch diejenigen Studien, die in vivo Antikörperproduktionen nach vorheriger Antigenexposition in Hinblick auf Belastung untersuchen. In einer Studie von Esterling und Mitarbeitern (Esterling, Antoni, Kumar & Schneiderman, 1990) zeigte sich, daß das Verhältnis von der Zahl an Emotionswörtern zur Gesamtzahl der Wörter in Beschreibungen belastender Lebensereignisse (operationales Maß zur Erfassung von "Self-disclosure"= Selbstenthüllungsbereitschaft) in Abhängigkeit von der Repression - Sensitization Ausprägung zu folgenden Befunden führt: Represser haben in beiden "Self-disclosure-Ausprägungen" (hoch vs. niedrig) höhere Antikörperspiegel gegen Epstein-Barr Viren (Ausdruck niedriger Immunkompetenz, siehe oben), während dies für Sensitizer nur dann gilt, wenn diese niedrige Werte in "Self-disclosure" aufweisen, also einen niedrigen Quotienten zwischen Emotions- und Gesamtwörtern zeigen. Pennebaker und Mitarbeiter demonstrieren, daß die Prozedur des "Self-disclosures" per se mit einer höheren Reagibilität von Immunfunktionen einhergeht (Pennebaker, Kiecolt-Glaser & Glaser, 1988). Einen Zusammenhang zwischen Repression und immunologischen Maßen konnten Solomon und Mitarbeiter hingegen nicht nachweisen (Solomon, Segerstrom, Grohr, Kemeny & Fahey, 1997).

Zelluläre Reaktionen in vivo sind auch in Hinblick auf die Hypersensibiltät vom verzögerten Typ untersucht worden. Insgesamt 48 Frauen und 24 Männer wurden gebeten, Fragebögen zur Erfassung von Angst und Depressivität auszufüllen. Des weiteren wurde der Test zur immunologischen (Haut)-Reaktion (Multitest CMI) durchgeführt und die Probanden in Abhängigkeit vom Ausmaß der Reaktion (Durchmesser der Hautreaktion) in drei Gruppen geteilt. Es zeigt sich, daß Frauen mit starker Hautreaktion signifikant niedrigere Angstwerte aufweisen, während ähnliche Zusammenhänge bei Männern nicht aufgedeckt werden konnten (Pariante, Carpiniello, Rudas, Piludu & Del Giacco, 1994). Das Geschlecht ist somit selbst Moderator für die Moderatorfunktion von überdauernden Personmerkmalen auf streßinduzierte Immunomodulationen.

In Arbeiten von Glaser und Kollegen wurden Antikörperspiegel gegen verschiedene Antigene (EBV, HSV-1 und CMV) zu verschiedenen Phasen (1 Monat vorher, am ersten Tag der Prüfungen und nach den Sommerferien) eines Prüfungszeitraums gemessen. Es zeigte sich, daß die Antikörperspiegel nach Wiederkehr aus den Sommerferien deutlich niedriger waren als zu den beiden anderen Phasen, wobei dem subjektiven Erleben von Einsamkeit in der Prüfungsphase eine verstärkende Rolle zukommt (Glaser, Kiecolt-Glaser, Speicher & Holliday, 1985). Zu recht ähnlichen Ergebnissen kommen auch Petry et al. (1991) indem sie demonstrieren, daß wahrgenommene Belastung, Depressivität und Angst mit höheren Antikörperspiegeln gegen Hepatitis B Erreger verbunden waren. Psychosoziale Faktoren klärten 5.8% der Varianz des Antikörpertiters auf.

In den letzten Jahren publizierten Glaser et al. (1992) interessante Befunde zur experimentellen Antigenexposition. Medizinstudenten wurden insgesamt drei Hepatitis-B-Impfungen appliziert (zwei im Abstand von 1 Monat und eine weitere 6 Monate später), wobei jede Injektion in eine Examensphase eingebettet war. Es zeigte sich bei denjenigen Probanden, die nach der ersten Applikation spezifische Antikörper aufwiesen, eine niedrigere Angst sowie eine geringere subjektive Belastung. Des weiteren trat zum dritten Meßzeitpunkt eine positive Korrelation zwischen dem Ausmaß erlebter sozialer Unterstützung und dem Antikörperspiegel gegen das applizierte Antigen auf.

Eine vergleichbare Anordnung wählten Jabaaij et al. (1993). Diejenigen Versuchsteilnehmer, die bereits Antikörper gegen das verwendetet Antigen zum Baselinemeßzeitpunkt aufwiesen, wurden von der Analyse ausgeschlossen. Vorgelegt wurden Fragebögen zur Erfassung alltäglicher belastender Lebensereignisse sowie eine Messung psychosomatischer Beschwerden. Zwei und sechs Monate nach der Impfung mit Hepatitis B zeigte sich ein negativer Zusammenhang zwischen dem Ausmaß produzierter Antikörper und demjenigen des subjektiven Streßerlebens, wobei der erlebte Streß zum ersten Zeitpunkt (zwei Monate nach Impfung) mit der Antikörperproduktion nach dem sechsten Monat in Beziehung stand. Zeitgleiche Messungen korrelierten nicht. Des weiteren ergaben sich keine Zusammenhänge zwischen erlebter Einsamkeit und den in dieser Studie miterhobenen Copingstrategien (Jabaaij et al., 1993).

Die Notwendigkeit des Ausschlusses von Probanden mit Antikörpern gegen verwendete Antigene zum Zeitpunkt der Baseline kann man verhindern, indem man Antigene verwendet, die völlig neu sind. Eines dieser Antigene ist KLH (keyhold limped hemocyanin). *"KLH is a complex protein derived from an inedible marine snail, has no known adverse effects, and is highly immunogenic"* (Snyder, Roghmann & Sigal, 1990). In dieser Arbeit, die etwas genauer betrachtet werden soll, wurde 89 gesunden Studentinnen nach einer Baselinemessung eine subkutane Injektion von 100µg KLH verabreicht. Drei Wochen später wurde eine zweite Blutprobe erhoben und nach 8 Wochen eine Befragung zu vergangenen Krankheiten, Streßerleben, Arztbesuchen etc. durchgeführt. Erwartungsgemäß führt die Applikation von KLH zu einer deutlichen Lymphozytenproliferation, die bei den meisten Probanden drei Wochen nach Applikation zu messen war. Die Daten aus Fragebögen zur Alltagsbelastung wurden aufgeteilt in "positive" und "negative" Stressoren, und getrennt mit Proliferationswerten korreliert. Es zeigte sich, daß der als angenehm erlebte Streß (Eustreß) mit erhöhten immunologischen Werten einherging, während negative Lebensereignisse immunsuppressiv wirkten. Neurotizismusnahe Dimensionen (z.B. Angst) waren negativ korreliert mit der Lymphozytenproliferation nach 3 Wochen.

Kontrollierbarkeit kann - wie schon an der Studie von Sieber et al. (1992) gezeigt - auf der Seite der Situationscharakteristik aber auch auf derjenigen der Person untersucht werden. Wiedenfeld und Mitarbeiter (1990) operationalisierten Veränderung der Kontrollierbarkeit von Stressoren (self efficacy) bei phobischen Patienten, die, im Zuge einer systematischen Desensibilisierung, dem phobischen Objekt (Schlange) ausgesetzt wurden. In diesem Intragruppenvergleich zeigt sich eine deutliche Zunahme der wahrgenommenen Kontrollierbarkeit als Konsequenz des therapeutischen Handelns. Die zu den einzelnen Phasen abgenommenen Blutproben wurden auf die Anzahl peripherer Leukozyten untersucht. Sowohl in der Phase erhöhter Kontrolle als auch bei maximaler Kontrolle lag die Anzahl diverser Leukozyten (Gesamtlymphozyten, CD4+, CD8+) höher als in der Phase vor der Behandlung, wobei Cortisolanstiege mit niedrigen Lymphozytenanzahlen verbunden waren. Die Studie wird als Hinweis auf eine Steigerung immunologischer Funktionen als Konsequenz eines veränderten Copingverhaltens diskutiert. Ob es sich hierbei um eine Steigerung der Immunkompetenz handelt, muß jedoch in Frage gestellt werden.

Zusammenfassend soll auf eine lesenswerte Metaanalyse von Herbert & Cohen (1993) eingegangen werden. Ziel der Arbeitsgruppe war es, die zur Verfügung stehenden

Publikationen (bis einschließlich Dezember 1991) zum Einfluß von Belastungen systematisch zu evaluieren und Zusammenhänge zwischen Streß und allen eingesetzten immunologischen Maßen sowie deren Effektstärke zu erheben. Hier bedarf es zunächst einiger Vorbemerkungen. Die in die Analyse eingegangenen Arbeiten mußten folgende Kriterien erfüllen:
1) Daten von unabhängigen Stichproben
2) Vorhandensein von selbstberichteter Belastung oder experimentelle Induktion von Belastung
3) Gesunde Probanden (kein AIDS oder Krebs)
4) Das immunologische Maß mußte in mindestens zwei anderen Studien verwendet worden sein.

Nach Prüfung der Einschlußkriterien gingen insgesamt 38 Studien in die Auswertung ein. Des weiteren wurden die Stressoren nach Dauer und Art (s.u.) klassifiziert. Die Technik der Metaanalyse sah zunächst die Aufstellung des korrelativen Zusammenhangs zwischen subjektiven Belastungsindikatoren und immunologischer Veränderung vor. In der Folge wurde die mittlere Effektstärke berechnet (Umwandlung einzelner Korrelationen in Fisher z-Werte, Aufsummierung und Division durch die Anzahl der Studien und anschließende Rückführung dieses gemittelten und nach Stichprobengröße gewichteten Wertes in einen Korrelationskoeffizienten). Das allgemeine Problem eines Publikationsbias (Mangel an Publikationen mit "negativem" Resultat) wurde gelöst, in dem das nach Rosenthal (1984) vorgeschlagene Verfahren "fail-safe N" angewendet wurde. Hierbei wird berechnet, wieviele Studien mit einer Effektstärke von 0 nötig wären, damit die mittlere Effektstärke *nicht* signifikant wird. Zusätzlich kann man mit der Faustregel: "fail-safe N < (Anzahl der Studien * 5 + 10)" entscheiden, ob ein Einschlußbias wahrscheinlich ist. Die Ergebnisse dieser Metaanalyse sind in Tabelle 32 verkürzt[6] dargestellt.

Die Analyse zeigt konsistente Beziehungen zwischen Streß und reduzierten qualitativen, immunologischen Maßen (ConA-, PHA- Stimulation und NKCA), wobei die mittlere Effektstärke zwar hoch signifikant, absolut betrachtet jedoch nicht überaus hoch ist.

---

[6]Aus Gründen der Übersicht wird hier auf die Unterscheidung nach verschiedenen Stressoren verzichtet. Vielfach ist die Anzahl der zugrunde liegenden Studien je Stressor z.T. sehr klein.

Tabelle 32: Verkürzte Darstellung der Ergebnisse einer Metaanalyse von Herbert & Cohen (1993).

Maß	N (Studien)	N (Stichprobe)	mittlere Effektstärke	Einschlußbias wahrscheinlich ?
PHA-Stimulation	10	483	-.204***	nein
ConA-Stimulation	7	443	-.237***	nein
NKCA	11	497	-.245***	nein
WBC Anzahl	5	143	.361***	ja
Monozyten Anzahl	4	80	-.134	
B-Zellen Anzahl Prozent	9 3	259 176	-.243*** .000	ja
T-Zellen Anzahl Prozent	8 5	234 284	-.256*** -.130*	ja ja
CD4+ Anzahl Prozent	7 10	192 555	-.204** -.174***	ja ja
CD8+ Anzahl Prozent	7 10	192 555	-.387*** -.160***	nein ja
CD4/CD8 Quotient	9	394	.103*	ja
NK-Zellen Anzahl Prozent	3 4	68 305	-.319** -.079	ja
sIgA	8	481	-.144**	ja
IgA	5	255	.001	
IgG	7	317	-.003	
IgM	6	275	-.125**	ja
EBV-VCA	6	421	.528	nein
HSV-1	3	112	.848	nein

Des weiteren ergibt sich ein homogenes Bild einer verringerten Anzahl peripherer Lymphozyten und NK-Zellen, die offensichtlich zu eindeutigeren Ergebnissen führt, als die prozentualen Veränderungen dieser Zellen (eine prozentuale Reduktion von z.B. CD4+ Zellen kann sich ergeben, wenn die Anzahl von Leukozyten ansteigt, diejenige der CD4+ Zellen hingegen konstant bleibt). In Hinblick auf humorale Parameter zeigt sich zwar ein negativer Zusammenhang zwischen Streß und IgM sowie sIgA, die Effektstärke ist aber ebenfalls eher gering. Überzeugend sind die Ergebnisse zu EBV-VCA und HSV-1 Titern, deren Effektstärke hoch ist.

Des weiteren berichten die Autoren, daß in Hinblick auf die Unterteilung nach Stressoren, objektive Ereignisse offenbar mit stärkeren immunologischen Veränderungen verbunden sind als dies für selbstberichtete Belastung gilt. In Hinblick auf die Dauer der Streßexposition weisen die Autoren darauf hin, daß kurz- vs. langfristige Stressoren in der Tat sehr unterschiedliche Effekte auch innerhalb desselben Parameters haben. Nach kurzfristigem Laborstreß findet man z.B. eher einen Anstieg peripherer CD8+ Zellen, während längerfristige Belastung mit einer Abnahme verbunden ist.

Einschränkend muß jedoch festgehalten werden, daß sich die dieser Metaanalyse zugrundeliegenden Studien auf den Zeitraum bis 1991 beziehen; neuere Arbeiten, die unter Einbeziehung kurzfristiger extremer Stressoren (siehe Fallschirmsprung) Stimulationen auf breiter Ebene aufzeigen konnten, sind in diese Auswertung nicht einbezogen worden.

Van Rood und Mitarbeiter (1993) legten ebenfalls eine Metaanalyse vor, die zu dem Schluß kommt: "*The meta - analysis of the results of the stress studies indicated that the observed changes in interleukin - 2 - receptor expression on lymphoyctes and antibody titers against Epstein Barr virus (EBV) were consistent for the direction of change and globally significant, whereas the observed changes in percentage of natural killer (NK) cells, salivary immunoglobulin A (sIgA), and antibody titers against Herpes simplex virus (HSV) were not consistent and not significant*" (Van Rood, Bogaards, Goulmy & van Houwelingen, 1993).

Dieses vielleicht ernüchternde Ergebnis basiert jedoch auf dem hier oft schon angesprochenen Umstand, daß es nicht um die Brauchbarkeit von Parametern oder die Konsistenz von Befunden gehen kann, sondern um die Frage: Welche Konstellationen von Stressor- und Personcharakteristika führen zu welchen immunologischen Konsequenzen. Eine Metaanalyse nach "Haupteffekten" *kann* aufgrund der hier dargestellten Moderatoren und Mediatoren gar nicht zu einem einheitlichen Ergebnis führen. *Unterschiedliche* Situationen, *unterschiedliche* Personen, *unterschiedliche* immunologische Parameter mit *unterschiedlichen* Funktionen tragen in *unterschiedlichem* Maße zur

Beantwortung der Frage nach streßinduzierten Veränderungen des Immunsystems beim Menschen bei.

Abschließend soll die folgende Abbildung die bislang identifizierten Moderatoren und Mediatoren zusammenfassen (Abb. 25).

Biologische Mediatoren
- Katecholamine
- HPA-Achse
- Opioide
- andere

immunologische Reagibilität

Stressormerkmale
- Dauer
- Intensität
- Kontrollierbarkeit
- andere

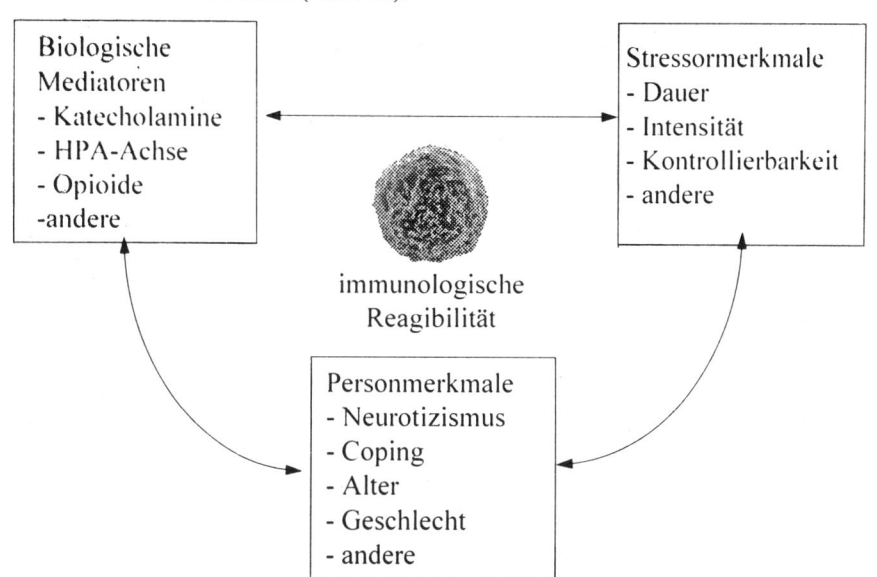

Personmerkmale
- Neurotizismus
- Coping
- Alter
- Geschlecht
- andere

Abbildung 25: Zusammenfassung der multiplen Einflüsse auf immunologische Veränderungen nach Belastung. Neben den isolierten Mediatoren und Moderatoren ist zu bedenken, daß *innerhalb* der Hauptgruppen ebenfalls Interaktionen z.B. zwischen Persönlichkeit und Geschlecht beschrieben sind. Desgleichen können Interaktionen innerhalb der Stressormerkmale vorliegen (Kontrollierbarkeit bei unterschiedlicher Intensität etc.). Gerade die Interaktionen höherer Ordnung sind bislang nicht Gegenstand psychoneuroimmunologischer Belastungsforschung beim Menschen gewesen.

2.6 Psychologische Interventionen und immunologische Konsequenzen

Ausgehend von der Tatsache, daß immunologische Parameter auf die Stimulation des Zentralnervensystems ansprechen, ist es naheliegend, über Interventionen verschiedenster Art (neben Streß und Konditionierung) immunologische Prozesse zu beeinflussen. Insbesondere der Konditionierungsbereich öffnet Türen zur Erforschung des Placebophänomens im Kontext immunologischer Forschung. Bei der Darstellung der Befunde werden diejenigen, die auf Patientenkollektiven basieren, zunächst ausgeschlossen.

Die Anzahl der zur Verfügung stehenden Arbeiten ist gering. Dies mag zum einen daran liegen, daß Entspannungsverfahren, Biofeedback, Imagination und Hypnose therapeutische Interventionen insbesondere psychologischer Arbeitsgruppen sind, die nicht allzu häufig immunologische Parameter miteinbeziehen. Eine andere denkbare Möglichkeit wäre ein "publication bias", da es überrascht, daß mit wenigen Ausnahmen keine Untersuchungen mit "negativen", d.h. hypothesenkonträren Ergebnissen vorliegen. Die folgende Darstellung gliedert sich nach Interventionseffekten zunächst auf zelluläre und anschließend auf humorale Parameter des Immunsystems.

2.6.1 Zelluläre Effekte

Die bereits häufig zitierte Arbeitsgruppe um Kiecolt-Glaser untersuchte 45 geriatrische Patienten und teilte diese in insgesamt drei Versuchsgruppen ein. In der Experimentalbedingung wurde für die Dauer von einem Monat (3 x wöchentlich) eine Relaxationsübung mit Imaginationsinhalten durchgeführt, während die zweite Gruppe in der gleichen Zeit (lediglich) sozialen Kontakt pflegen konnte. Eine dritte Gruppe diente als Kontrollgruppe, bei der jegliche "Intervention" unterlassen wurde. Es zeigt sich nach Abschluß der Studie eine signifikante Erhöhung der Natürlichen Killerzellaktivität in der Gruppe mit Entspannungsübung, während die Mitogenstimulierbarkeit peripherer Lymphozyten nicht differentiell beeinflusst wurde (Kiecolt-Glaser et al., 1985). Die Studie belegt eindeutig, daß Relaxationsübungen einen günstigen Einfluß auf immunologische Parameter haben und nicht nur durch den gleichzeitig gebotenen Sozialkontakt bedingt sind. Es muß aber auch festgehalten werden, daß derartige Einflüsse ggfs. eher bei alten Menschen aufzuzeigen sind, da diese eine grundsätzlich reduzierte immunologische Kompetenz im Vergleich mit jüngeren aufweisen (Ausgangswertabhängigkeit).

Im selben Jahr publizierten Peavey et al. (1985) eine Studie zum Einfluß von Biofeedback auf Makrophagenaktivität, wobei (auch hier) eine Extremgruppe herangezogen wurde, die in einer Vorphase nach Streßbelastung (hoch) und Makrophagenaktivität (niedrig) selektiert wurde. Im Anschluß an diese Gruppenbildung wurden die 16 Probanden einer Experimental- oder Kontrollbedingung zugeführt; Selbstbeurteilungen in Fragebögen und Blutproben wurden als Baselinemessung erhoben. Die Probanden der Experimentalgruppe trafen sich zweimal in der Woche für jeweils eine Stunde und übten Biofeedback mit der klaren Instruktion, ihre Muskelaktivität zu reduzieren und ihre

Hauttemperatur (gemessen an der Hand) zu erhöhen. Des weiteren wurde den Probanden eine Audiocassette mit Entspannungsinstruktionen mit nach Hause gegeben, mit der sie täglich üben sollten. Im Anschuß an diese Phase wurden Veränderungswerte erhoben. Die Daten zeigen, daß sich die Anzahl peripherer Leukozyten zwischen Experimental- und Kontrollgruppe nicht unterscheidet. Es zeigte sich aber ein deutlicher Unterschied in der Makrophagenaktivität, die nach absolviertem Training massiv anstieg (Peavey, Lawlis & Goven, 1985).

Eine Arbeit von Zachariae et al. (1990) könnte ebenfalls den Einfluß von Autosuggestion auf zelluläre Parameter des Immunsystems belegen. In dieser Studie wurden 10 Probanden an 10 aufeinanderfolgenden Tagen die Instruktion gegeben, sich zu entspannen, und sich vorzustellen, daß ihr Immunsystem maximal effektiv wäre. Die Autoren berichten von Zuwächsen der NKCA bei konstanter Anzahl peripherer Leukozyten. Die Ergebnisse sind jedoch leider mit Einschränkungen zu interpretieren, da aufgrund einer fehlenden Kontrollgruppe der Einfluß reiner "Zeit-" oder sonstiger, unspezifischer Effekte zu den Veränderungen beigetragen haben kann. Gleiches gilt auch für eine Studie von Hall und Mitarbeitern, die zelluläre Veränderungen nach einer Kombination aus Entspannung und Imagination aufzeigt (Hall, Mumma, Longo & Dixon, 1992).

Eine Verbesserung der Vorstudie gelang Zachariae und Mitarbeitern (1994). Leicht und schwer hypnotisierbare Probanden wurden drei verschiedenen Gruppen zugeteilt: 1) Imagination, die Immunkompetenz zu erhöhen, 2) Entspannungsübung und 3) Kontrollgruppe. Die Probanden wurden innerhalb von 3 Wochen dreimal getestet. Eine *Reduktion* der NKCA sowie der Mitogenstimulierbarkeit zeigte sich zu allen Meßzeitpunkten nach der Intervention in den Gruppen 1+2, während eine erhöhte chemotaktische Aktivität von Monozyten in den beiden Gruppen nur an Tag 1 beobachtet werden konnte. Leicht hypnotisierbare Probanden zeigten deutlichere Veränderungen (Zachariae et al., 1994). Die Ergebnisse dieser Studie überraschen: Es wäre zumindest hypothesenkonform gewesen, bei der Vorstellung der Erhöhung immunologischer Aktivität, *Anstiege* in Mitogenstimulationen bzw. NKCA zu induzieren, das Gegenteil wird hingegen berichtet. Es ist allerdings aufgrund der Komplexität immunologischer Vorgänge überaus schwierig, sich vorzustellen, die Aktivität zellulärer Immunparameter zu erhöhen.

Hall und Mitarbeiter (1996) wendeten in einem experimentellen Design ebenfalls spezifische (Experimentalgruppe 1), unspezifische (Experimentalgruppe 2) und keine Imagination an, wobei sich die Experimentalgruppe 1 entweder eine erhöhte oder erniedrigte Adhärenz von neutrophilen Granulozyten vorstellen sollten. Nach einer Trainingsphase wurden jeweils vor und nach der Experimentalbedingung Blutproben abgenommen. Des weiteren erhob die Arbeitsgruppe psychophysiologische Indikatoren der Entspannung (Herzrate und Fingertemperatur). Entgegen der Erwartung zeigten *beide* Experimentalgruppen eine Abnahme der Adhärenz von neutrophilen Granulozyten, während die Kontrollgruppe Anstiege aufwies. Als Erklärung für dieses überraschende Ergebnis geben die Autoren an, daß die psychophysiologischen Indikatoren Hinweise auf Entspannung nur in der Kontrollgruppe geben, und daß die Vorstellung selbst ggfs. eine kognitive Beanspruchung in den Experimentalgruppen darstelle, die sich konträr auf das abhängige Maß ausgewirkt haben könnte (Hall, Papas, Tosi & Olness, 1996).

Im cross-over Design erhielten 11 HIV-positive Probanden einen Monat lang eine tägliche Massage. Verglichen mit einem Monat, in dem sie diese Behandlung nicht erhielten, zeigten sich quantitative (Anstiege der peripheren NK-Zellen, zytotoxischer T-Zellen [CD8+]) und qualitative Veränderungen zellulärer Immunparameter (Anstiege der NKCA). Hormonelle Unterschiede (Reduktionen von Cortisol und Katecholaminen) sowie eine Reduktion der Angst bei Anstiegen der Entspannung konnten ebenfalls demonstriert werden, wobei die Befindlichkeitsänderungen mit denjenigen der NKCA korreliert waren.

Die jüngste Studie zu dieser Thematik stammt von Whitehouse et al. (1996), in der versucht wurde, durch Entspannung / Imagination prüfungsbelastete Medizinstudenten (Erstsemester) psychisch und physisch zu unterstützen. Zwei Gruppen von Studenten erhielten entweder die Instruktion regelmäßig die Entspannungsübung durchzuführen und täglich Tagebuch über Belastung, Schlafverhalten etc. zu führen, während eine Kontrollgruppe lediglich Tagebuch schrieb. Zu vier verschiedenen Zeitpunkten wurden Blutproben entnommen: Orientierungswoche, später im Semester, Examensphase und Abschluß des Semesters. Zum Zeitpunkt des Examens konnten Anstiege der Belastung sowie diverser immunologischer Parameter gezeigt werden (Anzahl B-Zellen, aktivierter T-Zellen, Mitogenstimulierbarkeit und NKCA). Die Studenten der Experimentabedingung äußertern weniger Belastung und Angst, unterschieden sich aber nicht in Hinblick auf immunologische Parameter von der Vergleichsgruppe, obwohl es innerhalb der Experimentalgruppe Zusammenhänge zwischen eingeschätzter Qualität der Entspannung und NKCA gab, was aber m.E. nicht situationsspezifisch, sondern eher personspezifisch interpretiert werden müßte.

An dieser Stelle soll kurz erwähnt werden, daß mittels Hypnose in einigen Studien erfolgreich insbesondere Hautreaktionen vom Sofort- oder verzögerten Typ nach Antigenexposition beeinflußt wurden. Die Datenlage ist jedoch eher uneinheitlich, gekennzeichnet durch z.T. gravierende methodische Einschränkungen (z.B N=1) und durch grundsätzliche Bedenken, daß es sich u.U. um lokale Phänome der Haut handeln könnte, die unabhängig von immunologischen Prozessen durch Hypnose beeinflußt werden. Da mir keine Untersuchung bekannt ist, die *spezifische immunologische Parameter* mit Hypnose in Beziehung gesetzt hat, verweise ich auf andere Übersichtsarbeiten, die weniger selektiv vorgegangen sind (Halley, 1991; Kiecolt-Glaser & Glaser, 1992).

2.6.2 Humorale Effekte

Kiecolt-Glaser et al. (1985) demonstrierten in dem geriatrischen Kollektiv des weiteren Reduktionen der Antikörper gegen HSV nach praktizierter Entspannung mit Imagination (wobei hier - wie schon erwähnt wurde - die reduzierte Antikörper-konzentration als Folge einer erhöhten zellulären Aktivität interpretiert werden sollte).

In einer frühen Studie von Green & Green (1987) wurden 50 Studenten entweder einer Gruppe mit Entspannungsübung (Progressive Muskelrelaxation), einer Visualisierungsbedingung (Imagery), einer Massage- oder einer Kontrollgruppe (nur still liegen) zugeteilt. Alle drei Behandlungsgruppen zeigten Anstiege im sIgA, während die Interventionen auf Speichelcortisolwerte keinen Einfluß hatten (Green & Green, 1987).

Im selben Jahre replizierten Jasnoski & Kugler (1987) den Befund einer entspannungsinduzierten Erhöhung von sIgA im Speichel innerhalb der Behandlungsgruppen (Entspannung sowie Entspannung und Imagination von Immunprozessen). Des weiteren wird berichtet, daß eine - um die Cortisolkonzentration bereinigte - Analyse der sIgA - Daten zu einer deutlichen Erhöhung der Effektstärke führt.

In einer Folgestudie dehnten Green et al. (1988) ihre Befunde auf Immunglobuline im Serum aus, wobei hier festgehalten werden sollte, daß sich der Zeitraum praktizierter Entspannung auf drei Wochen erhöhte. Anstiege wurden nicht nur bei sIgA, sondern auch bei IgG, IgM und IgA im Serum nachgewiesen.

Auch Huwe, Hennig & Netter (im Druck) fanden deutliche Anstiege der sIgA-Sekretionsrate nach einer 10-minütigen Entspannungsübung (progressive Muskelrelaxation). Innerhalb der Experimentalgruppe (A) wurde entweder eine spezifische Imagination (Vorstellung von Produktion und Transport des sIgA in den Speichel) oder eine unspezifische (Ruhebilder, B) eingebettet. Die Ergebnisse zeigen, daß der Imaginationsinhalt keinen Einfluß auf das Ausmaß der sIgA - Anstiege hat. Im Gegenteil, tendenziell (aber nicht signifikant) lagen die Zuwächse in der Gruppe mit der spezifischen Imagination niedriger als diejenigen innerhalb der anderen Experimentalgruppe.

Neben Immunglobulinen scheinen auch Zytokine durch entspannungsnahe Stimuli beeinflußbar zu sein. Im Serum einzelner Probanden konnten entspannungsinduzierte Anstiege von Interleukin-1 (IL-1) bis zu 270% nachgewiesen werden, was sich in einem signifikanten Gruppenunterschied mit einem *mittleren* Zuwachs von 48% niederschlägt. Es ist schon bemerkenswert, daß Zytokine auf derartige Interventionen so schnell produziert werden.

In ihrer Metaanalyse demonstrieren Van Rood et al. (1993), daß bei den verwendeten immunologischen Maßen zumindest die Richtung der Veränderung über verschiedene Studien für die Anzahl peripherer Leukozyten (↘), NKCA (↗) und sIgA (↗) gleich ist, wobei nur im Falle von sIgA auch eine globale Signifikanz gegeben ist.

Hierzu läßt sich zweierlei anmerken: Erstens ist die Anzahl der zugrundeliegenden Studien zu klein. Es bedarf weiterer Untersuchungen, die auch unter Einbeziehung von Mechansimenfragen das Phänomen entspannungsinduzierter immunologischer Veränderungen näher beleuchten. Zweitens besagen diese Ergebnisse bis dato noch nicht, daß sich eine kontinuierliche Anwendung von Entspannungsverfahren auch kontinuierlich auf immunologische Parameter auswirkt. Mir ist keine Studie bekannt, die Faktoren der Übung einerseits oder auch der Habituation andererseits über einen langen Zeitraum häufiger Sitzungen zum Gegenstand hatte.

Bevor dies geprüft wird, stellt sich jedoch die viel grundsätzlichere Frage nach der *Stabilität* der Phänome. Diese Frage wurde kürzlich in unserer Arbeitsgruppe aufgegriffen und führte zu folgendem Ergebnis:

Insgesamt 20 nicht - studentische[7] Frauen im Alter zwischen 35 und 68 Jahren (M=53.57, SD=9.7) nahmen an zwei Entspannungstrainings im Abstand von 6 Wochen teil. Die beiden Sitzungen fanden jeweils morgens zwischen 9 und 11 Uhr zu exakt der gleichen Zeit für jede Probandin statt. Nach Erhebung der Baselinewerte (vor Durchführung der Entspannung) auf der Ebene von Speichelproben, Einschätzungen zur Befindlichkeit sowie Herzrate und Blutdruck wurden standardisierte Entspannungsinstruktionen (Progressive Muskelrelaxation) über ein Audioband eingespielt. Unmittelbar nach der 10-minütigen Entspannung wurden erneut die abhängigen Maße erhoben.

---

[7]Studentische Populationen insbesondere der Psychologie eignen sich zur Prüfung des Stabiliätsaspektes m.E. weniger, da sie sehr heterogene Vorerfahrungen mit Entspannungsübungen aufweisen. Gruppen ohne diese Varianzquelle dürften daher eher geeignet sein.

Psychoneuroimmunologie 141

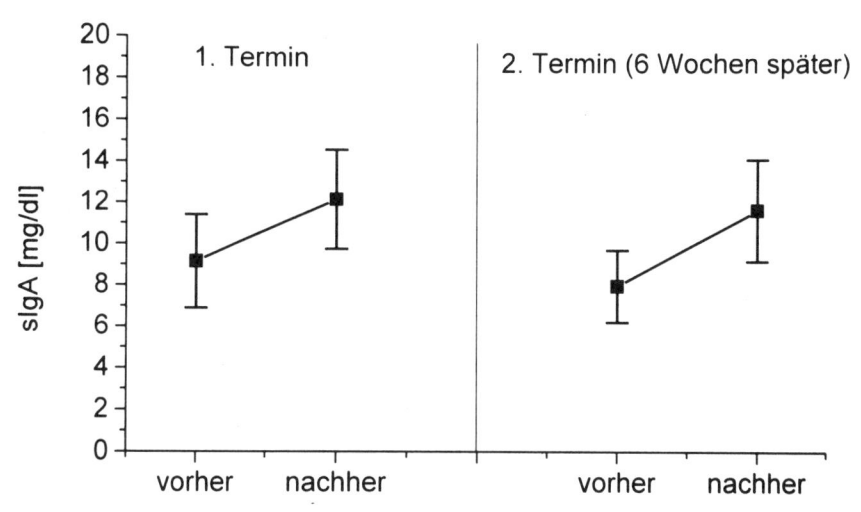

Abbildung 26: Mittelwert und Standardfehler der sIgA-Konzentration vor und nach einer 10 minütigen Entspannungsphase (progressive Muskelrelaxation) an zwei Terminen mit 6 Wochen Abstand.

Zunächst ist festzuhalten, daß auch in dieser Studie jeweils signifikante Anstiege der sIgA-Konzentration induziert werden konnten, die sich zwischen den Terminen nicht unterscheiden (Termin: $F=0.32$ $df=1, 17$, n.s.; Behandlungseffekt: $F=5.1$ $df=1, 17$ $p<.05$, Interaktion: $F=0.60$ $df=1, 17$, n.s., siehe Abbildung 26).

Da jedoch parallele Mittelwertsverläufe keine Aussagen über die Stabiliät der Reaktion zulassen, sind unterschiedliche Maße der sIgA-Konzentration korreliert worden, wobei natürlich der Zusammenhang der beiden Reaktionswerte (Differenzen) von besonderem Interesse ist. Die Tabelle 33 zeigt die Korrelationskoeffizienten. Es zeigt sich deutlich, daß:

1) Baselinewerte (1. Termin vorher vs. 2. Termin vorher) signifikant korreliert sind (.573), was erneut darauf hinweist, daß die sIgA-Konzentration dispositionell recht stabil ist (siehe auch Hennig, 1994).
2) Lediglich in der Tendenz korreliert das Ausmaß der Veränderung negativ mit dem Ausgangswert. Für beide Termine wird die Korrelation jedoch nicht signifikant, d.h. die Effekte sind nicht sonderlich durch die Ausgangswertabhängigkeit der Reaktion verzerrt.
3) *Die Differenzwerte (sIgA-Veränderungen) am 1. und 2. Termin korrelieren signifikant miteinander.*

Tabelle 33: Interkorrelationsmatrix von Roh- und Veränderungswerten der sIgA-Konzentration vor und nach Entspannung an zwei Terminen (Abstand 6 Wochen)

	1. Termin vorher	1. Termin nachher	2. Termin vorher	2. Termin nachher	Differenz 1. Termin	Differenz 2. Termin
1. Termin vorher						
1. Termin nachher	.673**					
2. Termin vorher	.573*	.329 (n.s.)				
2. Termin nachher	.440*	.577**	.615**			
Differenz 1. Termin	-.412 (n.s.)	.394 (n.s.)	-.304 (n.s.)	.161 (n.s.)		
Differenz 2. Termin	.046 (n.s.)	.434 (n.s.)	-.113 (n.s.)	.714**	.472*	

Entspannungsinduzierte Veränderungen der sIgA-Sekretionsrate sind somit nicht nur ein replizierbares, sondern auch intraindividuell stabiles Maß.

Die Frage nach Mediatoren gestaltet sich weitaus schwieriger. Da in vergleichbarem Maße Veränderungen von Herzrate und systolischem Blutdruck auftreten, stellt sich die Frage, ob der reduzierte Sympathikotonus mit Veränderungswerten der sIgA-Konzentration assoziiert ist. Die Ergebnisse der Korrelationen von Veränderungswerten der Herzrate sowie des Blutdrucks mit denen der sIgA-Konzentrationen sind jedoch für beide Termine nicht signifikant.

Zusammenfassend läßt sich festhalten, daß sowohl induzierte Entspannung (mit oder ohne Imagination) als auch Biofeedback Einfluß auf immunologische Parameter haben. Es ist jedoch in der Zukunft zu zeigen, ob das Ausmaß der Veränderungen ausreicht, um Krankheitsprozesse zu beeinflussen oder sogar zu verhindern.

Des weiteren muß gerade im Bereich der präventiven, kurativen oder palliativen Anwendung von Entspannungsverfahren in Patientenkollektiven berücksichtigt werden, daß derartige Interventionen "Nebenwirkungen" aufweisen. Hall & Kvarnes (1991) weisen darauf hin, daß Patienten durch die Erfahrung, immunologische Prozesse günstig beeinflussen zu können, gewissermaßen den Umkehrschluß ziehen können, durch Fehlverhalten zur Enstehung der Erkrankung beigetragen zu haben oder Ursachen im Verhalten anderer Personen zu suchen. In einigen Fällen wird von derart besessener Durchführung solcher Übungen berichtet, daß sie die Patienten fast an der Verrichtung alltäglicher Aufgaben hindert.

Studien zur Frage der klinischen Relevanz sind daher genauso dringlich geboten, wie diejenigen zur Identifikaton von Mediatoren, Moderatoren und interindividueller Unterschiede in der Ansprechbarkeit.

3. Psychoneuroimmunologische Aspekte alltäglicher Infektionskrankheiten

Zu Infektionen führen vielfältige Mikroorganismen, die sich in die Klassen Viren, Bakterien, Pilze, Einzeller (Protozoen) und Würmer einteilen lassen. Die Art der Immunabwehr hängt mit derjenigen des Erregers zusammen und besteht aus einer Fülle von Immunprozessen unterschiedlichster Art, wobei zunächst unspezifische, später dann spezifische Abwehrmechanismen greifen (siehe Übersicht Kapitel 1). Des weiteren hängt die Art der Abwehr auch von der Lokalisation des Erregers im Organismus ab. In der Regel lassen sich folgende Bereiche unterscheiden (Tab. 34):

Tabelle 34: Lokalisation und Art verschiedener Erreger sowie beteiligte Abwehrprozesse.

	intrazellulär		extrazellulär	
	Zytoplasma	Vesikel	Blut, Gewebe oder Lymphe	Oberflächen des Epithelgewebes
Organismen	bestimmte Viren, aber auch Bakterien und Protozoen	überwiegend Bakterien	alle Typen von Erregern	Bakterien
beteiligte Immunprozesse und Elemente	zytotoxische T-Zellen, NK-Zellen	Makrophagen	Antikörper, Komplement, Phagozytose	Antikörper (insbesondere sIgA)

Infektionen gehen mit vielen Symptomen (z.B. vielfach Fieber), charakteristischen Veränderungen z.B. des Blutbildes (Leukozytose, auch Neutropenie, erhöhte Blutsenkungsgeschwindigkeit u.a.) sowie Veränderungen der subjektiven Befindlichkeit (Unbehagen, Unruhe, Schwächegefühl, Gliederschmerzen, Appetitlosigkeit u.a.) einher. Während Antibiotika bei z.B. bakteriellen Infektionen hilfreich sind, liegt bis auf einige Ausnahmen (Zytostatika, Amantadin, Aciclovir) keine kausale Therapie gegen virusbedingte Erkrankungen vor. Letztere sind z.T. prophylaktisch durch aktive (Impfungen) oder passive Immunisierung (Antikörpergabe) erfolgreich zu verhindern.

Da sich viele der relevanten Befunde der Psychoneuroimmunologie auf virale Erkrankungen konzentrieren, soll in der Folge kurz zusammengestellt werden, welche Erreger mit welchen klinischen Manifestationen verbunden sind, wobei auch hier eine Auswahl getroffen wird (Tab. 35).

Tabelle 35: Aufstellung ausgewählter viraler Erreger mit durch sie induzierten Symptomen und Erkrankungen sowie der Verfügbarkeit von Impfstoffen.

Klassifikation	Erreger	Erkrankungen / Symptome	Impfstoff?
Erkrankungen des Respirationsstraktes	Influenza (A, B, C)	akute Bronchitis, Pneumonie, Krupp, Virusgrippe	ja
	Mumps-Virus	Parotitis, Meningoenzephalitis	ja
	Adenoviren	Pneumonie, Diarrhö, andere	ja
	Epstein-Barr-Virus	infektiöse Mononukleose (Pfeiffersches Drüsenfieber)	nein
	Rhinoviren	Erkältungskrankheiten	nein
Atopische Erkrankungen	Masern-Virus	Masern, Enzephalomyelits	ja
	Röteln-Virus	Röteln	ja
	Varizella Zoster	Windpocken	Gammaglobulin
	Herpes simplex	Herpes labialis, Herpes genitalis	nein
	Herpes zoster	Gürtelrose	nein
Andere	Polioviren	Kinderlähmung (Poliomyelitis), aseptische Meningitis	ja
	Coxsackieviren	aseptische Meningitis, Myokarditis, andere	nein
	Zytomegalieviren	kongenitale Defekte, Mononukleose, andere	nein
	Hepatitisviren	Hepatitis A, Hepatitis B, Hepatitis C, "Delta"-Hepatitis	z.T.
	Tollwut-Virus	Schluckbeschwerden, Spasmen	ja
	HIV	AIDS	nein

Diese Auswahl von (für die weitere Betrachtung) relevanten Viren zeigt, daß nur für einige von ihnen prophylaktische Maßnahmen in Form aktiver Immunisierung (Impfung) vorliegen. Am Beispiel der Rhinoviren, welche die bekannten Erkältungskrankheiten auslösen, wird deutlich, daß wenn ein Virus in verschiedenen Serotypen (hier in mehr als 100 bekannten) vorliegt, die Erstellung eines Impfstoffes grundsätzlich erschwert ist.

Bedenkt man, daß in der Regel das Auftreten einer Infektion im wesentlichen durch das Abwehrverhalten des Wirts determiniert ist, liegt es nahe, "wirtsspezifische" Determinanten einer erhöhten Infektanfälligkeit zu isolieren. Die grundsätzliche Frage richtet sich also nach Ursachen erhöhter Infektanfällgkeit, die auf verschiedenen Ebenen Gegenstand psychoneuroimmunologischer Fragestellungen sind.

In der Folge werden die Betrachtungen auf die Folgen einiger, mehr allgemeiner Infektionen wie Erkältungskrankheiten, Herpeserkrankungen oder auch Mononukleose (Pfeiffersches Drüsenfieber) reduziert. Der an dem stark expandierenden Bereich psychoneuroimmunologischer Aspekte von HIV-Infektionen bzw. AIDS interessierte Leser möge diesbezüglich geeignete Übersichten heranziehen (Goodkin, Fuchs, Feaster, Leeka & Rishel, 1992; Solomon, 1985; Schneiderman et al., 1996; Temoshok & Moulton, 1991).

3.1 Psychosoziale Einflüsse und Virusinfektionen

Ischigami (1919) schreibt in seiner Arbeit mit dem Titel *"The influence of psychic acts on the progress of pulmonary tuberculosis"*, daß er viele Patienten mit Tuberkulose gesehen hat und ihm immer wieder auffiel, daß es große interindividuelle Unterschiede im Verlauf der Erkrankung gibt:

> *"The depressed opsonic index[8] lasts only a few days as usual, but, if circumstances causing such mental states are prolonged, the return ot the normal index is correspondingly delayed, giving rise to what Wright terms the 'cummulative negative phase'. The course of the disease is made generally worse, with loss of appetite, insomnia and high fever. Local symptoms increase, and the opsonic index is kept low. Their personal history usually refers failure in business, lack of harmony in the family, or jealousy of some sort. Nervous individuals are especially prone to attacks of this type, and the prognosis is generally bad."* (Ishigami, 1918).

In diesem kurzen Absatz wird deutlich darauf hingewiesen, daß belastende Lebensereignisse, interpersonelle Probleme und dispositionelle Faktoren (Neurotizismus ?) mit veränderter Immunkompetenz und schlechterer Prognose dieser bakteriell verursachten

---

[8]Der "opsonic index" kann als Maß für Makrophagenaktivierung herangezogen werden

Erkrankung in Beziehung gesetzt werden.

Viele Jahre später untersuchten Meyer & Haggerty (1962) die Frage, wie sich das stark variierende Erkrankungsrisiko nach Streptokokkeninfektion erklären läßt. Sie untersuchten 16 Familien (insgesamt 100 Personen). Zu verschiedenen Zeitpunkten zwischen Mai 1960 und April 1961 (vorab definiert und während akuter Erkrankungen) wurden Proben entnommen und auf diverse Erreger untersucht. Anschließend wurden die Gruppen in solche aufgeteilt, die "seropositiv" vs. "seronegativ" für bestimmte Streptokokkenstämme waren. Innerhalb dieser Gruppe zeigte sich, daß z.B. in einer Familie nur das Kind erkrankte, welches unter großem Druck durch die bevorstehende Konfirmation (Lernen des Katechismus) stand. Ähnliche Zusammenhänge zeigten sich auch in anderen Familien. Die Autoren schließen mit der Forderung:

"Studies aimed at linking changes in the host's internal environment as measured by hormones, antibodies and leukocytes with external environmental changes of weather, housing, nutrition, family living, fatique, medical therapy and life stress are clearly the next step. Only in this way can meaningful relations with sound therapeutic and preventive implications be found"
(Meyer & Haggerty, 1962).

Zu ähnlichen Ergebnissen gelangen Graham und Mitarbeiter in einer Untersuchung an 94 Familien, die gebeten wurden, Tagebücher über Alltagsbelastungen und Erkältungssymptome zu führen (Graham, Douglas & Ryan, 1986). Die Daten wurden zwischen April und Oktober 1984 erhoben; ein Beobachtungszeitraum, der der Tatsache Rechnung trägt, daß im Winter (die Studie wurde in Australien durchgeführt) die Anfälligkeit gegen Erkältungskrankheiten erhöht ist (Fellowes & Porter, 1973). Wenn das Kriterium einer "Krankheitsepisode" erfüllt war (mindestens zwei Symptome, wie Niesen, Naselaufen, Husten etc. für 24 bzw. ein Symptom für 48 Stunden), riefen die Familien den Untersuchungsleiter an und eine Krankenschwester suchte die Familien innerhalb von 48 Std. auf, um Sekretproben zur Bestimmung von virologischen Parametern zu gewinnen. Es zeigte sich in einer Gruppe mit höherer subjektiver Belastung ein gehäuftes Vorkommen von entsprechenden Symptomen, obgleich die Gruppen in Hinblick auf soziodemographische Daten vergleichbar waren. Des weiteren bestätigten Analysen von Sekretkulturen (Schleim, Hustenexsudat) objektiv die subjektiv wahrgenommenen Erkrankungssymptome (Graham, Douglas & Ryan, 1986). Aus einer Fülle möglicher konfundierender Variablen (Lebensgewohnheiten, Rauchen, Ernährung, Familiengröße etc.) konnten drei Moderatoren isoliert werden: Frauen und Personen, die in der Kindheit häufiger an Erkältungskrankheiten gelitten hatten, verzeichneten mehr "Krankheitsepisoden", des weiteren lag eine signifikant negative Korrelation mit dem Alter vor. Die erhöhte Anzahl bei Frauen läßt sich u.U. dadurch erklären, daß diese üblicherweise mehr Kontakt zu ihren (erhöht anfälligen) Kindern hatten.

In der Folge gab es verschiedene Untersuchungen zum Einfluß von negativen "life events" auf die Inzidenz verschiedener Viruserkrankungen, z.B. Infektionen des oberen Respirationstraktes. Diesen Studien ist gemeinsam, daß entweder die Anzahl oder die subjektiv erlebte Intensität belastender Lebensereignisse die Inzidenzrate erhöht.

Methodisch sind solche Ansätze jedoch nicht ganz unproblematisch. Viele Studien weisen einen retrospektiven Ansatz auf, d.h. Patienten werden nach dem Ausmaß *vorangegangener* belastender Lebensereignisse befragt (z.B. Holmes, 1957). Dieses Vorgehen kann aus verschiedenen Gründen Artefakte produzieren. Zum einen stellt sich die Frage, ob derartige Angaben reliabel sind. Wir haben zur Prüfung dieses Aspektes eine Gruppe von Patientinnen mit allergischer Rhinitis für einen Zeitraum von dreißig Tagen gebeten, täglich Einschätzungen der allergischen Symptome zu erheben (morgens und abends sowie retrospektiv bezogen auf den Vortag) und haben die Angaben vom aktuellen Tag mit denjenigen des Vortages einer Kreuzkorrelation (Lag -1) zugeführt (Korrelation zwischen aktuellen Werten jedes Tages und retrospektiv erhobenen vom Folgetag). Zu erwarten war eine hohe, signifikant positive Korrelation; es zeigte sich jedoch eine "Null-Korrelation". Aktuelle Beschwerdenangaben stehen somit in keinem Zusammenhang mit retrospektiven Angaben! Zum anderen gilt insbesondere für Studien mit Patienten, daß die Erkrankung selbst Einfluß auf Wahrnehmung und Erinnerung haben kann, oder daß Patienten die Erinnerung negativer Erlebnisse (mehr oder weniger unbewußt als Erklärungen für die Erkrankung) stärker gewichten.

In anderen Ansätzen könnte eine Konfundierung mit dispositionellen Faktoren zu eingeschränkter Interpretierbarkeit der Befunde führen. So zeigen z.b. Hinkle & Plummer (1952), daß Mitarbeiter einer Telefonbehörde dann häufiger an Erkrankungen des Respirationstraktes leiden, wenn sie Unzufriedenheit mit ihrem Leben angeben.
Bedenkt man, daß "Lebenszufriedenheit" ein (umgekehrt gepolter) Primärfaktor des Merkmals Neurotizismus ist, dann könnte dieses Persönlichkeitsmaß eine Krankheitshäufigkeit vorhersagen. Gleiches gilt auch als Kritikpunkt für diejenigen Studien, die die Erkrankungshäufigkeit mit *aktuell* erhobenen psychosozialen Maßen in Beziehung setzten (Hinkle, 1974). Auch in Studien dieser Art könnte Neurotizismus bzw. die mit diesem Merkmal assoziierte *Bereitschaft*, negative Erlebnisse zu berichten (und zu

erinnern), für die postulierte soziogene Pathogenese von Infektionserkrankungen verantwortlich sein.

Eine indirektere Vorgehensweise wählten Boyce und Mitarbeiter (1977). Sie untersuchten derartige Zusammenhänge bei Kindern, die für den Zeitraum von einem Jahr an fünf Tagen in der Woche von medizinischem Personal untersucht wurden. Nach Abschluß dieser Phase wurden die Eltern nach kritischen Lebensereignissen befragt. Des weiteren verfolgten die Autoren die Fragestellung, ob klar definierte Regeln und Familiengewohnheiten (family routines), die häufig Anwendung finden, eine Mediatorfunktion ausüben. Der Gedanke basiert auf der Vorstellung, daß sich mit diesem Faktor familiäres Zusammensein verbindet, das ggfs. einen positiven Einfluß auf die Verarbeitung von Belastungen innerhalb der Familie ausübt. Es zeigte sich zunächst, daß die streßbelasteten Kinder deutlich schwerwiegendere Infektionskrankheiten des Respirationstraktes aufwiesen als die entsprechende Vergleichsgruppe. Hypothesenkonträr hingegen ging ein hohes Ausmaß an "family routines" mit erhöhtem Erkrankungsrisiko einher. Die Autoren hypothetisieren, daß die Messung eher Rigidität und Rigorosität erfaßte (Hall & Kvarnes, 1991).

Mit einer vergleichbaren Thematik befaßte sich die Gruppe in einer neueren, prospektiven Studie (Boyce et al., 1995). Es wurde der Frage nachgegangen, in welchem Zusammenhang der Streß, erstmals den Kindergarten zu besuchen, über psychosoziale Faktoren und solche des Immunsystems mit der Erkrankungshäufigkeit von Kindern in Beziehung steht. Insgesamt 99 Kinder wurden in der Woche vor Kindergartenbeginn mit ihren Eltern ins Labor bestellt. Den Kindern wurde eine Blutprobe entnommen (Antikörperspiegel, periphere Lymphozyten und PWM-Stimulation) und zusätzlich eine Impfung (gegen Pneumokokken) verabreicht. Eine Woche nach dem ersten Tag im Kindergarten wurden die Kinder erneut untersucht. Für den Zeitraum von 12 Wochen registrierten die Eltern mögliche Symptome von Erkrankungen der oberen Respirationswege. Über Fragebögen wurde des weiteren das Ausmaß von Belastungen innerhalb der Familien erfaßt. Zur Auswertung der Daten wurde eine multiple, schrittweise Regression mit der Inzidenz von Krankheiten als abhängiger Variable gerechnet. In einem ersten Schritt gingen die Maße der sozialen Streßbelastung, in einem zweiten diejenigen der immunologischen Veränderungswerte (Werte nach minus Werte vor Kindergartenbeginn) ein. In einem letzten Schritt wurden die ersten beiden Parametergruppen in ihren Interaktionen einbezogen. Die Ergebnisse belegen, daß zwei Interaktionen signifikant zur Varianzaufklärung der Inzidenz beitrugen: Die höchste Rate von Infektionen fand sich bei denjenigen Kindern, die eine starke immunologische Veränderung nach Kindergartenbeginn hatten, *und* deren Eltern ein hohes Maß an intrafamiliärer Belastung berichteten, während eine hohe immunologische Reagibilität sich dann mit einer geringen Inzidenz verband, wenn das Ausmaß der Belastung gering war. In der Gruppe derjenigen Kinder, die wenig immunologische Veränderung nach Kindergartenbeginn zeigten, hatte das Ausmaß an berichteter Belastung keinen Einfluß auf die Inzidenz von Infektionskrankheiten. Die Ergebnisse werden derart interpretiert, daß lediglich immunologisch "reagible" Personen durch zusätzlichen Streß vulnerabler werden, während weniger stark immunologisch stimulierbare Personen durch das Ausmaß von Belastung gesundheitlich nicht beeinträchtigt werden. Die Ergebnisse sind zwar konträr zu den Erwartungen gewesen, weisen aber auf eine interessante Interaktion zwischen immunologischer Stimulierbarkeit und Umweltfaktoren hin.

Auf den möglichen Einfluß von Neurotizismus weist eine Studie von Jacobs und Mitarbeitern, die Studenten in die Gruppen mit "Erkältungskrankheiten" und "ohne Erkältungskrankheiten" aufteilten. Erstere Gruppe wies deutlich höhere Fragebogenwerte in Depression, Angst und Feindseligkeit auf als diejenige, bei der im vorausgegangenen Jahr keine Erkältungen bekannt wurden (Jacobs, Spilken & Norman, 1969). Wichtig ist jedoch, daß die Gruppenaufteilung nach Eintragungen in den entsprechenden Krankenkarteien erfolgte. Dies ist deswegen von Bedeutung, weil der Befund wahrscheinlich lediglich auf dispositionelle Faktoren bei denjenigen Studenten hinweist, die sich krank *melden* oder zum Arzt gehen (z.B. Sensitizer). Die oben genannten, auffälligen Gruppenunterschiede bestätigen diese Vermutung.

Evans & Edgerton betonen die Bedeutung prospektiver Untersuchungsansätze. In ihrer Studie an 100 Versuchsteilnehmern wurden kleinere negative und positive Lebensereignisse (hassles und uplifts) mit Erkältungskrankheiten in Beziehung gesetzt. Die Versuchsteilnehmer kannten den genauen Untersuchungsgegenstand nicht und glaubten, an einer Studie über Tagebuchaufzeichnungen teilzunehmen. Die Ergebnisse belegen, daß sich vor dem Einsetzen einer Erkältung das Ausmaß freudiger Ereignisse reduzierte, während belastende Lebensereignisse zunahmen. Interessant ist, daß der Zeitpunkt dieser Veränderung vier Tage vor Erkältungsbeginn lag (Evans & Edgerton, 1991).

Die hier dargestellten Befunde mögen zwar Hinweise auf entsprechende Einflüsse von Verhalten und Befinden auf Inzidenz und Verlauf von Infektionskrankheiten geben, müssen jedoch, wie bereits erwähnt, zurückhaltend interpretiert werden.

Der aus meiner Sicht beste Zugangsweg zur Überprüfung eines entsprechenden

Zusammenhangs ist die experimentell induzierte Infektion, die in der Tat in einigen Studien zu bemerkenswerten Resultaten geführt hat. Diese Arbeiten sollen in der Folge etwas genauer betrachtet werden. Zunächst werden einige Arbeiten dargestellt, die keine Daten zu immunologischen Parametern liefern. Diese Studien sind im Zusammenhang mit der eingangs erwähnten Triade psychoneuroimmunologischer Fragestellungen nicht ausreichend, geben aber wichtige Hinweise für Verbesserungen, die unter Einbeziehung immunologischer Parameter in einem zweiten Teil dargestellt werden.

3.2 Ergebnisse zu experimentell induzierten Infektionen ohne die Erhebung immunologischer Parameter

Der Aufbau von Studien zur experimentellen Induktion von Infektionskrankheiten ist grundsätzlich als placebo - kontrollierter Doppelblindversuch zu charakterisieren. In diesem Ansatz wird einer Gruppe ein pathogener Erreger (mit berechenbaren, eher harmlosen Konsequenzen) appliziert, während eine entsprechende Vergleichsgruppe unter indentischen Rahmenbedingungen eine physiologisch neutrale Substanz (z.B. Kochsalzlösung) erhält. Eine frühe Studie dieser Art stammt von Jackson et al. (1960), in der Studenten intranasal entweder virales Antigen oder Kochsalzlösung zugeführt wurde. Interessant ist in diesem Zusammenhang die Tatsache, daß nach derartiger Antigenexposition *nicht alle* Probanden Erkältungskrankheiten entwickeln. Diejenigen, die eine Erkältung erwarten, an den Zusammenhang zwischen Emotionen und Erkrankung glauben und zum Zeitpunkt der Applikation eine höheres Ausmaß an Streß berichten, zeigen überzufällig häufig eine Manifestation der Erkältung.

In einer interessanten Arbeit von Totman und Mitarbeitern (Totman, Reed & Craig, 1977) wurden Studenten mit zwei Rhinoviren (RV2 und RV31) infiziert, die allgemeine Erkältungsbeschwerden auslösen können. Die Studenten wurden über diese Möglichkeit informiert. Bei der Hälfte der Probanden wurde ein Konflikt induziert, indem ihnen die Möglichkeit geboten wurde, eine antiviral wirkende Substanz zusätzlich zu erhalten (in Wirklichkeit ein Placebo), welche aber in der klinischen Prüfung sei und eine Magenspiegelung zum Abschluß des Experimentes erfordere (die natürlich nie stattfand). Einer Kontrollgruppe wurde diese Möglichkeit nicht angeboten. Unabhängig davon, ob die Probanden die antivirale Substanz wählen oder nicht, wird im Falle einer Erkältung kognitive Dissonanz entstehen, die - so die Vorhersagen der Dissonanztheorie - zu einer "Abschwächung" der Symptomwahrnehmung führen werden. Die Frage ist nun, ob in dieser Bedingung auch objektive Zeichen der Infektion beeinflußt werden. Selbst- und Fremdeinschätzungen von Erkältungssymptomen wurden in den sechs Folgetagen nach Infektion erhoben. Des weiteren fanden Messungen zur Körpertemperatur (2 x täglich) statt, und am dritten und vierten Folgetag wurden Nasensekrete auf verschiedene Virusmarker und Antikörper hin untersucht. Die Ergebnisse dieser Studie sind absolut konträr zur Hypothese: Probanden in der "Wahlgruppe" zeigten deutlich *stärkere* Erkältungssymptome (Fremd- und Selbsteinschätzung), unterschieden sich zwar tendenziell in gleicher Richtung, aber nicht signifikant von der "Nichtwahl-Gruppe" in Hinblick auf biologische Erkältungsindikatoren. Eine Erklärung für diesen unerwarteten Versuchsausgang könnte darin liegen, daß die Wahl der antiviralen Substanz Angst in Hinblick auf die bevorstehende Magenspiegelung ausgelöst hat, so daß es sich letztlich um den Einfluß von mildem Streß gehandelt haben könnte. Welche Erklärung auch immer zutrifft, es sollte festgehalten werden, daß eine *psychologische Manipulation* Konsequenzen für die Stärke einer allgemeine Erkältungsreaktion hat.

In einer Folgestudie untersuchten Totman & Kiff (1979) mit der gleichen Art der Antigenexposition den Einfluß belastender Lebensereignisse und anderer Streßindikatoren. Während kritische Lebensereignisse (life events) keine Prädiktorfunktion auf objektive Indikatoren (Virusparameter, Antikörper) aufwiesen, zeigte sich jedoch, daß Beeinträchtigungen sozialer Aktivitäten mit verringerten Abwehrfunktionen einhergingen. Auch in späteren Untersuchungen bestätigte sich, daß soziale Introversion als überdauernde Eigenschaft als Risikofaktor bezeichnet werden könnte (Totman, Kiff, Reed & Craig, 1980).

Aufbauend auf den Arbeiten Totman's prüften Broadbent, Broadbent, Phillpotts & Wallace (1984), ob sich die Befunde bislang nur auf bestimmte Rhinoviren (RV9, RV14) reduzieren, oder ob auch Erkrankungen nach Influenzavirenapplikation durch psychische Faktoren beeinflußt werden. Des weiteren wurde die interessante Frage angeschlossen, ob Interferongaben, abhängig von dispositionellen Faktoren, zu unterschiedlichen Ergebnissen führen. Als abhängige Maße dienten: Gesamtsymptome, Anzahl Papiertaschentücher / Tag, Menge nasalen Sekrets, Menge von vorhandenem Virus im Sekret. Die Ergebnisse zeigen erneut, daß Introversion positiv mit der Virusmenge im Sekret, nicht hingegen mit der Sekretmenge oder mit der Zahl und Intensität der allgemeinen Symptome korrelierte, daß letztere jedoch mit Zwanghaftigkeit positive Zusammenhänge aufwiesen. Während Zwanghaftigkeit auch nach Influenzavirusapplikationen mit der Zahl der Symptome und der Anzahl benötigter Papiertaschentücher positiv korrelierte, gab es keinen Zusammenhang zwischen Virusmenge und Introversion. Interessanterweise hat die therapeutische Gabe von Interferon (auch nasal) persönlichkeitsabhängige Effekte. Es wird beschrieben, daß Introvertierte von geringen, Extravertierte hingegen nur von höheren Dosen profitieren.

In einer neueren Studie untersuchten Stone et al. (1992) insgesamt 17 Studenten (11 davon weiblich). In dieser Arbeit wurde zunächst der Antikörperspiegel gegen ein mildes Rhinovirus (Hanks virus) ermittelt, um sicherzustellen, daß die Probanden keine vorherige Immunisierung durchlaufen hatten. Die Probanden wurden dann individuell in Hotelzimmern untergebracht, bearbeiteten einige Fragebögen und erhielten am Folgetag die Virusapplikation. Anschließend wurden die Probanden erneut in ihren Hotelzimmern isoliert. An jedem der insgesamt sechs Folgetage wurden Nasensekrete zur Erfassung von Virusparametern, Fragebogendaten und andere Erkältungsparameter (Menge des Nasensekrets, Anzahl von Papiertaschentüchern) erhoben. Wichtig ist nun, daß in dieser Studie objektive, immunologische Parameter zur Definition von Infektion und klinischen Zeichen erfaßt wurden (z.B. Antikörperspiegel gegen Antigen drei Wochen später). Insgesamt 12 Probanden entwickelten eine durch zuvor festgelegte Kriterien klassifizierbare klinische Erkältung. Diese Subgruppe hatte subjektiv aber auch auf der Basis von Fremdbeurteilungen stärkere Symptome, mehr Schleimbildung und benutzte mehr Taschentücher. Die folgende Abbildung 27 ist aus einigen Tabellen der Publikation konstruiert:

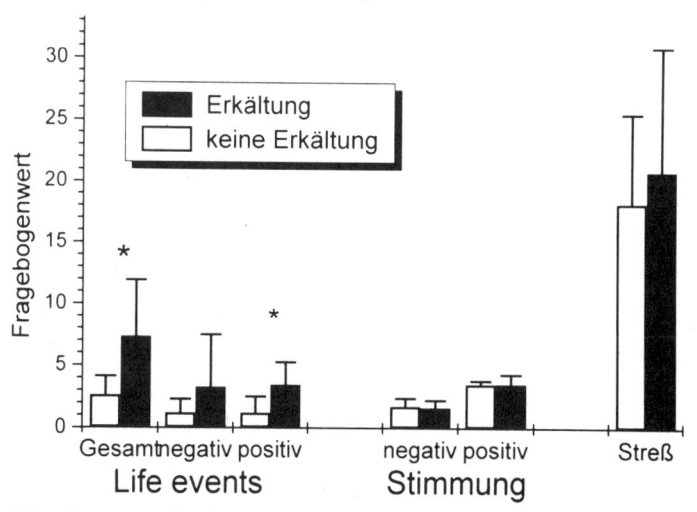

Abbildung 27: Gruppenmittelwerte und Standardabweichungen verschiedener Fragebogenmaße in Abhängigkeit vom Auftreten einer Erkältung nach experimenteller Virusapplikation (nach Daten von Stone et al. 1992).

Die Daten belegen, daß life events mit Erkrankungshäufigkeiten in Beziehung gesetzt werden können. Die Tatsache, daß nicht nur die Gesamtanzahl von life events, sondern auch diejenige der positiven Erlebnisse zu signifikanten Gruppenunterschieden in der Erkrankung führt, ist ggfs. hypothesenkonträr. Es muß jedoch festgehalten werden, daß die hier verwendete Stichprobe relativ klein ist und die Erfassung von life events den Zeitraum vor der Virusapplikation betrifft, während die aktuell erhobenen Maße keinen Unterschied aufweisen. Schade ist, daß die Arbeit nicht auf Persönlichkeitsunterschiede eingeht (ggfs. Neurotizismus), deren Bedeutung sich offensichtlich in dem "habituellen" Maß der life event - Einschätzung offenbart.

Eine Reihe von Arbeiten wählte das Auftreten von Herpes labialis (Herpes simplex Typ 1) als abhängiges Maß. Diese latente Infektion tritt z.B. klinisch (wieder) in Erscheinung (durch die charakteristischen Lippenbläschen), wenn sich Personen unglücklich fühlen (Katcher, Brightman, Luborsky & Ship, 1973). In einer Folgestudie der Arbeitsgruppe findet sich zwar ein Zusammenhang zwischen negativem Affekt und Auftretenshäufigkeit, dieser wird jedoch nicht signifikant (Luborsky, Mintz, Brightman & Katcher, 1976). In einer neueren Studie wird die Vorstellung der kausalen Zusammenhänge zwischen Streß und Wiederauftreten von Herpes labialis - Symptomen in einen interessanten und veränderten Bedingungszusammenhang gerückt. Insgesamt 153 seropositiven Studenten wurden entsprechende Fragebögen zum Ausmaß der Belastung durch geringe und schwerwiegende, belastende life events, dem Ausmaß sozialer Unterstützung und anderer relevanter Maße vorgelegt und retrospektiv sowie aktuell mit Erkrankungsymptomen in Beziehung gesetzt. Unter Verwendung eines Kausalmodells bestätigten die Daten die frühere Annahmen zum *direkten* Einfluß von Streß auf das Wiederauftreten von Symptomen nicht. Hingegen zeigte sich, daß die subjektiv berichteten Belastungen einen Prädiktor für allgemeine Erkrankungen (z.B. Erkältungserkrankungen) darstellten, die *ihrerseits* mit erhöhter Herpes- Symptomatik einhergingen (Hoon et al., 1991).

Herpes-simplex Typ 2 Viren führen zum klinischen Bild des Herpes genitalis, der sich in schmerzhaften Läsionen von Gewebe äußert. Herpes genitalis ist eine sexuell übertragene Virusinfektion mit stark ansteigender Prävalenz (VanderPlate & Aral, 1987). Auch hierzu liegen eingeschränkt interpretierbare Befunde zu erhöhter Re-Inzidenz in Abhängigkeit vom Belastungserleben vor. Innerhalb eines Kollektivs von Frauen, die entweder Herpes genitalis aufwiesen oder symptomfrei waren, gab es zwar keine Unterschiede im Belastungserleben, teilte man die Gruppe der "seropositiven" jedoch auf in solche, die häufig und solche, die selten Symptome entwickeln, so berichteten Frauen, die häufig Symptome zeigen, über ein höheres Maß an belastenden Lebensereignissen (Taylor, 1979).

Infektiöse Mononukleose (Pfeiffersches Drüsenfieber) wird vom Epstein-Barr-Virus ausgelöst. In einer Studie zeigte sich, daß männliche Studenten mit dieser Erkrankung höhere Angaben zu subjektiv erlebter Belastung machen als eine nicht erkrankte Kontrollgruppe, während sich für Frauen derartige Zusammenhänge nicht ergaben (Roark, 1971). Die Befunde sind jedoch uneinheitlich und konnten z.T. nicht repliziert werden (Wilder, Hubble & Kennedy, 1971). Eine sehr ausführliche prospektive Studie (über 4 Jahre) an 1400 Kadetten der West-Point-Militärakademie (Kasl, Evans & Niederman, 1979) zeigte zunächst, daß sich Kadetten mit Antikörpern gegen EBV (n=728) in verschiedenen Maßen von denjenigen unterschieden, die keine Antikörper aufwiesen, wobei es sich in erster Linie um Unterschiede auf sozioökonomischer Ebene handelte. Interessanter ist die Betrachtung des prospektiven Verlaufs derjenigen Kadetten, die zu Beginn keine Antikörper aufwiesen, später aber in zwei Gruppen aufgeteilt werden konnten: Infiziert (d.h. Antikörper vorhanden) bzw. nicht infiziert. Ein Vergleich der beiden Gruppen kam zu dem Resultat, daß die nach wie vor nicht infizierten Kadetten einen höheren Schulabschluß aufwiesen, weniger Sport trieben und generell dünner waren. Sie waren motivierter und erbachten bessere Leistungen. Teilt man die Gruppe der Infizierten in die sicherlich interessantesten Subgruppen derjenigen auf, die zwar infiziert, nicht aber erkrankt waren, und in diejenigen, die erkrankten, so ergab sich folgendes Bild: Die Väter der erkrankten Kadetten hatten einen höheren Berufsstatus, wobei Folgeanalysen ergaben, daß sich mit diesem Merkmal auch Erwartungen an den beruflichen Erfolg des Sohnes verbanden, die sich als Druck auf den Kadetten ausgewirkt haben mögen. Zusammengefaßt kommt die Arbeit zu folgenden Ergebnissen:

"Psychsocial factors that significantly increased the risk of EBV infection being expressed as infectious mononucleosis were :
1) having fathers who were "overachievers" (occupational status exceeding own educational level, or wife's education or her occupational status)
2) having a strong commitment to military career
3) ascribing strong values to the training and of military career
4) scoring poorly on indices of relative academic performance
5) having strong motivation and doing poorly academically"
(Kasl, Evans & Niederman, 1979).

3.3 Ergebnisse experimentell induzierter Infektionen mit Erhebung immunologischer Parameter

Eine der wenigen Arbeiten, die den Einfluß belastender Lebensereignisse auf Virusinfektionen beziehen *und* immunologische Parameter mit erhoben haben, stammt von Kemeny et al. (1989). In dieser *prospektiven* Studie wurden 36 Patienten mit rekurrierendem Herpes genitalis über einen Zeitraum von 6 Monaten wöchentlich untersucht. Unter Einbeziehung diverser Fragebogendaten, Symptomberichte und der Messung von peripheren CD4+ und CD8+ Zellen kommt die Studie zu folgendem Ergebnis: Zum einen weisen die Patienten mit hoher Belastung eine geringere Anzahl peripherer Zellen (beider Typen) auf, wobei zusätzlich festgehalten wird, daß Patienten mit ausgeprägten Gefühlen von Angst, Depression und Feindseligkeit besonders niedrige Werte der CD8+ Zellen aufweisen. Entscheidend ist nun, daß diejenigen Patienten, die hohe Depressivitätswerte erreichten (nicht jedoch viel Streß angaben), verstärkt an Symptomen des Virus erkrankten, insbesondere dann, wenn die Anzahl anderer Erkrankungen gering war (die als physiologischer Auslöser von Herpes-Infektionen angesehen werden können, siehe auch Hoon et al., 1991). Die Wiedererkrankung zeigte keinen Zusammenhang mit CD4+ Zellen, wohl aber eine negative Korrelation mit der Anzahl peripherer CD8+ Zellen (zytotoxische T-Lymphozyten).

Besonders beeindruckend sind die Daten von Cohen und Mitarbeitern. Mit einer sehr großen Stichprobe (266♀; 154♂) führte die Arbeitsgruppe eine experimentelle Virusapplikation mit mehreren Virustypen durch (Cohen, Tyrrell & Smith, 1991). Die Probanden wurden zunächst einer gründlichen medizinischen Untersuchung unterzogen (bei der auch eine erste Probe zur Zählung peripherer Lymphozyten, Leukozyten und Monozyten sowie zur Bestimmung von IgA und IgE im Serum und in den Sekreten entnommen wurde) und bearbeiteten dann diverse Fragebögen. Am dritten Tag der Untersuchung wurden die Viren in niedrigen Dosen, der natürlichen Übertragung entsprechend, appliziert. Die Gruppe wurde in 5 Subgruppen aufgeteilt, die unterschiedliche Viren für Erkältungskrankheiten erhielten. Anschließend wurden die Probanden für einen Zeitraum von 7 Tagen in Quarantäne genommen und täglich von medizinischem Personal auf diverse Erkältungsanzeichen untersucht. Achtundzwanzig Tage nach der Applikation wurde eine weitere Blutprobe zu Messung serologischer Parameter entnommen (unter anderem IgA und IgG). Aus verschiedenen aktuell und retrospektiv gewonnenen Streßparametern (die korreliert waren) wurde ein Belastungsindikator gebildet, der Aussagen über die allgemeine Belastung innerhalb des vorangegangenen Jahres und über die aktuelle Belastung zuläßt (Daten aus life event - Fragebögen, aktueller Belastung und positivem vs. negativem Affekt). Nach klar definierten Kriterien (z.B. über Antikörperspiegel) wurde eine Infektion in 82% der Probanden erreicht (19% der Placebo- behandelten Kontrollgruppe waren auch infiziert, was durch Ansteckung von virusinfizierten Personen erklärt wird). Klinische Zeichen einer Erkältung entwickelten jedoch nur 38% der infizierten Stichprobe und keine Person der Kontrollgruppe. Die Ergebnisse belegen eindrucksvoll, daß die Infektionsrate (bei allen verwendeten Viren = *allgemeine Anfälligkeit*) mit steigendem Belastungsausmaß deutlich ansteigt, wobei das Auftreten klinischer Erkältungssymptome keinen derart deutlichen Zusammenhang aufweist. Aktuelle Maße peripherer Leukozyten, Gesundheitsverhalten (auch Rauchen) sowie Persönlichkeitsmerkmale zeigten keinen Zusammenhang mit der Infektionshäufigkeit.

In einer Folgeauswertung des Datensatzes gehen die Autoren auf mögliche biologische Mediatoren des Zusammenhangs zwischen Streß und Erkältungskrankheiten ein (Cohen, Tyrrell & Smith, 1993). In dieser Arbeit wird zunächst ein differenzierteres Bild bezüglich des Streßindex gezeigt. Die Abbildung 28 gibt Daten der Publikation wieder.

Sie zeigen, daß life events (2) in Hinblick auf die Infektion weniger von Bedeutung sind als schlechte Stimmung (4) und subjektiv erlebter Streß (3), während die life events nur von Bedeutung für die klinisch manifeste Erkrankung sind. Zur weiteren Mechanismenfrage wurde geprüft, ob sich Personen mit hoher vs. niedriger Anzahl von belastenden Lebensereignisse neben der erhöhten Erkrankungshäufigkeit auch in "objektiven" Maßen unterscheiden. Infolgedessen interessierte, ob sich die Menge des gebildeten Schleims und/oder die im Mund gemessene Temperatur im Infektionsverlauf zwischen den beiden Gruppen unterscheiden. Während dies nicht für das Ausmaß der Schleimproduktion galt, zeigte sich aber ein charakteristisch veränderter Temperaturverlauf bei Probanden, die angaben, mehrere belastende Lebensereignisse erlebt zu haben. Bereits am ersten Tag stieg die Temperatur in der Gruppe hoch belasteter Personen deutlich höher an als bei der Vergleichsgruppe; ein Befund, der für den gesamten Zeitraum (bis einschließlich Tag 5) gültig war.

Insgesamt betrachtet zeigen die Autoren zwar, daß Persönlichkeitsfaktoren keinen großen Einfluß auf die Erkrankungs- bzw. Infektionsraten haben, man muß aber festhalten, daß mit den hier gewählten Maßen (Extraversion-Introversion, Selbstbewußtsein und interne Kontrollüberzeugung) das ggfs. wesentliche Maß, nämlich Neurotizismus, nicht erfaßt wurde. Infolgedessen führten die Autoren eine relativ ähnlich konzipierte Studie durch, die zu dem Schluß führte, daß eine negative Stimmungslage auf der Zustands- und dispositionellen Ebene (state - trait - Konzept) mit einer erhöhten Erkrankungswahrscheinlichkeit einhergeht, was den Einfluß des Persönlichkeitsmerkmals Neurotizismus (dispositionell negativer Affekt) unterstreicht (Cohen et al., 1995).

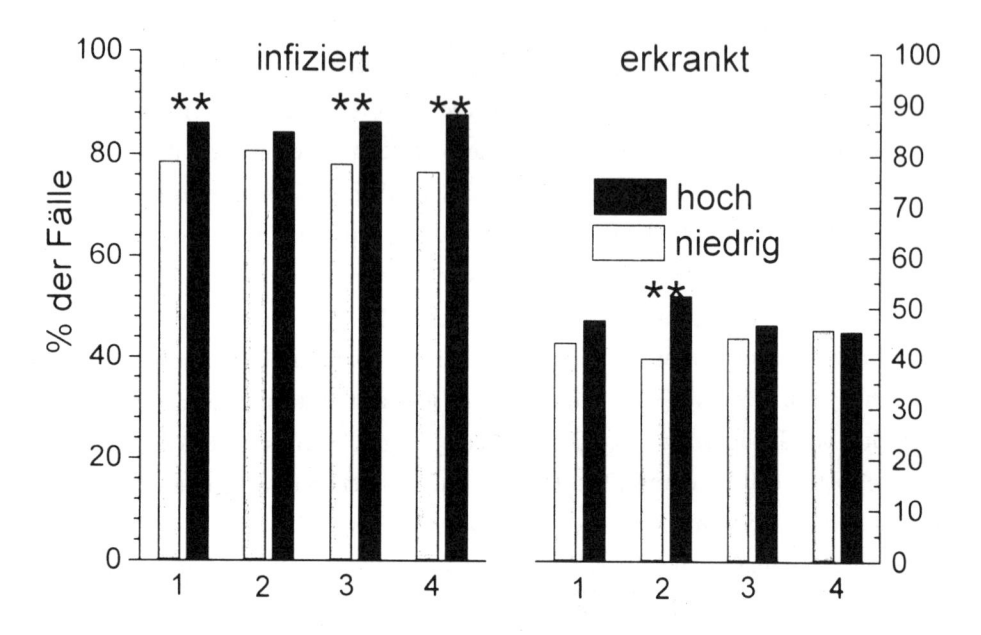

Abbildung 28: Prozentuale Häufigkeiten der Infektion sowie Erkrankung nach experimenteller Virusexposition bei Probanden mit hohen bzw. niedrigen Werte in diversen Belastungsmaßen (nach Daten von Cohen, Tyrrell & Smith, 1993). 1= allgemeiner Streßindex, 2=Anzahl belastender Lebensereignisse, 3=wahrgenommener (aktueller) Streß, 4=negative Stimmung.

Die bislang gezeigten Daten legen nahe, daß häufiges Belastungserleben mit einer erhöhten Virusinzidenz bzw. Erkrankungswahrscheinlichkeit einhergeht. Tatsache ist aber auch, daß eine mögliche Kausalität zwischen Streß und Erkrankung enorm schwierig zu demonstrieren ist, was an dem komplexen Zusammenspiel der an diesem Geschehen beteiligten Systeme liegt (vgl. Abbildung 29).

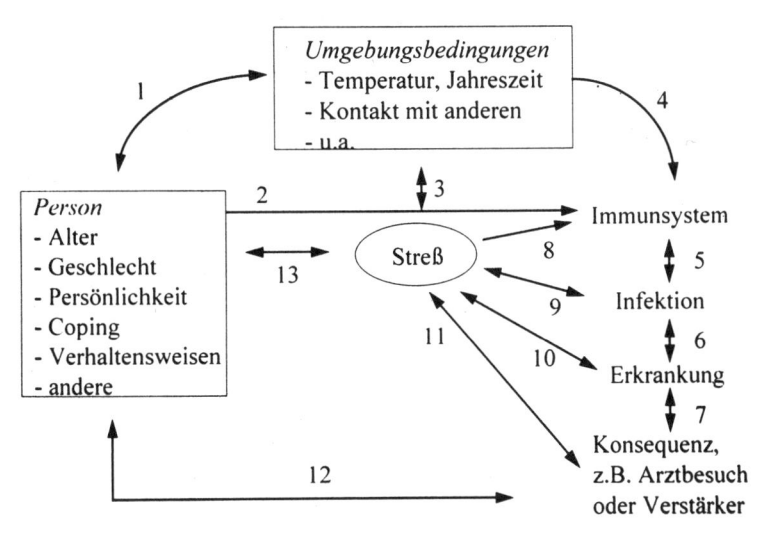

Psychoneuroimmunologische Aspekte alltäglicher Infektionskrankheiten 159

Abbildung 29.: Moderatoren und Mediatoren des Zusammenhangs zwischen Streß und Infektionskrankeiten (Erläuterung der Interaktionen siehe Text).

1   Zwischen dispositionellen Faktoren der Person (Alter, Geschlecht, genetische Voraussetzungen etc.) und erkrankungsfördernden Umweltbedingungen bestehen diverse bidirektionale Verbindungen. In Abhängigkeit von diesen Faktoren kann z.B. das Ausmaß, in dem man sich Erregern aussetzt, sehr unterschiedlich sein. Gerade das Bedürfnis des Kontaktes mit anderen (möglicherweise infizierten) Personen (siehe Extraversion) erhöht das Risiko einer Erkrankung.

2   Es dürfte außer Diskussion stehen, daß Personmerkmale per se mit unterschiedlicher Immunkompetenz in Verbindung stehen. Dies wird besonders deutlich am Beispiel des Alters, aber auch an Persönlichkeitsfaktoren sowie natürlich an genetischer Disposition. Des weiteren ist bekannt, daß Verhaltensweisen wie Schlafverhalten, Ernährung, Alkoholkonsum oder Rauchen über immunologische Mediatoren das Erkrankungsrisiko erhöhen (Cohen, Tyrrell, Russell, Jarvis & Smith, 1993; Clarke & Hirsch, 1995).

3   Streß mag dazu führen, daß "ungeeignete" Umweltbedingungen aufgesucht werden. In Phasen erhöhter Antigenbelastung oder Erkältungswahrscheinlichkeit kann das Bedürfnis, Streß durch Gespräche und Kontakte mit anderen (infizierten) Personen (siehe auch social support) zu reduzieren, ein Erkrankungsrisiko erhöhen (z.B. Hoon et al., 1991). Andererseits tragen Umweltbedingungen direkt zur Modifikation des Streßgeschehens bei.

4   Die Immunkompetenz unterliegt nicht nur tageszeitlichen, sondern auch langwelligen Rhythmen (z.B. auch jahreszeitlich, z.B. Lévi, Canon, Touitou, Reinberg & Mathé, 1988; Wagnerova et al., 1986).

5   Die Immunkompetenz entscheidet über objektive Infektionsindikatoren (Virusanzahl, Antikörper etc.). Die Modellvorstellung sieht vor, daß bei ausreichend hoher Immunkompetenz virale (oder auch bakterielle) Erreger so frühzeitig eliminiert werden, daß ihre Replikation oder bakterielle Verbreitung rechtzeitig unterdrückt werden kann. Am Beispiel der Herpes-simplex Infektion (latente Infektionen) wird diese Vorstellung besonders deutlich (Esterling, Antoni, Kumar & Schneiderman, 1990; Kiecolt-Glaser et al., 1985; Kemeny, Cohen, Zegans & Conant, 1989). Die oben zitierten Studien zeigen auch, daß Probanden nach identischer Behandlung einer gleichartigen experimentellen Virusapplikation keineswegs alle Anzeichen einer Infektion aufweisen. Auch diese Interaktion ist bidirektional, wenn man den Effekt der Infektion mit Gedächtnisfunktionen des Immunsystems in Beziehung setzt. Nicht umsonst werden das Ausmaß vorheriger Erkrankungen bzw. Ausgangswerte von Antikörperntitern gegen das verwendete Antigen als wichtige Mediatoren für Folgen der Antigenexposition herangezogen.

6   In ähnlicher Art und Weise verhält es sich mit dem Zusammenhang zwischen immunologischen Indikatoren einer Infektion und beobachtbarer klinischer Symptomatik. Die Arbeiten von Cohen et al. (s.o.) belegen deutlich, daß der Anteil von *erkrankten* Probanden niedriger ist als derjenige der infizierten.

7   Erkrankungen haben unterschiedliche Konsequenzen: Auf der einen Seite kann die Konsultation von medizinischem Personal (z.B. bei Viruserkrankungen) zur Linderung führen. Andererseits verbindet sich mit Erkrankungen aber auch häufig eine positive Verstärkung (insbesondere bei Kindern, die mehr Zuwendung erhalten, nicht zur Schule müssen etc.). Bidirektional ist auch die Tatsache, daß Klinikaufenthalte oder Arztbesuche durch die damit erhöhte Antigenexposition (z.B. Infektion von Besuchern im Wartezimmer) selbst wieder Einfluß auf Erkrankungen ausübt.

8   Über den Einfluß von akutem und chronischem Streß auf immunologische Parameter ist bereits berichtet worden. Die Vorstellung, daß Streß zu erhöhter Inzidenz von Infektionen und Erkrankungen führt, könnte über diese Befunde erklärbar werden.

9   Die hier zitierten Studien belegen, daß belastende Lebensereignisse oder andere Stressoren mit einer erhöhten Infektionsrate einhergehen. Es ist keineswegs auszuschließen, daß Infektionen selbst (auch ohne Krankheitszeichen) im Zuge bidirek-

tionaler Interaktionen zwischen dem Immunsystem und dem ZNS stressinduzierenden Einfluß haben. Empirische Daten zu dieser Vermutung sind rar (Dunn, 1993), finden sich aber sehr zahlreich, wenn Krankheitssymptome einbezogen werden (siehe 10).

10 Krankheit selbst kann als ein Stressor bezeichnet werden. Es liegt eine Fülle von Befunden vor, die "sickness behavior" als vom Immunsystem vermittelte Verhaltens- und Befindenseinschränkungen charakterisieren (Kent, Bluthé, Kelley & Dantzer, 1992). Fieber, Schwächegefühl, Appetitlosigkeit, Reduktion sozialer Interessen etc. sind allesamt als negativ und somit als belastend einzuschätzen.

11 Eine interessante Interaktion ergibt sich zwischen Streß und den Konsequenzen einer infektiösen Erkrankung: Einerseits kann z.B. beruflicher Streß durch Zeitmangel zur Vermeidung kurativer Arztbesuche führen (Schulz, Visintainer & Williamson, 1990), und andererseits kann das Aufsuchen derartiger Möglichkeiten durch z.B. Wartezeiten das Ausmaß subjektiv erlebten Drucks und somit von Streß zusätzlich erhöhen.

12 Dispositonelle Faktoren stehen in Zusammenhang mit Arztbesuchen: Es ist bekannt, daß die Bereitschaft, Ärzte aufzusuchen, interindividuell stark variiert. Bezugnehmend auf das Konstrukt Repression - Sensitization zeigt sich, daß Represser dieses eher vermeiden. Auch hier liegen bidirektionale Interaktionen vor, da sich Ergebnisse von Arztbesuchen häufig auf Verhaltensweisen auswirken (sollten).

13 Letztlich sei auf den komplizierten Zusammenhang zwischen Personvariablen und Streß(wahrnehmung) hingewiesen: Daß Streß nicht für jeden das Gleiche bedeutet, ist spätestens durch den Beitrag von Lazarus & Folkman (1987) zur Selbstverständlichkeit geworden. Des weiteren bestehen aber auch starke interindividuelle Unterschiede in der Bereitschaft, Belastungen zu äußern (siehe oben). Diverse Untersuchungen, insbesondere solche, die auf retrospektiven Angaben beruhen, legen den Eindruck nahe, daß Neurotizismus den entscheidenden Moderator für streßinduzierte Infektionserkrankungen darstellt. Es ist jedoch nicht auszuschließen, daß es sich hierbei um einen Scheinzusammenhang handelt, der nur dadurch entsteht, daß Personen mit niedrigem Wert in dieser Dimension ggfs. das gleiche Ausmaß an Belastung erleben, aber *reduziert wahrnehmen* oder entsprechende Angaben unterdrücken.

Es ist bereits hervorgehoben worden, daß die experimentelle Antigenexposition viele der zuvor kritisierten methodischen Mängel (z.B. bei retrospektiven Ansätzen) überwindet. Dennoch, auch wenn die Ergebnisse eindrucksvoll sind, läßt sich dieser Untersuchungsansatz zusätzlich verbessern, indem konsequent placebo- kontrollierte Doppelblindversuche (Virus vs. Placebo) unter *experimentellen* Streßbedingungen (oder auch Entspannungsbedingungen) durchgeführt werden. Ein derartiger 4-Gruppen-Plan könnte isoliert und kontrolliert den Einfluß akuter Belastung auf virusinduzierte Infektionen oder Erkrankungen erheben. Parallel dazu wäre es sinnvoll, nicht nur aktuelles Streßverarbeitungsverhalten, sondern auch überdauernde Dispositionen als Moderatoren des entsprechenden Ausgangs heranzuziehen. Endokrinologische wie immunologische Maße könnten konsequent mit abhängigen Maßen (Infektionsmarkern, Erkrankungszeichen) aber auch mit unabhängigen Maßen (Streßerleben) in Beziehung gesetzt werden. Die Triade der psychoneuroimmunologischen Zusammenhänge ließe sich also zusammenführen. Es ist davon auszugehen, daß aufgrund der offensichtlichen Sinnhaftigkeit eines derartigen Vorgehens in Kürze entsprechende Befunde publiziert werden.

4. Psychoneuroimmunologische Aspekte von Krebserkrankungen

Bevor eine kurze Übersicht über psychoneuroimmunologische Aspekte bei Tumorerkrankungen gegeben wird, soll folgendes vorausgeschickt werden:

1) Dem Anliegen dieses Beitrages entsprechend, werden in erster Linie diejenigen Befunde berichtet, die immunologische Parameter mit in die Betrachtung einbezogen haben. Arbeiten, die z.B. auf der Erfassung der prämorbiden Persönlichkeit, der Beschreibung des allgemeinen Einflusses von Unterstützung aus der Umwelt (social support), des Zusammenhangs zwischen selbst berichtetem Streß (auch life events wie Verlustsituationen) und Erkrankungshäufigkeit reduziert sind sowie diejenigen Arbeiten, die retrospektive Untersuchungsansätze wählten, werden alle nicht mit in die Darstellung einbezogen, da sie einerseits andernorts zusammengefaßt sind (z.B. Richardson, Landrine & Marks, 1994; Fox, Ragland, Brand & Rosenman, 1997) und andererseits über wechselseitige Interaktionen zwischen dem *Immunsystem* und dem ZNS keine Aussagen zulassen.

2) Um sich eine bessere Vorstellung zu machen, in welchen Stadien der Tumorentstehung möglicherweise psychosoziale Phänomene von Bedeutung sind, soll zunächst - stark verkürzt - beschrieben werden, wie man sich die Tumorentstehung erklärt.

4.1. Grundsätzliche Überlegungen zur Tumorgenese

Die Bezeichnung "Krebserkrankung" verschleiert ein wenig die Tatsache, daß es sich bei der manifesten Tumorerkrankung bereits um ein "Endprodukt" eines z.T. langwierigen Prozesses verschiedener biologischer Abläufe handelt. Man könnte aus diesem Grund die Entwicklung von Tumoren in 4 Phasen einteilen:

a) Transformation
b) Konsolidierung
c) Tumorentstehung
d) Metastasierung

In der ersten Phase (Transformation) wird davon ausgegangen, daß Körperzellen durch unterschiedliche Einflußfaktoren zu "entarteten" Zellen transformiert werden. Ob sich dies simultan bei Zellgruppen oder tatsächlich nur bei einzelnen Zellen ereignet, ist unbekannt. Fakt hingegen ist, daß verschiedene Einflußfaktoren (spontane genetische Transformationen, karzinogene Einflüsse wie Strahlung, Tabakrauch, Viren, Onkogene etc.) die Transformation begünstigen. Aus dieser Auflistung dürfte hervorgehen, daß bereits in dieser (klinisch nicht erfaßbaren) Phase interindividuelle Risikofaktoren eine große Rolle spielen könnten.

In der darauffolgenden Phase der Konsolidierung geht es um die Frage, wie aus einzelnen, entarteten Zellen Zellverbände werden können, da ein Tumor normalerweise aus 10^9 - 10^{12} Zellen besteht. Eine derartige Entwicklung bedarf zweier Mechanismen: Zum einen müßten in der frühen Phase einzelner entarteter Zellen immunologische Abwehrfunktionen gering sein, zum anderen benötigen alle sich differenzierenden und proliferierenden Zellen sogenannte Wachstumsfaktoren. Tumorös entartete Zellen reagieren auf vorhandene Wachstumsfaktoren, bilden aber auch selbst welche. Die Zahl 10^9 wirkt zunächst sehr hoch, entsteht jedoch aus einer einzelnen Zelle nach nur 30 Teilungszyklen! Um in die Konsolidierungsphase zu gelangen, benötigt die Tumorzelle offensichtlich Mechanismen, die sie der immunologischen Abwehr entzieht. In der Tat ist der Zell-Zell-Kontakt bei Tumorzellen im Vergleich zu gesunden Zellen verändert. Sie verfügen nicht über Formen der Kontakthemmung und haben fast keinen Zwischenraum zwischen Zellen (gap junction), so daß lösliche Faktoren nur begrenzt an die Zelloberfläche gelangen können. Tumorgewebe kann entstehen. Zusammengefaßt verfügen Tumorzellen über eine veränderte Oberflächencharakteristik, die sie schwerer für immunologische Zellen (z.B. NK-Zellen) zugänglich macht. Mit zunehmendem Wachstum wird es dem Immunsystem erschwert, den Tumor zu bekämpfen. Er sezerniert u.U. eigene Wachstumsfaktoren und wächst z.T. rapide (einige Tumoren weisen eine Verdopplung ihrer Masse in nur einer Woche auf!). Zusätzlich werden von den Tumorzellen Substanzen abgegeben, die als Tumormarker bekannt sind (z.B. Karzino-embryonales Antigen, CEA). Diese Tumormarker unterstützen gewissermaßen die "Nicht-Erkennung" von Tumorgewebe durch das Immunsystem und tragen somit zu weiterem Wachstum bei.

In der letzten Phase kann es zur Metastasierung des Tumors kommen, der durch den Transport von Tumorzellen durch die Blutbahn oder den Lymphstrom andere Lokalisationen einnehmen kann. Die Faktoren, die zur Metastasierung führen können, sind sehr vielfältig. Es ist aber durchaus denkbar, daß psychoneuroimmunologische Zusammenhänge auch in dieser Phase greifen können.

4.2 Forschungsansätze zur Bedeutung psychosozialer Faktoren ohne immunologische Indikatoren

Wenn man die neueren Übersichtsarbeiten zum Einfluß psychosozialer Faktoren auf Inzidenz oder Verlauf von Krebserkrankungen liest, hat man zunächst den Eindruck, daß das Feld gut erforscht ist. Meist finden sich auch Erklärungsversuche in der Form, daß Streß Einfluß auf das Immunsystem hat, Depression häufig mit verminderter Immunkompetenz verbunden ist, Verlustsituationen anhaltend mit Immunsuppression einhergehen usw. Erst am Ende des Artikels liest man dann, daß die Grundlagenkenntnisse für den Bereich der Onkologie umgesetzt werden müßten. Kurz, gesicherte Daten unter Einbeziehung immunologischer Parameter aus prospektiven Studien, die Verhaltens- und Befindenseinflüsse mit Tumorerkrankungen in Beziehung setzen, liegen bislang mit wenigen Ausnahmen lediglich aus dem Tierbereich vor.

Zu vergleichbarer Ernüchterung führt das Studium der neueren Übersichtsarbeiten zum Einfluß von psychosozialen Faktoren auf 1) Inzidenz und Progression von Tumoren sowie 2) auf Überlebenszeiten bei Krebs. Den ersten Bereich charakterisiert Barraclough (1994) nach einer gründlichen Sichtung der Literatur so:

"Most investigators in the field probably set out, as I did myself, expecting and perhaps hoping to demonstrate that emotional stress does promote breast cancer growth. Positive results are intuitively more interesting; more likely to be accepted for publication in a medical journal and to attract notice in the popular media; and often lead on to further research projects, in this case clarifying the mechanism of stress- cancer links, or evaluating psychological interventions to improve cancer prognosis. ....

However, the results of this and other work do weigh against the likelihood of an important link for the majority of patients, so casting doubt on the relevance of further clinical studies, and on the ethics of laboratory experimentes which involve inflicting stress on animals. ...

Deeply held, emotionally based convictions that stress causes cancer should not, of course, interfere with the scientific evaluation of research; but in practice they probably do. Psychosocial influences on breast cancer growth may be considered 'fascinating but clinically unimportant' (Chen & Fahy, 1992); exaggerating their importance can burden patients with worry and guilt (Angell, 1985). Human nature is such, however, that interest in this topic will continue to flourish, at least until the biological causes of breast cancer are better understood".

Bezüglich des zweiten Aspektes (Überlebensraten) resümieren andere Autoren auch nicht euphorischer:

"When we suggest that patients die because of their attitudes and personalities rather than because of the biological characteristics of their disease and their current and historical access to quality care, we ignore the factors that, by and large, produced these survival differences and maintain them...

Although we cannot conclude that psychological factors are unrelated to cancer survival, it is appropriate to suggest that the case for psychological factors in cancer survival has not yet been adequately tested; whether such factors are involved in survival or not is a question that remains open, awaiting well-designed studies in which the many variables highlighted here are controlled, and the alternative explanations of the findings that they entail are ruled-out" (Richardson, Landrine & Marks, 1994).

Nach diesen pessimistischen Einschätzungen stellt sich die Frage, ob es überhaupt sinnvoll sein kann, psychosoziale Faktoren mit Tumorerkrankungen in Beziehung zu setzen. Meines Erachtens müßte die Antwort auf diese Frage mit "ja" beantwortet werden. Im Bereich psychoneuro*immunologischer* Studien in diesem Feld sind einige Studien deutlich hervorzuheben, die mit methodisch hohem Standard zwar nicht Inzidenz, Verlauf oder Überlebensdaten *erklären*, aber aus meiner Sicht erwähnt werden sollten, weil sie *in jedem Fall* für ein tieferes Verständnis der Komplexität von Zusammenhängen sehr nützlich sind und durchaus therapeutische Konsequenzen für Krebspatienten eröffnen.

Generell scheinen mir zur Zeit Intragruppenvergleiche (Studien innerhalb von Patientengruppen) sinnvoller zu sein als sogenannte Kontrollgruppenpläne mit Gesunden und Patienten, die, um interpretierbar zu sein, langfristige prospektive Ansätze unter Einbeziehung einer Fülle von Kontrollvariablen sowie immunologischer Mediatoren erfordern.

4.3 Forschungsansätze zur Bedeutung psychosozialer Faktoren mit immunologischen Indikatoren

Eine Grundvoraussetzung für die Einbeziehung der Psychoneuroimmunologie in den Bereich der Onkologie ist die Kenntnis der Rolle des Immunsystems an Tumorerkrankungen. Das Konzept der "immuno surveillance" beinhaltet die Vorstellung, daß das Immunsystem eine tonische Kontrollfunktion über z.B. entartete Zellen ausübt, und daß diese Funktion eingeschränkt ist, wenn die immunologische Aktivität reduziert wird (Thomas, 1982). So einleuchtend diese Vorstellung auch zu sein scheint, sind Befunde hierzu nach wie vor kontrovers (Stutman, 1985). In einer Arbeit von Prehn et al. (1989) wird demonstriert, daß immunologische Prozesse sowohl hemmende als auch stimulierende Effekte auf Tumoren ausüben (ggfs. durch Suppressorzellen).

Psychoneuroimmunologische Untersuchungen sollten aufgrund der multiplen und z.T. noch nicht bekannten Interaktionen zwischen Immunsystem und Tumorerkrankungen daher nicht der Vorstellung folgen, daß jegliche Art "erhöhter" Immunkompetenz mit *grundsätzlich* positiven Folgen für Patienten verbunden sei. Im Gegenteil, es muß gerade Anliegen der PNI sein, diese Funktionen mit objektiven (Verlaufsdaten) und subjektiven (Selbsteinschätzungen der Patienten) Parametern in Beziehung zu setzen.

Eine frühe Studie untersuchte neu diagnostizierte, bis zum Zeitpunkt der Untersuchung unbehandelte, Tumorpatienten. Am ersten Tag der Untersuchung füllten die Patientinnen einen Fragebogen zur Befindlichkeit aus. Ergänzend wurde eine Blutprobe entnommen. In einer Teilgruppe erfolgte eine zweite Blutprobe 10 Tage später unmittelbar vor der Operation. Anhand einer multiplen Regression konnte demonstriert werden, daß sich die situative Befindlichkeit als signifikanter Prädiktor für die Anzahl peripherer Leukozyten sowohl zum Eingangstermin als auch unmittelbar vor der Operation erwies, wobei depressive Stimmung einen besonderen Einfluß hatte (negative Korrelation) (Andersen, Anderson & deProsse, 1989).

Die Arbeitsgruppe um Levy berichtet, daß innerhalb einer Gruppe von Patientinnen das Ausmaß an Ermüdung/Erschöpfung mit reduzierter NKCA in Verbindung stand (Levy, 1985), ein immunologisches Maß, das relativ konsistent mit hoher antitumoraler Wirkung in Verbindung gebracht wurde (z.B. Herberman, Reynolds & Ortaldo, 1986; Herberman, Reynolds & Ortaldo, 1986; Herberman & Ortaldo, 1981; Herberman, 1982).

Des weiteren greift die Arbeitsgruppe Befunde aus Tierstudien auf, die die immunologischen Konsequenzen von Streß - insbesondere durch Separation (s.o.) - demonstrieren, und befaßt sich konsequent mit dem Einfluß von sozialer Unterstützung (Levy et al., 1990). Die Autoren gehen von folgenden Hypothesen aus:

1) Patienten, die zu wenig soziale Unterstützung erleben, werden eher zu Rückfällen neigen als solche, die mit dem Ausmaß an Zuwendung zufriedener sind.
2) Zusammenhänge dieser Art werden vermittelt durch die Aktivität der Natürlichen Killerzellen (NKCA), wobei
3) sich geringe soziale Unterstützung mit reduzierter NKCA verbindet.

Die Stichprobe bestand aus 120 Frauen mit Brustkrebs (Stadium I und II) mit einem Altersmittel von ca. 50 Jahren, die zwar alle bereits operiert waren, aber weder Chemo- noch Strahlentherapie erhalten hatten. Mit einem speziell entwickelten Fragebogen zur sozialen Unterstützung wurden separate Angaben zur Unterstützung durch den Partner (Freund, Ehemann) und durch die Ärzte erhoben. Des weiteren wurde der Bewältigungsstil der Patientinnen bezüglich belastender Ereignisse in den Vormonaten erhoben. Andere Persönlichkeitsvariablen sowie Fragebögen zur situativen Befindlichkeit sollten Auskunft über die allgemeine und aktuelle Emotionalität liefern. Zusätzlich gaben Fremdeinschätzungen durch das klinische Personal Auskunft über die allgemeine körperliche Verfassung. Neben der Messung der NKCA wurden als klinische Maße Angaben zu Ausmaß und Art der Operation, Alter, Menopause, Schlafverhalten, Östrogen-Progesteron Rezeptor Status[9], Tumorgröße, Lymphknotenbefall und Metastasen erfaßt. Aufgrund der Tatsache, daß viele der erhobenen Variablen gemeinsame Varianz aufweisen (Interkorrelationen), wurde eine (schrittweise) multiple Regressionen der genannten Prädiktoren (unabhängige Variablen) auf die NKCA (abhängiges Maß) gerechnet. Die Ergebnisse sind aufschlußreich und werden in Tabelle 36 wiedergegeben.

Es zeigt sich deutlich, daß das Ausmaß erlebter sozialer Unterstützung alleine bezogen auf den Partner oder Ehemann, bereits 1/3 (11%) der Varianz der NKCA in diesem Modell erklärt. Interessant ist auch, daß die soziale Unterstützung durch den Ehegatten offensichtlich nicht mit derjenigen durch den Arzt korreliert ist. Der Rezeptorstatus hat ebenfalls einen gewissen Prädiktorwert jedoch in der Art, daß ein negativer

---

[9]Es ist von diagnostischer und therapeutischer Bedeutung, ob Tumoren Rezeptoren für Östrogen oder Progesteron tragen. Im Fall des Vorhandenseins können hormonelle Präparate (z.B. Tamoxifen) hilfreich sein. Generell haben Patientinnen mit rezeptorpositiven Tumoren bessere Prognosen.

Rezeptorstatus mit *erhöhter* NKCA einhergeht. Dies überrascht, da das Vorhandensein von Rezeptoren üblicherweise mit einer besseren Prognose verbunden ist. Die Autoren erklären diesen vermeintlich widersprüchlichen Zusammenhang zwischen protektiven (NKCA) und ungünstigen (negativer Rezeptorstatus) Verlaufsindikatoren mit der Überlegung, daß die Anzahl *peripherer* NK-Zellen bei rezeptorpositiven Patientinnen geringer ist, da NK-Zellen ins Tumorgewebe infiltrieren.

Tabelle 36: Ergebnisse der schrittweisen multiplen Regression (abhängige Variable = NKCA) einer Studie von Levy et al., 1990 (B=Betagewicht, R^2=multiple Korrelation, F=F-Wert, p = Signifikanzniveau).

Schritt	Variable	B	R^2	F	p
1	Social support: Partner	0.66	0.11	7.5	0.008
2	Social Support: Arzt	0.84	0.18	5.3	0.02
3	Rezeptorstatus	11.4	0.27	6.8	0.01
4	Art der Operation	6.8	0.30	2.2	0.1
5	Coping: Suche nach Unterstützung	0.82	0.33	2.5	0.1

An anderer Stelle wird in Betracht gezogen, daß sich rezeptornegative Tumoren ggfs. der Kontrolle durch NK-Zellen entziehen (Levy et al., 1990).

In einer weiteren Arbeit (Levy, Herberman, Maluish, Schlein & Lippman, 1991) wird der (klinisch wichtigen) Frage nach Prädiktoren für krankheitsfreie Phasen (disease free intervals, DFI) und für eine Wiedererkrankung nachgegangen. Die Daten hierzu wurden direkt nach der Operation, 3 und 15 Monate später erhoben. Während die Anzahl von Tumorknoten mit r=-.27 und das Erleben von Streß mit r=-.41 als gute Prädiktoren für DFI herangezogen werden konnten, ließ sich die Wiedererkrankung lediglich durch die NKCA zum Zeitpunkt der Operation mit r=-.35 und nach 15 Monaten mit r=-.75 vorhersagen.

Letztlich sei auf einen Befund der Gruppe hingewiesen, die nach einer 7-jährigen follow-up - Phase psychologische Variablen mit der Mortalität in Beziehung setzte (Levy et al., 1991). Von den über diesen Zeitraum beobachteten Patientinnen (N=36) waren 24 verstorben. Als Variable mit Prädiktorwert für längeres Überleben erwies sich das Ausmaß an Freude zum Zeitpunkt der ersten Messung. Hierzu muß jedoch einschränkend erwähnt werden, daß dieser Befund keine Kausalschlüsse zuläßt, zumal andere signifikante Prädiktoren wie Anzahl von Metastasen, DFIs, die ärztliche Vorhersage eines längeren Überlebens etc. einen potentiellen Einfluß ausüben. So kann die biologische Situation durchaus den Optimismus des Arztes beeinflussen, der dann bessere Prognosen stellt, die den Patienten natürlich erfreuen. Fakt bleibt jedoch, daß emotionale Zustände - ungeachtet ihrer Entstehung - durchaus Einfluß auf den Verlauf einer Tumorerkrankung haben *können*. Das hier genannte Beispiel mag auch verdeutlichen, daß die Richtung der Zusammenhänge komplex und bidirektional ist.

Zusammengefaßt sollte man festhalten, daß verschiedene Tumorerkrankungen de facto *verschiedene Erkrankungen* sind, und daß psychoneuroimmunologische Zusammenhänge gegeben, aber auch je nach Erkrankungsart nicht gegeben sein können. Des weiteren können sich derartige Zusammenhänge in grundsätzlich unterschiedlichen Phasen der Erkrankung grundsätzlich anders darstellen. Die bereits zitierte Arbeit von Bovbjerg macht darüber hinaus deutlich, daß z.B auch Vorerfahrungen (ggfs. im Sinne einer konditionierten Reaktion) selbst einen Einfluß auf immunologische Maße vor oder auch während einer Chemotherapie haben können (Bovbjerg et al., 1990).

Der so eindrucksvoll aufgezeigte Befund von Levy und Mitarbeitern bezüglich des Einflusses von sozialer Unterstützung erfährt vor diesem Hintergrund auch eine Relativierung, da gezeigt wurde, daß der protektive Effekt sowohl vom Alter (jüngere profitieren mehr als ältere Patienten) als auch vom Geschlecht (Frauen profitieren mehr als Männer) abhängt (Funch & Marshall, 1983; Reynolds & Kaplan, 1990). Des weiteren können psychobiologische Zusammenhänge durch biologische Faktoren überlagert werden. In einer Arbeit von Lekander et al. (1996) wird demonstriert, daß ein starkes Anlehnungsbedürfnis drei Monate nach einer Chemotherapie mit einer erhöhten Anzahl von Granulozyten bei gleichzeitig verringerter Lymphozytenanzahl assoziiert war, während sich zum Zeitpunkt der Therapie wohl aufgrund des massiven Einfusses der Therapeutika auf die Hämatopoese, keinerlei Zusammenhänge dieser Art ergaben (Lekander, Furst, Rotstein, Blomgren & Fredrikson, 1996).

In einer Arbeit von Lechlin und Mitarbeitern wurden 50 an fortgeschrittenem Krebs leidende Patienten sowie sorgfältig ausgewählte Kontrollen prospektiv in Hinblick auf diverse psychoneuroimmunologisch relevante Merkmale untersucht. Patienten, die mehr als zwei Jahre symptomfrei waren, wurden in Gruppe I, diejenigen mit einer symptomfreien Phase von bis zu 6 Monaten in Gruppe II eingeteilt. Wenn Verschlechterungen auftraten, wurden diejenigen Patienten einer Gruppe III zugeordnet. Bei massiver Verschlechterung des Zustandes wurden die Patienten in die Gruppe IV überführt. Wichtig ist nun, daß es sich hierbei nicht um unabhängige Gruppen handelt, sondern, daß einzelne Patienten je nach Stadium verschiedenen Gruppen zugeordnet wurden, die jeweils mit Gesunden verglichen wurden. Es zeigt sich sehr deutlich (Tabelle 37), daß sich die Parameter über die Phasen der Erkrankung stark verändern.

Tabelle 37: Gekürzte Darstellung der Laborwerte einer Studie von Lechin et al., (1990) an Krebspatienten unterschiedlichen Stadiums (GI - GIV) sowie zugehörige Kontrollen (K). Standardabweichungen und Einheiten wurden der Übersicht halber ausgelassen. Hervorgehobene Werte signalisieren signifikante Unterschiede zur jeweiligen Kontrollgruppe.

Parameter	G I	K	G II	K	G III	K	G IV	K
Noradrenalin (NA)	162, 58	348, 20	498, 54	350, 04	531, 13	349, 76	66, 93	361, 81
Adrenalin (A)	99, 09	147, 30	159, 33	106, 85	249, 51	146, 82	40, 07	150, 92
Dopamin	9, 56	6, 91	8, 08	6, 86	41, 04	7, 34	29, 33	7, 05
Thrombozyten 5-HT (=pS)	453, 92	215, 03	177, 15	274, 66	210, 76	274, 81	92, 67	264, 30
freies 5-HT (=fS)	6, 66	5, 78	5, 22	6, 03	27, 01	6, 07	25, 31	5, 99
NA / A	1, 55	2, 37	5, 19	3, 24	3, 57	3, 18	1, 86	3, 16
NA / pS	0, 47	1, 75	5, 77	1, 85	5, 48	1, 75	1, 09	1, 85
A / pS	0, 28	0, 86	0, 88	0, 94	1, 88	0, 88	0, 53	0, 87
Cortisol	12, 55	13, 13	24, 52	12, 67	34, 66	11, 64	3, 24	13, 56
% Lymphozyten	37, 49	35, 51	32, 36	36, 41	25, 72	36, 41	15, 83	35, 92
% NK-Zellen	34, 43	30, 43	29, 59	30, 14	25, 54	30, 49	24, 73	30, 41
CD4 / CD8	1, 83	2, 33	1, 98	2, 09	2, 09	2, 07	1, 84	2, 07

Die beeindruckende Fülle biologischer Daten zeigt, wie sich immunologische und endokrinologische Parameter in Abhängigkeit von der Krankheitsphase unterscheiden (man muß dies bei der Frage nach psychosozialen Zusammenhängen beachten). Zusätzlich weist die Arbeit auf einen wichtigen Aspekt hin: Die Patienten wurden in psychiatrischen Interviews auch in Hinblick auf depressive Symptomatik untersucht. Nur in den

Gruppen I und II gab es einige Patienten, die Anzeichen einer moderaten, atypischen Depression aufwiesen. In den Gruppen III und IV konnte dies nicht für einen einzigen Patienten diagnostiziert werden ! Ein Zusammenhang zwischen klinisch depressiver Symptomatik und Krankheitsverlauf sowie immunologischen Parametern läßt sich demnach in fortgeschrittenen Stadium einer Tumorerkrankung schlecht herstellen.

Zu einer ähnlichen Zusammenfassung gelangen Cassileth, Lusk, Miller, Brown & Miller (1985). In ihrer Studie wurden insgesamt 359 Patienten untersucht. Bei einer Teilgruppe von 204 Patienten mit inoperablen Tumoren stand die Frage nach Prädiktoren für Überlebenszeiten im Vordergrund, bei einer anderen Gruppe von 155 Patienten (Melanom- und Brustkrebs Stadium I und II) diejenige nach den Prädiktoren für Rückfälle. Die Autoren kommen zu dem Schluß, daß psychosoziale Faktoren weder einzeln noch in Kombination Überlebenszeiten oder Rückfälle beeinflussen. Sie schließen:

"Although these factors may contribute to the initiation of morbidity, the biology of these diseases appears to predominate and to override the potential influence of life-style and psychosocial variables once the disease process is established"

(Cassileth, Lusk, Miller, Brown & Miller, 1985).

Beide Studien zusammen belegen überdeutlich die Bedeutung präventiver gesundheitspsychologischer Maßnahmen, da offensichtlich bei fortgeschrittener Erkrankung kaum grundsätzliche psychoneuroimmunologische Zusammenhänge aufgezeigt werden können und - der Logik des Bereiches folgend - psychologische Interventionen wahrscheinlich nur begrenzt hilfreich sein können.

Vereinzelt liegen Befunde zum Einfluß psychologischer Interventionsverfahren unter Einbeziehung immunologischer Maße bei Krebspatienten vor, die an dieser Stelle erwähnt werden sollten.

4.4 Interventionsansätze unter Einbeziehung immunologischer Parameter

Die Arbeit von Spiegel und Mitarbeitern ist in hohem Maße dazu angetan, die Bedeutung psychologischer Interventionen bei Krebspatienten zu demonstrieren (Spiegel, Kraemer, Bloom & Gottheil, 1989). In dieser Studie wurden 86 Frauen mit metastasierendem Brustkrebs in zwei Gruppen aufgeteilt. Die Mitglieder der einen Gruppe trafen sich einmal in der Woche für ein Jahr, tauschten Erfahrung aus, sprachen über ihre Krankheit, den Einfluß auf ihr Leben, ihre Gefühle und Ängste. Des weiteren erhielten sie ein Training zur Schmerzreduktion. Eine Kontrollgruppe erfuhr in gleichem Maße die Routineuntersuchungen, nahm jedoch an keinen derartigen Gruppentreffen teil. Zehn Jahre nach Beginn der Studie wurden die Überlebenszeiten der Patienteninnen untersucht. Es zeigte sich zwar, daß 83 Patientinnen verstorben waren, daß aber die mittlere Überlebenszeit der Interventionsgruppe bei ca. 36 Monaten lag, während die Patientinnen der Kontrollgruppe bereits im Mittel nach 18 Monaten verstorben waren, obgleich die Patientinnen randomisiert auf die Gruppen aufgeteilt waren und sich hinsichtlich einer Fülle von anderen Parametern nicht unterschieden.

Auch andere Arbeitsgruppen befaßten sich mit dem Einfluß psychologischer Interventionen bei Tumorpatienten und berücksichtigten zusätzlich biologische Reaktionen. In einer Arbeit von Schedlowski, Tewes & Schmoll (1994) wurden insgesamt 24 Patientinnen mit Brustkrebs (Stadium I und II) einer Interventionsgruppe (n=14) und einer Kontrollgruppe (n=10) zugeführt. Die Intervention fand einmal wöchentlich für zehn Wochen statt und beinhaltete Entspannungsverfahren, allgemeine Informationen zum Zusammenhang zwischen ZNS und Immunsystem, Gesundheitserziehung und Verbesserungen des Coping-Verhaltens im Umgang mit der Erkrankung. Blutproben wurden unmittelbar vor und nach der 2. sowie 10. Sitzung auf Cortisolkonzentrationen und Veränderungen peripherer Leukozyten analysiert. Die Ergebnisse belegen, daß (nur) innerhalb der Interventiongruppe die Cortisolwerte nach der Intervention niedriger waren als die Konzentration des Hormons vor der Intervention. Auch für die Anzahl peripherer Leukozyten galt, daß nur die Interventionsgruppe mit Anstiegen nach der 2. und 10. Sitzung reagierte, die Kontrollgruppe hingegen keinerlei Veränderungen aufwies. Die Ergebnisse dieser Studie zeigen, daß psychologische Interventionen auch bei Tumorpatienten Einfluß auf immunologische Maße haben können. Die Autoren schränken jedoch zu Recht ein, daß die Ergebnisse zurückhaltend interpretiert werden sollten. Zum einen korrelierten endokrine Veränderungen nicht mit immunologischen Reaktionen, und zum anderen ist nicht bekannt, ob a) die immunologischen Veränderungen längerfristiger Natur sind, und b) ob - so dies gegeben wäre - von einem positiven Einfluß auf den Krankheitsverlauf ausgegangen werden kann. Es bedarf, wie schon so oft gezeigt, einer systematischen Betrachtung aller Ebenen, die m.E. in der folgenden Serie von Untersuchungen gewährleistet ist.

Die aufwendige Interventionsstudie von Fawzy und Mitarbeitern (1990) soll etwas ausführlicher dargestellt werden. Folgende Einschlußkriterien mußten für die Stichprobe erfüllt sein: 1) Brustkrebs im Stadium I (keine Metastasen) oder Stadium II (lokale

Metastasen), 2) bereits erfolgte operative Entfernung des Primärtumors und aller Metastasen, 3) keine bisherigen psychiatrischen Diagnosen und 4) Alter über 18 Jahre sowie 5) keinerlei Medikation, die Einfluß auf immunologische Parameter ausüben könnte. In die endgültige Stichprobe gingen 38 Patientinnen für die Interventionsgruppe und 28 für die Kontrollgruppe ein. Als Meßzeitpunkte wurden der Zeitpunkt vor Beginn der Intervention, 6 Wochen und 6 Monate später gewählt. Neben psychometrischen Daten (Fragebögen zur Erfassung der Befindlichkeit, zur Lebensqualität und zum krankheitsbezogenen Copingverhalten) wurden Anzahl und Aktivität der NK-Zellen erhoben. Die Intervention dauerte sechs Wochen und bestand aus folgenden Teilen:

a) Gesundheitserziehung (z.B. Ernährung).
b) Stressbewältigung (u.a. Entspannungstraining).
c) Veränderung des Copingverhaltens in Richtung Problemorientierung.
d) Psychologische Unterstützung (z.B. durch Gespräche über familiäre oder krankheitsbezogene Probleme).

Auf der Ebene der situativen Befindlichkeit zeigte die Interventionsgruppe nach 6 Wochen, besonders deutlich aber nach 6 Monaten, eine allgemein bessere Stimmungslage als die Kontrollgruppe, die keine Intervention erhielt. Auch in Hinblick auf das Coping-Verhaltens, erwies sich das Training als insofern erfolgreich, als die Patientinnen der Interventionsgruppe - im Gegensatz zu denen in der Kontrollgruppe - eine Zunahme verschiedener Formen aktiver Bewältigungsmuster aufwiesen (Fawzy, Cousins, Fawzy & Kemeny, 1990).

Immunologisch konnte demonstriert werden, daß die Patientinnen der Interventionsgruppe nach 6 Wochen eine höhere Anzahl peripherer CD57-Zellen aufwiesen. Noch deutlicher waren die Unterschiede zur Kontrollgruppe nach 6 Monaten (siehe Abbildung 30). Die Abbildung zeigt deutlich, daß zum Meßzeitpunkt +6 Monate die Anzahl peripherer NK-Zellen (CD56, CD16, CD57) sowie deren Aktivität in der Gruppe der Patienten mit Intervention höher waren als in der Kontrollgruppe (Fawzy et al., 1990).

Die Darstellung demonstriert jedoch noch nicht, ob die Veränderungen (Verbesserungen) in der Befindlichkeit mit denjenigen der immunologischen Parameter in Zusammenhang stehen. Die Studie teilt hierzu Korrelationen (im Gesamtkollektiv) mit.

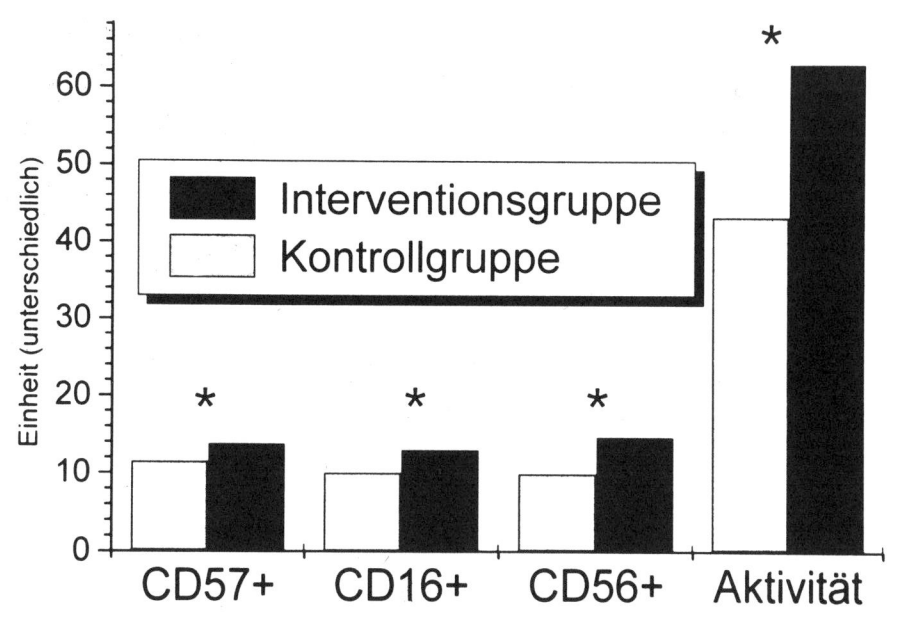

Abbildung 30: Sechs Monate nach Beginn der Studie gemessene Veränderung der Anzahl und Aktivität der NK-Zellpopulation nach einer 6 wöchigen Intervention bei Patientinnen mit Brustkrebs (nach Daten von Fawzy et. al., 1990).

Es zeigt sich, daß die Emotionen Angst, Depression, Ärger und Verwirrtheit alle negativ mit der Anzahl der peripheren Zellpopulationen, aber auch mit der NKCA korreliert sind. Die Korrelationen sind absolut betrachtet zwar niedrig (-.08 bis -.45), erreichen aber allesamt statistische Signifikanz. Die Anzahl peripherer CD57+ Zellen, die Angst und der Ärger korrelieren signifikant negativ mit dem Anstieg der NKCA. Erfreulicherweise ergänzen die Autoren in zusätzlichen Publikationen die Antwort auf die nunmehr entscheidende Frage, ob die Intervention auch einen positiven Einfluß auf den Krankheitsverlauf gehabt hat. Nach Auswertung eines katamnestischen Zeitraums von 5 Jahren ergibt sich folgende Verteilung, die statistische Signifikanz erreicht (Tabelle 38):

Tabelle 38: Anzahl verstorbener und lebender Patientinnen in Abhängigkeit von der Gruppenzugehörigkeit nach Daten von Fawzy, Fawzy & Hyun (1994).

	Kontrolle	Intervention
verstorben	12	3
am Leben	25	34

Psychologische Interventionen sollten in der Onkologie stärker etabliert werden. Zur Zeit liegen jedoch kaum Hinweise auf eine mögliche Spezifität der Interventionen vor, da die meisten Ansätze ein Konglomerat unterschiedlicher Therapieaspekte (Information, Selbsthilfe, soziale Unterstützung, Entspannung, Imagination etc.) darstellen. Wenn man die verschiedenen Phasen einer Tumorerkrankung betrachtet, könnte es durchaus sein, daß die Patienten zu den jeweiligen Zeitpunkten von *unterschiedlichen* Interventionsformen profitieren. Konkret bedeutet dies, daß z.B. die schwierige Situation des Umgangs mit der Diagnose andere Interventionen erfordert als z.B. die Angst vor dem nächsten Chemotherapiezyklus. Während im ersten Fall ggfs. problemorientiertes Coping (z.B. Worden & Weisman, 1984) indiziert sein könnte, würden vielleicht Dekonditionierungen oder Verfahren zur Angstreduktion im zweiten Fall wichtiger sein (z.B. Black & Morrow, 1991; Dolan, Allen & Sawyer, 1982; Redd & Andrykowski, 1982; Morrow & Dobkin, 1988). Des weiteren ist zu bedenken, daß Spezifika der Patienten für den Erfolg derartiger Interventionen berücksichtigt werden müssen. Es ist offensichtlich, daß z.B. krebskranke Kinder anderer Interventionen bedürfen (Pfaff, Smith & Gowan, 1989). In Abhängigkeit von konstitutionellen Faktoren, dem Geschlecht oder auch der Persönlichkeit muß geprüft werden, ob es eine differentielle Ansprechbarkeit (gerade auch im immunologischen Bereich) gibt, und es gilt, die komplexe Frage zu beantworten: Welcher Patient profitiert zu welcher Phase seiner Erkrankung von welcher Intervention ?

Ein abschließendes Beispiel soll das Problem verdeutlichen: In einer von unserer Arbeitsgruppe durchgeführten Pilotstudie zur *Entspannungsfähigkeit* von Patientinnen mit Brustkrebs (Stadium I und II) wurden mit insgesamt 20 Patientinnen vor und nach einem Strahlentherapiezyklus (Dauer 6 Wochen) Entspannungsübungen (progressive Muskelrelaxation) in Einzelsitzungen durchgeführt. Neben verschiedenen subjektiven Maßen der Entspannungsreaktion (z.B. Angaben zur Befindlichkeit) wurden kardiovaskuläre (Puls, Blutdruck) Parameter erhoben. Angeregt durch die Metaanalyse von Van Rood, Bogaards, Goulmy & van Houwelingen (1993) bestimmten wir zusätzlich sIgA im Speichel vor und unmittelbar nach den beiden Interventionen. Die Ergebnisse belegen, daß das Ausmaß subjektiv erlebter Entspannung sowie Veränderungen der objektiven Indikatoren sehr stark interindividuell variieren. Wichtig ist nun, daß *krankheitsspezifische* Merkmale die Ergebnisse beeinflussen. In dieser Stichprobe wiesen 15 Patientinnen einen positiven Rezeptorstatus für Östrogen oder Progesteron (oder beide) auf, während 5 Patientinnen weder den einen noch den anderen Rezeptor aufwiesen.

Fragt man die Patientinnen nach durchgeführter Entspannungsübung (zum ersten Termin) wie sehr sie derartige Übungen mögen, so ergibt sich das in Abbildung 31 gezeigte Bild.

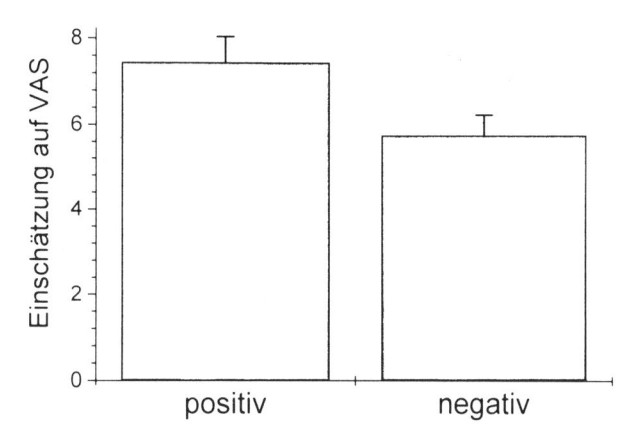

Abbildung 31: Mittelwerte und Standardfehler der Einschätzung, wie sehr Entspannungsübungen gemocht werden (auf visueller Analogskala, VAS) bei Patientinnen mit positivem vs. negativem (Östrogen und/oder Progesteron-) Tumor-Rezeptorstatus ($p < .05$).

Offensichtlich scheinen die Patientinnen mit Rezeptor-negativem Status weniger gerne derartige Übungen zu mögen, obwohl hinsichtlich diverser anderer Parameter (Alter, subjektive momentane Beschwerden, allgemeine Befindlichkeit, Persönlichkeitsmaße und biologische Daten) keinerlei Unterschiede zwischen den Gruppen vorliegen. Dieser Befund ist deswegen bedeutsam, da die Patientinnen mit dieser Intervention offensichtlich nicht erreicht werden können. In der Folge ist es denkbar, daß diese Patientinnen nicht mehr an (psychologisch orientierten) Interventionen teilnehmen. In der Tat fanden sich zu einem zweiten Entspannungstermin immerhin 13 von 15 Patientinnen mit positivem, hingegen nur 1 von 5 mit negativem Rezeptorstatus ein ($\chi 2 = 7.93$, $p < .01$).

Die hier ausgewertete Stichprobe ist natürlich zu klein, um weitreichende Schlüsse zu ziehen. Es soll lediglich die Annahme demonstriert werden, daß z.B. ein Entspannungstraining für einige Patientinnen gewinnbringend, für andere hingegen *hinderlich* sein kann. Psychobiologisch orientierte Interventionsstudien sollten dringend Prädiktoren der Ansprechbarkeit erarbeiten, da es die universell hilfreiche Intervention sicherlich nicht gibt.

5. Sport und körperliche Aktivität: Immunologisch vermittelte Einflüsse auf Gesundheit und Krankheit ?

Die Einflüsse multipler gesundheitsrelevanter Verhaltensweisen und Maßnahmen wurden zum Teil schon in den vergangenen Kapiteln über psychologische Interventionen wie Entspannungstraining, Hypnose, Gesundheitserziehung, und Veränderung von Copingverhalten und der Konglomerate aus all diesen Bereichen angesprochen. Darüber hinaus scheint mir zum momentanen Zeitpunkt der psychoneuroimmunologischen Forschung die Darstellung des multiplen Einflusses körperlicher Aktivierung unter einer gesundheitspsychologischen Perspektive wichtig zu sein. Dies soll nicht ausschließen, daß Ernährung, Vermeidung bestimmter Risikofaktoren, wie z.B. Rauchen oder Alkoholkonsum, ebenfalls von großer Bedeutung, auch im immunologischen Kontext, sind. Dennoch liegen systematische in-vivo-Studien zum Einfluß dieser Verhaltensweisen auf Gesundheit, Krankheit, Erkrankung und Gesundung bis dato zumindest nicht in der Form vor, die hier gefordert wird (simultane Betrachtung von Verhalten, Immunparametern und Krankheit / Gesundheit). Dieses Kriterium erfüllt hingegen der Gegenstand zum Einfluß körperlicher Aktivität (Sport) und immunologischer Konsequenzen sowohl im Bereich physischer Gesundheit, als auch bei Krankheit. Das Feld ist intensiv bearbeitet worden, und Nieman (1997) weist in seiner Übersichtsarbeit darauf hin, daß in den letzten 95 Jahren insgesamt 629 Publikationen (allein 60% aus den 90er Jahren) zum Themenbereich Belastung und Immunsystem publiziert wurden.

Es wird in der Folge zu zeigen sein, daß das Ausmaß körperlicher Aktivierung durch sportliche Betätigung sowohl protektiven Einfluß gegenüber Erkrankungen ausübt, als auch die Vulnerabilität gegenüber immunologisch relevanten Erkrankungen (speziell Infektionen) erhöhen kann.

Diese beiden Schenkel der Konsequenzen körperlicher Aktivität sind offensichtlich eine Funktion der *Intensität* körperlicher Belastung. Der Bereich stellt sich also als nichtlinearer Zusammenhang dar und ist deswegen durchaus vergleichbar mit anderen Zusammenhängen in der Psychoneuroimmunologie, aber auch in der Grundwissenschaft der Immunologie. Es scheint so zu sein, daß viele der bisher beschriebenen Zusammenhänge (z.B. Streß und Immunfunktion, aber auch z.B. Fieber und Immunfunktion) eher kurvilinearen als linearen Gesetzmäßigkeiten folgen. Insofern kann die Charakterisierung des Gegenstandes zum Einfluß von Aktivität auf immunologische Parameter ggf. als ein Modell für Zusammenhänge grundsätzlicher Art zwischen Verhalten und Immunkompetenz herangezogen werden.

5.1 Hintergrund

Die Untersuchung des Zusammenhangs zwischen körperlicher Aktivität und Immunfunktionen ist primär nicht von der Frage eines möglichen protektiven Einflusses von Sport auf Gesundheit ausgegangen. Im Gegenteil, der Bereich gewann an Bedeutung, da festgestellt wurde, daß Hochleistungssportler eher zu Infektionserkrankungen neigen. Die Beobachtung ist schon recht alt, denn im Jahre 1918 beobachtete Cowls, daß in einer Jungenschule diejenigen Schüler mehr Symptome und Erkrankungszeichen diverser Infektionen zeigten, die besonders intensiv an Trainingsprogrammen teilnahmen. Generell scheint es so zu sein, daß zwei Formen massiver Belastung eher mit einer erhöhten Vulnerabiliät einhergehen:
1. kurzfristige, extrem intensive Belastung und
2. langfristige, submaximale Belastung.

Auch aus Tierstudien ist bekannt, daß extrem erhöhte körperliche Aktivität mit einer Veränderung immunologischer Funktionen und erhöhtem Erkrankungsrisiko verbunden ist. So zeigt sich z.B. bei Kaninchen (Bailey, 1925) und Meerschweinchen (Nicholls & Spaeth, 1922), daß sich moderate Aktivierung in einer *Steigerung* der Resistenz, extreme Belastung hingegen in einer *Reduktion* gegen bestimmte Erreger äußert. Auch bei Mäusen wurde eine erhöhte Mortalität nach langfristiger und intensiver Belastung durch Schwimmen, insbesondere in der früheren Phase der Antigenexposition, sowohl nach Gabe von Coxsackie- (Kiel, Smith, Chason, Khatib & Reyes, 1989) als auch nach Influenzaviren (Ilbäck, Friman, Beisel, Johnson & Behrend, 1984) beobachtet. Interessant ist auch, daß eine Abschwächung der Aktivität (moderate Belastung) die Überlebensrate der Tiere deutlich erhöhte (Cannon & Kluger, 1984; Liu & Wang, 1987). Ob forciertes Schwimmen nun die beste Operationalisierung der Fragestellung ist, sei zunächst einmal dahingestellt, denn es ist durchaus vorstellbar, daß das Wasser selbst noch pathogene Erreger enthält und die Wassertemperatur deren Wachstum begünstigt, und insofern eine Konfundierung zwischen Aktivität und zusätzlicher Antigenbelastung angenommen werden könnte. Aber auch in Humanstudien, die sich sehr intensiv mit der Fragestellung der differentiellen Vulnerabilität für Erkrankungen des oberen Respirationstraktes befaßten, werden Zusammenhänge dieser Art berichtet.

So wird beschrieben, daß nach einem Ultramarathonlauf (Distanz: 56 km) grundsätzlich keine Zusammenhänge zwischen dieser Form der Belastung und der erhöhten

Vulnerabilität nachgewiesen werden kann (Nieman, Johanssen & Lee, 1989). Diejenigen Sportler hingegen, die bestrebt waren, eine besonders "gute Zeit" zu laufen, waren weitaus anfälliger gegen Infektionserkrankungen als diejenigen, denen die Zeit, die sie für die Distanz benötigten, nicht so wichtig war. Hier zeigt sich deutlich der Einfluß der Wettbewerbshaltung, und die Bedeutung dessen bestärkt sich in Beobachtungen, daß Freizeitläufer (die zwar üblicherweise auch geringere Distanzen laufen) keinerlei Zusammenhänge dieser Art aufweisen.

Natürlich kann es eine Fülle möglicher Mediatoren zwischen erhöhter Vulnerabilität (immunolgisch relevanter Erkrankungen) und Hochleistungssport geben. Auf der einen Seite ist während und nach einer derart ausgeprägten Belastung, wie einem Ultramarathonlauf unter Zeitdruck, eine Austrocknung der respiratorischen Schleimhaut als Mediator vorstellbar (z.B. Tomasi, Trudeau, Czerwinski & Erredge, 1982), die für eine Reduktion der Ziliarhärchenfunktion verantwortlich sein kann. Desgleichen bietet mit Schweiß bedeckte Haut ein gutes „Klima" für Bakterien (Brenner, Shek & Shephard, 1993). Beim Hochleistungssport kann darüber hinaus eine spezifische Diät ebenso mit verantwortlich sein wie das Ausmaß subjektiver Belastung durch den in Wettkämpfen entstehenden Leistungsdruck (Streß). Als möglicherweise aber wichtigster Mediator dieses Zusammenhangs wird in der Folge die Konsequenz körperlicher Belastung auf immunologische Funktionen dargestellt. In Anlehnung an Kapitel 2.5 sollen einige ausgewählte Effekte kurzfristiger und dann langfristiger Belastungen behandelt werden. Für ein unfassenderes Studium der Materie empfehlen sich geeignete Übersichten (z.B. Shephard, Rhind & Shek, 1994; Shephard & Shek, 1994).

5.2 Immunologische Konsequenzen kurzfristiger körperlicher Belastung

5.2.1 Quantitative zelluläre Veränderungen

Diverse Studien belegen, daß kurzfristige Belastung zu einer Verschiebung der Proportionen peripherer Lymphozyten führt. So finden sich z.B. bis zu 150%ige Anstiege peripherer T-Helferzellen nach maximaler Belastung. Unter kontrollierten Laborbedingungen werden häufig Anstiege der CD3+ Fraktion bei Belastungen, z.B. durch Fahrradergometer, ungefähr 30 Minuten nach Abschluß der Übung (Shek, Sabiston & Vidal, 1992) berichtet. Zu ähnlichen Ergebnissen kommen Shinkai, Shore & Shek (1992), die einen Anstieg peripherer T-Zellen nach Ergometrietraining mit einer Belastung von 60%

maximaler Sauerstoffaufnahme ($VO_{2\,max}$) durchführten. Zusätzlich wird aber innerhalb der T-Zell-Fraktion eine Reduktion des CD4-/CD8-Verhältnisses berichtet, wobei die Senkung des Quotienten in erster Linie durch eine überproportionale Zunahme an CD8+ Zellen erklärt wird (Ferry, Picard & Duvallet, 1990). Der genaue Mechanismus dieser Veränderung ist noch nicht völlig geklärt, es spricht aber einiges dafür, daß es sich bei dem Phänomen um eine veränderte Zirkulation peripherer Lymphozyten handelt, zumal die Veränderungen nicht nur sehr schnell eintreten, sondern auch von relativ kurzer Dauer sind (Keast & Morton, 1992; Espersen, Elback & Ernst, 1990).

Innerhalb der B-Zellfamilie (CD19) ist das Bild keineswegs homogen. Einige Autoren berichten von Zunahmen der Anzahl peripherer B-Zellen (z.B. Shinkai, Shore & Shek, 1992; Espersen, Elback & Ernst, 1990), während andere (z.B. Tvede, Pedersen & Hansen, 1989; Ricken, Rieder & Hauck, 1990) keine Veränderungen dieser Fraktion nach ein- bis zweistündiger submaximaler Belastung nachweisen konnten.

Besonders reagibel sind offensichtlich die Natürlichen Killerzellen. Diverse Studien zeigen recht einheitlich, daß selbst nach nur sehr kurzfristiger Belastung (5 Minuten lang Treppen steigen) ein bis zu fünffacher Anstieg der Anzahl peripherer NK-Zellen beobachtet werden kann (Edwards, Bacon & Elms, 1984). Auch in kontrollierteren Studien wird sehr einheitlich berichtet, daß die Anzahl peripherer NK-Zellen nach mittelstarker Belastung ansteigt, und daß im Vergleich zur Veränderung anderer Lymphozytensubpopulationen, der Anstieg der NK-Zellenanzahl sehr viel ausgeprägter ist (z.B. Kotani, Aratke & Ishiguro, 1987; Shek, Sabiston & Vidal, 1992; Shinkai, Shore & Shek, 1992). Ganz offensichtlich spielen Katecholamine (Noradrenalin, Adrenalin) bei diesem Effekt eine dominierende Rolle, weil, wie schon oben gezeigt, auch direkte Infusionen von Katecholaminen zu derartigen Effekten führen und die Katecholaminproduktion bei körperlicher Belastung sehr ausgeprägt ist.

Auch Nielsen, Secher, Christensen & Pedersen (1996) untersuchten eine kurzfristige (6 Minuten) maximale Ergometerbelastung in Hinblick auf immunologische Veränderungen und fanden im Vergleich zu Baselinewerten nach der ersten Belastung eine erhöhte Anzahl peripherer Leukozyten, Granulozyten, Lymphozyten, Monozyten, T-Zellen, CD4-Zellen, CD8-Zellen, B-Zellen und NK-Zellen sowie eine erhöhte NKCA und eine erhöhte Konzentration von Plasma-Interleukin-6. Insbesondere die quantitativen immunologischen Maße blieben auch nach der zweiten Belastung erhöht und fielen nur zum Teil auf Baselinewerte nach Beendigung der Belastung zurück. Die Ergebnisse demonstrieren, daß maximale körperliche Belastung sehr starke Immunreaktionen auslöst.

Gabriel & Kindermann (1997) weisen darauf hin, daß die Erhöhung der Anzahl neutrophiler Granulozyten eher von der Dauer als von der Intensität der Belastung abhängt. Insbesondere diejenigen Übungen, die zu starken Anstiegen von ACTH, β-Endorphinen und Cortisol führen, sind mit diesem Befund assoziiert.

5.2.2 Qualitative zelluläre Veränderungen

Im Hinblick auf die T- und B-Zellfamilie wurde verschiedentlich geprüft, ob schon kurzfristige Belastungen Einfluß auf die in-vitro-Proliferation durch Mitogenstimulation ausüben. Im Gegensatz zu der oftmals beschriebenen Lymphozytose (Anstieg der Anzahl der Gesamtlymphozyten im peripheren Blut, s.o.) findet man bei der Betrachtung funktionaler Parameter eher eine Reduktion immunologischer Aktivität bis zu 50% (z.B. Tvede, Pedersen & Hansen, 1989; Oshida, Yamanouchi & Hyamizu, 1988). Die Veränderungen sind nicht immer sehr kurzfristiger Natur und können durchaus bis zu mehreren Stunden andauern (z.B. MacNeil, Hoffman-Goetz & Kendall, 1991). Da sich die Anzahl peripherer NK-Zellen dramatisch ändert, liegt es nahe, auch die Aktivität dieser Zellen im Hinblick auf körperliche Belastung zu untersuchen. Selbst nach sehr kurzfristiger Belastung (wie z.B. Treppensteigen für ca. 5 Minuten) findet man einen deutlichen Anstieg der zytotoxischen Kapazität von Natürlichen Killerzellen (Edwards, Bacon & Elms, 1984). Auch andere Autoren sprechen von einem Anstieg der NKCA, der zum Teil 30 Minuten und länger nach Abschluß der körperlichen Belastung andauert. Auch hier spielen wohl Katecholamine eine Rolle, aber auch endogene Opiate, da gezeigt werden konnte, daß eine Vorbehandlung mit Naloxon den Anstieg der NK-Zellaktivität durch Belastung unterbinden kann, jedoch keinen Einfluß auf den Anstieg der Anzahl peripherer NK-Zellen ausübt. Endogene Opiate sind offenbar in erster Linie an der *Aktivitäts*steigerung beteiligt (Fiatarone, Morley & Bloom, 1988).

Doch gerade am Beispiel der NK-Zellaktivität wird die nichtlineare Funktion zwischen körperlicher Belastung und Immunstimulation deutlich. Längere, extreme, bis zur Erschöpfung ausgedehnte Belastungen verbinden sich nach einem kurzen "Peak" dann doch mit einer längerfristigen Suppression der Natürlichen Killerzellaktivität (z.B. Pedersen, Tvede & Klarlund, 1990; Brahmi, Thomas & Park, 1985). Als Erklärung für diesen Verlauf könnte man die frühe Wirkung der Katecholamine (Anstieg der Aktivität) und die später einsetzende supprimierende Wirkung des Cortisolanstiegs heranziehen (Nieman & Nehlsen-Cannarella, 1992).

Diese Vorstellung wird von Pedersen et al. (1997) in einem Modell formuliert, welches besagt, daß in erster Linie Adrenalin (weniger bedeutsam Noradrenalin) die unmittelbaren Effekte der Belastung auf lymphozytäre Subpopulationen und zytotoxische Aktivitäten vermittelt, und daß diese unmittelbaren Effekte gefolgt werden von einem Anstieg des Cortisols, welches zeitverzögert dann für die Reduktion der Lymphozyten im peripheren Blut verantwortlich ist. Vorstellungen bzgl. der Mechanismen für eine erhöhte Anzahl von Granulozyten sind in diesem Modell jedoch noch nicht enthalten. Generell weisen Arbeiten zur Aktivierung von neutrophilen Granulozyten (Pyne, 1994) darauf hin, daß die Natur der Veränderungen bis dato nicht geklärt ist. Einige Studien belegen eine Suppression, andere hingegen eine Stimulation der Aktivität neutrophiler Granulozyten, und es wird angenommen, daß die Erklärungen für die Heterogenität der Ergebnisse sicherlich in Unterschieden im Alter, Geschlecht und in der allgemeinen Konstitution der Probanden zu suchen sind. In Zukunft werden vor allem Studien benötigt, die die biologische Signifikanz der Veränderung neutrophiler Granulozyten nach Belastung unterstreichen und ggfs. für diagnostische Zwecke nutzbar machen (Smith & Pyne, 1997).

Nesen und Mitarbeiter (1996) gingen der Frage nach, ob sich Erschöpfung nach maximaler Belastung mit einer supprimierten Immunfunktion verbindet, und kamen zu dem Schluß, daß insbesondere die NK-Zellaktivität und die Proliferation peripherer Lymphozyten nach kurzfristiger (6 Minuten) maximaler Belastung keine Suppression in der Erholungsphase aufweisen.

Shek, Sabiston, Buguet & Radomski (1995) demonstrieren, daß starke körperliche Belastung zunächst kurzfristig zu einem deutlichen Anstieg der Anzahl *und* der Aktivität peripherer NK-Zellen führt. Dieser ja sehr homogen berichtete Befund wird in dieser Studie aber durch den Zusatz ergänzt, daß die Anzahl der NK-Zellen noch bis zu 7 Tagen nach Abschluß der Übung deutlich reduziert war. Die Autoren weisen damit besonders auf die Bedeutung der Phase nach Beendigung der Übung hin.

5.2.3 Humorale Veränderungen

Verschiedene Autoren haben Veränderungen humoraler Immunparameter im peripheren Blut als abhängige Variable belastungsinduzierter immunologischer Veränderungen herangezogen. Es zeigt sich z.B., daß Plasmaspiegel von Interleukin-1 ca. 3-6 Stunden nach einer Übung mit körperlicher Anstrengung erhöht waren (Cannon, Evans &

Hughes, 1986), wobei die Befunde nicht einheitlich sind (vgl. dagegen z.B. Smith, Telford & Baker, 1992; Sprenger, Jacobs & Nain, 1992). Auch zu der Plasmakonzentration von Interleukin-2 ist die Datenlage nicht ganz einheitlich. Verschiedentlich wird von einer Reduktion der Konzentration nach körperlicher Belastung berichtet (z.B. Lewicki, Tchorzewski & Majewska, 1988; Palacios & Moller, 1981), während andere Autoren nach kurzfristiger Fahrradergometerbelastung von einer Stunde (60% $VO_{2\,max}$) einen Anstieg der peripheren IL-2-Konzentration berichten (Schectman, Elizondo & Taylor, 1988) und diesen Effekt als Konsequenz einer Kombination aus Katecholaminausschüttung und Anstieg der Körperkerntemperatur interpretieren. Auch Gmünder, Joller & Joller-Jemelka (1990) weisen darauf hin, daß eine Veränderung der IL-2-Konzentration bei einer Gruppe von Sportlern ausbleibt, die ein schwieriges Rennen bei sehr niedrigen Temperaturen absolvierten, was u.U. auch durch eine Blockade des Körperkerntemperaturanstieges unter diesen Bedingungen erklärt werden könnte. An dieser Stelle drängt sich aber auch die Überlegung auf, ob für den Anstieg der Körperkerntemperatur unter körperlicher Belastung nicht auch Anstiege der Zytokine und Monokine, Interleukin-1, Interleukin-6, aber auch des Tumornekrosefaktors alpha (TNFα), verantwortlich sein könnten, die allesamt pyrogene Wirkung haben. Die Möglichkeit kann zur Zeit zwar nicht völlig ausgeschlossen werden, erscheint allerdings nicht so wahrscheinlich, da diverse Studien zeigten, daß der Anstieg der Kerntemperatur nicht mit Veränderungen dieser Substanzen einhergeht, zumindest nicht bei kurzfristiger Belastung (Sprenger, Jacobs & Nain, 1992; Smith, Telford & Baker, 1992).

Weinstock und Mitarbeiter (1997) untersuchten die in-vivo- und in-vitro-Produktion von Zytokinen nach kurzfristiger extremer körperlicher Belastung bei Athleten. Es zeigten sich eine Stunde nach dieser Übung signifikant erhöhte Werte von Interleukin-6, dem löslichen Interleukin-2-Rezeptor sowie der Konzentration von TNFα im Serum, während Interleukin-2 im Urin reduziert vorlag. Eine LPS-induzierte Stimulation von Zellkulturen zeigte hingegen ein anderes Bild: Eine Reduktion der Konzentration von TNFα, Interleukin-1 und Interleukin-6 eine Stunde nach Abschluß der Übung. Desgleichen waren die ConA- und LPS-induzierten Anstiege von Interferon sowie die PHA-induzierten von Interleukin-2 eine Stunde nach Abschluß der Übung in der Zellkultur reduziert. Ein ConA-induzierter Anstieg von Interleukin-2 war nur schwach ausgeprägt. Die Autoren schließen aus den Ergebnissen, daß nach einer sehr kurzfristigen Aktivierung eine unmittelbar einsetzende Gegenregulation stattfindet und zeigen des weiteren, daß 20 Stunden nach Abschluß der Übung fast alle der beobachteten Veränderungen auf die

Werte vor Beginn der Belastung zurückgingen. Shepard & Shek (1996) weisen darauf hin, daß massive körperliche Belastung evtl. zu kleinen, subklinischen Verletzungen der Muskeln führen und eine Entzündungsreaktion auslösen können. Diese Entzündungsreaktion ihrerseits kann zu den beobachteten Anstiegen der Zytokine als Erklärung herangezogen werden. Eine Zunahme immunologischer Aktivität aufgrund körperlicher Betätigung würde in diesem Fall die Zytokinkonzentrationsanstiege nicht erklären.

Intensives Training beeinflußt auch andere humorale Parameter, wie z.b. Serumkomplementfaktoren (Nieman, Tan, Lee & Berk, 1989) oder auch sekretorisches Immunglobulin A, welches zwei Stunden nach Abschluß eines Skirennens reduziert bleibt (Tomasi, Trudeau, Czerwinski & Erredge, 1982). Auch Serumimmunglobuline nehmen im Mittel um 28% für die Dauer von einem Tag nach einem sehr intensiven, anstrengenden 75-km-Lauf ab (Israel, Buhl, Krause & Neumann, 1982).

5.3 Effekte langfristiger extremer körperlicher Belastung

Hochleistungssportler haben auch in Ruhephasen eine verringerte Anzahl peripherer Lymphozyten (CD3, CD4, CD8), aber auch von NK-Zellen, die zum Teil sogar unterhalb der klinischen Normgrenzen liegen (Green, Kaplan & Rabin, 1981). Es läßt sich bei dieser Personengruppe allerdings nur sehr schwer von Ruhephasen sprechen, da Hochleistungssportler üblicherweise derart häufig trainieren, daß langfristige Phasen ohne körperliche Belastung kaum entstehen können. Es scheint also offensichtlich auch eine Frage des Zeitpunkts der Messungen zu sein, der u.U. die Heterogenität von Untersuchungsbefunden erklären könnte, denn andere Autoren finden durchaus auch in den sogenannten Ruhephasen Zeichen für eine erhöhte Immunkompetenz (Rhind, Shek & Shepard, 1994; Evans, Meredith & Cannon, 1986). Liesen, Kleiter & Mücke (1989) vermuten, daß wahrscheinlich eine Kombination aus psychischer Belastung und massiver körperlicher Anstrengung die immunsuppressiven Phänomene bei Hochleistungssportlern in Wettkampfsituationen bedingen. So fand sich z.B. im deutschen Olympiahockeyteam eine derart starke Reduktion des CD4/CD8-Verhältnisses, wie man es z.B. von AIDS-Patienten kennt, wobei sich aber im Olympiateam keinerlei erhöhte Vulnerabiliät gegenüber Infektionen einstellte. Von einem vergleichbar starken Absinken peripherer T-Zell-Subpopulationen berichten auch Verde, Thomas & Moore, 1992 sowie Verde, Thomas & Shepard (1992) nach dreiwöchigem Hochleistungstraining. Desgleichen findet sich nach extrem starkem Training eine Reduktion peripherer NK-Zellen, die u.U. in leicht geschädigtes Gewebe (Muskeln) gewandert sein könnten (Verde, Thomas & Moore, 1992). Neben möglichen endokrinen Mediatoren muß allerdings auch die Reduktion von Glutamin berücksichtigt werden, da insbesondere Makrophagen kein Interleukin-1 produzieren können, wenn die Glutaminreserven zu stark reduziert sind (Wallace & Keast, 1992). Dies könnte massive Konsequenzen für die spezifische Abwehr als solche, aber auch für das Zusammenspiel zwischen Makrophagen und T-Zellen haben und somit auch die Reduktion der spezifischen Immunantwort verursachen.

Auf einen anderen Aspekt weisen Espersen et al. (1996) hin, indem sie zwei Studien miteinander vergleichen, in denen Eliteläufer oder Eliteschwimmer in Wettkampfsituationen untersucht wurden. Neben einer Fülle von Veränderungen immunologischer Art stellen die Autoren jedoch als einen wichtigen Befund heraus, daß Unterschiede in der Veränderung immunologischer Parameter zwischen Schwimmern und Läufern bestanden. Man muß also davon ausgehen, daß unterschiedliche Sportarten auch zu unterschiedlichen immunologischen Konsequenzen unter Belastungsbedingungen führen.

Bei der Frage nach dem Zusammenhang zwischen körperlicher Belastung und Immunkompetenz müssen gerade in Hinblick auf Gesundheit und Krankheit einige wichtige Mediatoren mit in Betracht gezogen werden. Die einfache Beobachtung, daß moderates Training (z.B. einmal pro Woche Jogging oder Fahrradfahren) gesundheitsförderlich sei, kann durchaus konfundiert sein mit diversen anderen Faktoren. Personen, die regelmäßig Sport treiben, mögen ganz allgemein eine andere Beziehung zum Gesundheitsverhalten haben als diejenigen, die nie Sport betreiben. Entsprechende Verhaltensweisen könnten sich in "gesünderem" Eßverhalten, einer Reduktion von Risikofaktoren (z.B. Rauchen) oder auch in dem häufiger stattfindenden Gefühl von Wohlbefinden (z.B. durch euphorische Gefühle während des Sports oder angenehmer Entspannung nach sportlicher Betätigung, Saunabesuch etc.) wiederspiegeln. In Untersuchungen sind verschiedene Faktoren genauer zu beachten. Auf der einen Seite kann das gleiche Ausmaß an körperlicher Belastung interindividuell in Abhängigkeit vom Trainingsgrad und der allgemeinen Fitness unterschiedliche Einflüsse ausüben. So zeigen z.B. Soppi et al. (1982) eine stärkere Veränderung der Anzahl peripherer Leukozyten bei untrainierten im Vergleich zu trainierten Versuchspersonen. Desgleichen muß berücksichtigt werden, daß bei kurzfristiger Belastung auch die immunologischen Konsequenzen kurzfristig sind. So zeigen Katz et al. (1994), daß sich während der körperlichen Belastung viele Parameter immunologischer Aktivität verändern, daß aber zwei Stunden später nur noch wenige dieser Veränderungen aufzufinden sind und 24 Stunden nach Abschluß der Übung keinerlei Unterschiede mehr zwischen den Versuchsgruppen nachweisbar sind (siehe Tabelle 39).

Tabelle 39: Veränderungen peripherer Leukozyten während und in verschiedenen Abständen nach körperlicher Belastung (nach Katz, 1994) (G=Granulozyten).

	während	2 Std. danach	24 Std. danach
Leukozyten	↗	↗	-
neutrophile G.	↗	↗↗	-
eosinophile G.	↘	↘	-
Lymphozyten	↗	↘	-
CD3+	↘	-	-
CD4+	↘	-	-
CD8+	↗ oder -	-	-
CD16+	↗↗	-	-
B-Zellen	-	-	-
Monozyten	-	↗	-

Auch ein moderates Ausdauertraining für die Dauer von 12 Wochen führte in einer anderen Studie (Mitchell et al., 1996) zu "negativen" Ergebnissen: Es zeigten sich keinerlei Veränderungen der Immunfunktion, gemessen an der Mitogenstimulation, der Anzahl zirkulierender Lymphozyten oder der Immunglobulinkonzentrationen.

Gleeson et al. (1995) demonstrierten an einer Kohorte von Eliteschwimmern über einen Zeitraum von 7 Monaten, daß intensives Training mit einer signifikanten Reduktion von Serum-IgA, -IgG, -IgM und Speichel-IgA verbunden war. Es zeigten sich jedoch keinerlei Veränderungen in der Anzahl peripherer B- oder T-Zellen, jedoch ein deutlicher Abfall in der Natürlichen Killerzellanzahl. Diese Situation ist schon häufig gekennzeichnet worden als „the open window" für Krankheitserreger.

Gerade die Befunde zum sekretorischen IgA deuten darauf hin, daß die „first line of defense" u.U. nicht mehr intakt ist, und somit pathogene Erreger in den Körper gelangen können (Pedersen & Bruunsgaard, 1995). Wenngleich die Ergebnislage auch nicht ganz einheitlich ist, könnte der Zusammenhang zwischen körperlicher Aktivität, Immunkompetenz und Gesundheit einem J-förmigen Zusammenhang folgen, der in Abbildung 32 charakterisiert ist.

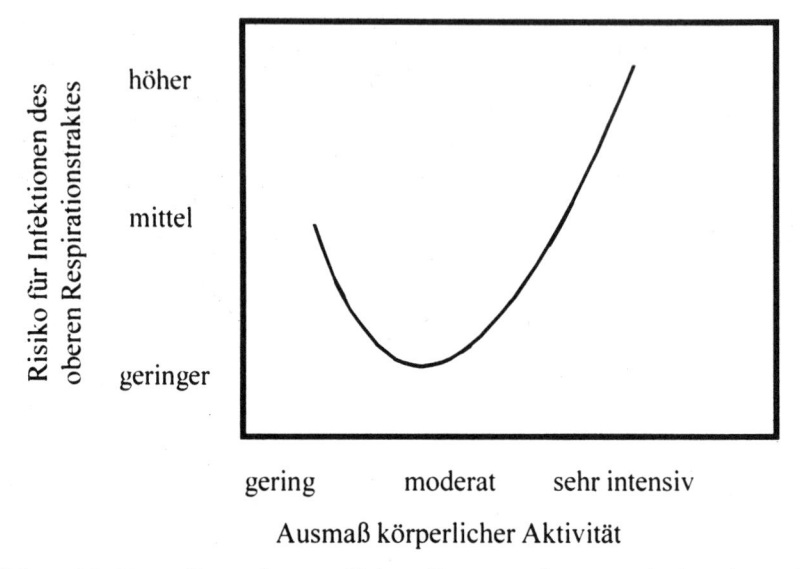

Abbildung 32: Darstellung des möglichen Zusammenhangs zwischen körperlicher Belastung und Infektionsrisiko (nach Nieman, 1994).

Ausgehend von einer mittleren Anfälligkeit unter Ruhe (oder ohne körperliche Bewegung) sinkt das Risiko bei moderater, milder körperlicher Belastung, steigt hingegen rapide unter extremer Belastung an. Neben diversen Studien zum Einfluß eines Marathon- oder Ultramarathonlaufes hat sich die Arbeitsgruppe um Nieman besonders intensiv mit diesem Zusammenhang befaßt.

In einer Studie mit extrem großem Stichprobenumfang (2.311 Marathonläufer), die sich sehr stark in ihren Trainingsgewohnheiten unterschieden, im Mittel sieben Jahre Lauferfahrung hatten und 61 km pro Woche an fünf Trainingstagen liefen, zeigten die Autoren, daß 12,9% der Teilnehmer am Los Angeles Marathon eine Woche nach Abschluß des Laufes Infektionserkrankungen angaben.

Dieser Prozentsatz übersteigt bei weitem die Rate der Infektionen bei denjenigen Läufern, die sich zwar angemeldet hatten, aber aus anderen als Krankheitsgründen nicht teilnahmen (2,2%). Weitere Analysen ergaben, daß diejenigen Läufer, die mehr als 96 km pro Woche liefen, ein doppelt so hohes Erkrankungsrisiko wie diejenigen aufwiesen, die nur 32 km pro Woche an Lauftraining absolvierten. Aus dieser Studie kann man schlußfolgern, daß extremes Training und/oder die Teilnahme an einem Marathonlauf die Wahrscheinlichkeit, Infektionen des oberen Respirationstraktes zu bekommen, deutlich erhöht. Heath und Mitarbeiter (1991) demonstrierten ebenfalls die oben dargestellte Funktion zwischen Ausmaß von Belastung und Wahrscheinlichkeit einer Infektionskrankheit. Das geringste Risiko einer Infektion wiesen diejenigen Läufer auf, die weniger als 16 km pro Woche liefen. Das Risiko erhöhte sich um das Zweifache bei solchen, die ein Training von mehr als 27 km pro Woche absolvierten. Generell scheint besonders in dem Zeitraum 1 - 2 Wochen nach einem derartigen Marathonlauf das Risiko besonders hoch zu sein.

5.4 Mediatoren

Mazzeo (1994) weist darauf hin, daß bis dato zu wenig Ergebnisse zur Interaktion zwischen Alter und veränderten Immunfunktionen nach körperlicher Belastung existieren. Nieman & Henson (1994) beklagen dieses ebenfalls und ergänzen, daß Umweltfaktoren sowie der Ernährungsstatus unbedingt mit in die Betrachtungen einbezogen werden müssen. Es liegen jedoch einige Arbeiten zur Rolle des Alters als Mediator der Zusammenhänge vor.

Eliakim et al. (1997) untersuchten den Einfluß kurzfristiger Belastung bei Kindern. 10- bis 12-jährigen, entweder hochtrainierten (Gymnastik) oder untrainierten Mädchen wurden Blutproben vor, unmittelbar nach und 24 Stunden nach einer 20-minütigen Fahrradergometrie entnommen. Bei einer Herzrate von ungefähr 170-180 Schlägen pro Minute zeigte sich, daß die Anzahl von Leukozyten signifikant nach der Übung anstieg und für 24 Stunden erhöht blieb. Die erhöhte Anzahl von Leukozyten war erklärbar durch einen Anstieg der Granulozyten, Lymphozyten und Monozyten. Neutrophile Granulozyten fielen nach 24 Stunden auf ihre Baselinewerte zurück, während die Anzahl von Lymphozyten und Monozyten noch länger erhöht war. Ein signifikanter Anstieg der Anzahl peripherer T-Zellen, T-Helferzellen, T-Suppressorzellen und Natürlicher Killerzellen wurde ebenfalls beobachtet, wobei auch diese innerhalb von 24 Stunden auf einen Anfangswert zurückgingen. Eine Veränderung der Anzahl peripherer B-Zellen konnte nicht beobachtet werden. Desgleichen fanden sich keine Unterschiede im Serum-IgA, IgM, IgE, IgG sowie der Subklassen von IgG. Gymnastikerinnen und untrainierte Kontrollen unterschieden sich nicht in ihrer Responsivität (Eliakim et al., 1997).

Boas et al. (1996) demonstrierten an 8- bis 17-jährigen Jungen ebenfalls die üblichen

Ergebnisse einer transienten Leukozytose, Lymphozytose und einer erhöhten Anzahl und Aktivität peripherer Natürlicher Killerzellen.

Während verschiedene Arbeitsgruppen gezeigt haben, daß die Funktion der T-Zellen mit zunehmendem Alter reduziert ist (Erschler, 1988; Heidrick & Makinodan, 1972; Miller, 1991; Weksler, 1983), scheinen Natürliche Killerzellen in ihrer Aktivität nicht vom Alter abzuhängen. Mit zunehmendem Alter erhöht sich aber auch das Risiko, z.B. an Tumoren zu erkranken (Kaesberg & Erschler, 1989). Besonders deutlich wird die reduzierte T-Zell-Aktivität, wenn man Studien heranzieht, die periphere T-Zellen älterer Probanden mitogen stimuliert haben. Es zeigt sich, daß bei Älteren lediglich 10% der Interleukin-2-Konzentration (bzw. Produktion), verglichen mit derjenigen jüngerer Probanden, erzielt werden (Hara et al., 1987). Die Gründe für eine Reduktion der Immunkompetenz im Alter können sehr vielfältig sein. Natürlich spielen langfristige Risikofaktoren wie Rauchgewohnheiten und Ernährungsgewohnheiten wahrscheinlich eine ebenso bedeutsame Rolle wie biologische bzw. genetische Determinanten der veränderten Immunreaktivität. Auf einen Punkt soll in diesem Zusammenhang aber auch hingewiesen werden, nämlich auf die Tatsache, daß ältere Menschen eher weniger körperliche Bewegung haben als jüngere Menschen, und daß dies u.U. als zusätzlicher Faktor für das Phänomen in Betracht gezogen werden muß.

Es ist insofern logisch, die Frage zu stellen, in welchem Ausmaß sich die immunologischen Veränderungen nach körperlicher Belastung zwischen älteren und jüngeren Probanden unterscheiden.

Bezüglich der Reaktion der Natürlichen Killerzellen scheint es so zu sein, daß ältere Menschen in durchaus vergleichbarer Weise wie jüngere Menschen nach kurzfristiger Belastung reagieren (Fiatarone et al., 1989). Des weiteren wird berichtet, daß 30minütiges Joggen einen günstigen Einfluß auf verschiedene Funktionen lymphatischer Zellen für mehrere Stunden bei Männern im mittleren Alter von 64 Jahren ausübt. Es scheint auch so zu sein, daß die Varianz der Reaktion bei älteren Menschen deutlich höher ist als bei jüngeren (z.B. Solomon, 1991). In Hinblick auf längere Belastungen wird häufig der Trainingsstatus des Probanden herangezogen. In einer Arbeit von Nieman und Mitarbeitern (1993) werden Frauen im Alter zwischen 67 und 85 Jahren in zwei Gruppen (trainiert vs. untrainiert) aufgeteilt. Es liegen zwar keinerlei Gruppenunterschiede im Hinblick auf die Anzahl peripherer Lymphozyten-subpopulationen unter Ruhebedingungen vor, in Hinblick auf funktionelle Unterschiede weist die trainierte Gruppe jedoch ein um über 50% höheres Aktivitätsniveau z.B. bezüglich der T-Zell-Proliferation nach

Mitogenstimulation auf. Dieses Beispiel mag die zuvor erwähnte hohe Varianz in immunologischen Maßen innerhalb der Gruppe älterer Menschen mit erklären. Zusammengefaßt läßt sich festhalten, daß sich die immunologischen Reaktionen nach kurzfristiger körperlicher Belastung zwischen jungen und alten Menschen nicht grundsätzlich unterscheiden. Unterschiedlich ist sicherlich der Zeitpunkt, an dem eine protektive Wirkung in eine suppressive umschlägt (siehe oben dargestellte Funktion).

In Kollektiven älterer Menschen scheinen Immunfunktionen also besser ausgeprägt zu sein, wenn diese, verglichen mit untrainierten Probanden, in guter körperlicher Kondition sind (Nieman, 1997).

Rincon, Solomon, Benton & Rubenstein (1996) untersuchten eine Gruppe von Männern im Alter von 70 Jahren und darüber, die sich dreimal in der Woche für je 60 Minuten körperlich betätigten (Gesamtdauer drei Monate) und verglichen sie mit Kontrollpersonen ohne Intervention. Psychologische und immunologische Messungen wurden zu Beginn, sowie sechs und 12 Wochen später durchgeführt. Die Natürliche Killerzellaktivität war im Verlauf der Studie signifikant reduziert bei leichten Anstiegen innerhalb der Experimentalgruppe zum Meßzeitpunkt 2 und 3. Die Studie demonstriert mögliche aversive Effekte auf die NK-Zellaktivität. Eine leichte Überbelastung in diesem Klientel könnte klinisch bedeutsam sein.

Venjatraman & Fernandes (1997) weisen darauf hin, daß ältere *aktive* Menschen eine stärkere Mitogenreagibilität, höhere Interleukin-2- sowie Interferon-Gamma- und Interleukin-4-Spiegel aufweisen. Des weiteren ist in dieser Population durch *moderates* Training die NK-Zellaktivität zu erhöhen, sowie der altersbedingte Abfall der Immunkompetenz ggf. ein wenig zu reduzieren. Die Arbeit weist aber auch auf die Notwendigkeit hin, die entsprechende Dosis an Betätigung für derartige Effekte noch genauer zu etablieren, da Überbelastung die entgegengesetzte Richtung der intendierten Veränderungen auslöst (Venjatraman & Fernandes, 1997). Shephard (1997) weist auf die möglichen streßreduzierenden Effekte eines Trainings hin. Er hält fest, *"If exercise is to be effective in inducing relaxation, it must be noncompetitive, moderate in intensity, and pursued in pleasant surroundings"*.

Ebenfalls an einem älteren Klientel (Gueldner et al., 1997) konnte demonstriert werden, daß sich Frauen im Alter zwischen 60 und 98 Jahren, so sie sich selber als aktiv bezeichneten, mit signifikant höheren Werten in der Stimulierbarkeit von CD25-Lymphozyten reagierten als solche, die sich selbst als passiv bezeichneten. Diese Selbsteinschätzungen waren aber auch zusätzlich durch Außenkriterien validiert.

Christ et al. (1989) untersuchte den Einfluß eines Trainings bei älteren Frauen (mittleres Alter 72 Jahre) auf die Natürliche Killerzellaktivität. Er fand, daß nach Abschluß des 16 Wochen andauernden Trainings die Experimentalgruppe eine signifikant höhere Natürliche Killerzellaktivität aufwies als die Kontrollgruppe. Auch kurzfristige Belastungen führten innerhalb der Trainingsgruppe zu stärkeren Anstiegen der NKCA als innerhalb der Kontrollgruppe. Gegebenenfalls ist dieser Befund deswegen wichtig, weil in Tierstudien demonstriert wurde, daß tumorinfizierte Tiere, die einer körperlichen Belastungsbedingung ausgesetzt wurden, ein verringertes Tumorwachstum aufwiesen als die Tiere der Kontrollgruppe (Good & Fernandez, 1981).

Während sich viele Daten aus dem Feld auf männliche Probanden beziehen, untersuchten Zelazowska et al. (1997) den Einfluß derartiger Belastungen an weiblichen Versuchspersonen. Blutproben wurden vor, unmittelbar nach und 40 Minuten nach dem Training entnommen, welches morgens oder abends stattfand. Die Gesamtanzahl der Lymphozyten war unmittelbar nach dem Training erhöht, aber die Werte nach 40 Minuten (Erholungsphase) lagen unterhalb der Baselinewerte. Während die belastungsinduzierten Anstiege der Anzahl peripherer Lymphozyten am Morgen und am Abend gleich waren, zeigte sich für die Anzahl der Natürlichen Killerzellen am Morgen eine höhere Responsivität (Zelazowska et al., 1997).

Eine direkte Brücke zur psychoneuroimmunologischen Fragestellung ergibt sich auch aus denjenigen Arbeiten, die den Einfluß körperlicher Aktivität auf psychische Variablen untersucht haben, die zuvor bereits als relevant für immunologische Phänomene charakterisiert wurden. Kurzfristiges Training hat durchaus einen positiven Einfluß auf die subjektive Befindlichkeit und steigert das Wohlbefinden (Goldwater & Collis, 1985; Morgan, 1985). Körperliche Aktivierung reduziert des weiteren Angst und Depression (Morgan, 1979; Raglin & Morgan, 1985; Sime & Sanstead, 1987), wobei Probanden mit höheren Ausprägungen in Depressivität und Angst oder allgemein "schlechterer Gemütslage" am deutlichsten profitieren (Morgan, 1984; Sime & Sanstead, 1987). Verbesserungen der Stimmungslage können insofern auch mit direkten Veränderungen der Immunkompetenz nach physischer Aktivierung in Interaktion treten.

5.5 Körperliche Aktivierung als Intervention ?

Eine interessante Interventionsstudie zum Zusammenhang zwischen körperlicher Aktivität und Infektionserkrankungen stammt von Nieman und Mitarbeitern (1990). In der Experimentalgruppe wurden Frauen einem Training ausgesetzt, in dem sie fünfmal pro Woche für 15 aufeinanderfolgende Wochen 45 Minuten auf einem Laufband gehen sollten. Die Probandinnen sowie die Kontrollgruppe waren zusätzlich aufgefordert, täglich Gesundheitsprobleme in einer Art Tagebuch aufzuzeichnen. Die Ergebnisse sind eindeutig. Die Probandinnen der Experimentalgruppe gaben halb so viele Tage mit Symptomen von Infektionen des Respirationstraktes in dieser 15- wöchigen Phase an wie die Vergleichsgruppe. Wichtig ist auch, daß dieses Training zu einem 20%igen Anstieg der drei Serumimmunglobulinklassen führte, und daß dieser Anstieg korreliert war mit weniger Symptomen für Infektionen des Respirationstraktes (Nieman, Nehlsen-Cannarella, Donohue & Critton, 1991). Dieses Training führte darüber hinaus auch zu einem signifikanten Anstieg der Natürlichen Killerzellaktivität, die ihrerseits mit einer reduzierten Dauer von Infektionssymptomen korreliert war. Interessant ist nun, daß diese Form der körperlichen Betätigung nicht zum Anstieg von Katecholaminen oder Cortisol führte.

Wenngleich die Datenlage nicht ganz einheitlich ist, scheint es doch so zu sein, daß körperliche Aktivierung einen protektiven Effekt hat.

Doch wie kann man solche Überlegungen nun konkret nutzbar machen? Ist es empfehlenswert, im Zuge leichter Infektionen des oberen Respirationstraktes Sport zu treiben, und kann man dadurch ggf. die Erkrankung abschwächen oder sogar unterbinden? Im Sportbereich ist die Antwort auf diese Frage relativ einheitlich beantwortet:

"Most clinical authorities in this area recommend that if the athlete has symptoms of a common cold with no constitutional involvement, then regular training may be safely assumed a few days after the resolution of symptoms (Roberts, 1986; Simon, 1987). Mild exercise during sickness with a common cold does not appear contraindicated. However, if there are symptoms or signs of systemic involvement, e.g. fever, extreme fatigue, muscle aches, swollen lymph glands, then two to four weeks should be allowed before resumption of more intense training. These precautions are advised because of the well-documented relationship between intense exercise and the risk of developing a viral cardiomyopathy and other severe forms of viral infection.."
(Heath, Macera & Nieman, 1992).

Peters und Mitarbeiter (1995) untersuchten den Einfluß einer mittelmäßigen Belastung durch Fahrradergometrie bei 24 Patientinnen mit Brustkrebs. Blutproben wurden zu Beginn, nach 5 Wochen und nach 7 Monaten erhoben und im Hinblick auf periphere

Leukozyten und Phagozyten bzw. Monozyten untersucht. Am Ende der Studie zeigte sich, daß zwar die Granulozyten erhöht, die Lymphozyten- und Monozytenanzahlen jedoch erniedrigt waren.

Hoffman-Goetz (1994) weist auf die Tatsache hin, daß Belastung zu einer Reduktion des Tumorwachstums einerseits und zur Steigerung der unspezifischen Abwehr andererseits führt, und daß diese beiden Phänomene bislang nicht als möglicherweise unabhängige Effekte betrachtet wurden. Auch Woods & Davis (1994) bemerken, daß das Phänomen einer veränderten Makrophagenaktivität zwar eine tumorlytische Funktion nahelegt, daß diese Reaktion aber noch nicht systematisch in experimentellen Studien nachgewiesen wurde, in denen z.B. Tumorgewebe in Versuchstiere implantiert wurde. Daher müßte die zukünftige Forschung entsprechende Tiermodelle entwickeln, um die möglichen Effekte von Belastung auf Entstehung oder Progression von Tumoren zu prüfen.

Shephard & Shek (1997) halten fest, daß u.U. eine Aktivierung von Patienten mit rheumatoider Arthritis, so sie sich mit einer Reduktion der CD4-Zellanzahl verbindet, einen positiven Effekt auf die Entzündung haben könnte. Er wendet sich damit von der klassischen Vorstellung ab, diesen Patienten, die ja gekennzeichnet sind durch einen erhöhten Anteil an der CD4-Zellpopulation am Entzündungsherd, Ruhe für den betroffenen Körperteil zu verschreiben. Des weiteren gibt es Daten dafür, daß Patienten milde Übungen durchaus tolerieren. Dies wird unterstützt durch empirische Daten, die auch zeigen, daß diese Form der Aktivierung durchaus einen positiven Einfluß auf die Patienten ausübt und dabei keine Verschlechterung des klinischen oder immunologischen Bildes zur Folge hat.

5.6 Zusammenfassung

Der Gegenstand Sport - Immunfunktion - Gesundheit kann aus den dargelegten Gründen auch als Modell für ZNS-IS Zusammenhänge herangezogen werden. Die Zusammenhänge mit Intensität und Dauer (was hier schlecht zu trennen ist) erinnern an diejenigen, die im Bereich der Streßforschung beschrieben wurden. Konsequent bezeichnen (Hoffman-Goetz & Pedersen, 1994) den Bereich „*exercise immune interactions*" als einen Bereich der Immunologie von Streßreaktionen. Die protektive Wirkung ist ebenfalls in diesen Kontext gerückt worden und Perna, Schneiderman & LaPerriere (1997) betrachten Sport und körperliche Betätigung als Kategorie aktiver Streßbewältigung.

Es ist sicherlich nicht möglich, eine *allgemein gültige* Empfehlung zur Ausübung eines bestimmten Ausmaßes an Sport zu geben, da die o.g. Mediatoren zahlreich sind. Des weiteren ist zu berücksichtigen, daß die Auffassung, Hochleistungssport sei "immunsuppressiv", so plakativ auch nicht stimmt, da gerade bei Hochleistungssportlern (Wettkampfsituationen) Konglomerate verschiedener Stressoren (Leistungsdruck etc.) Gültigkeit haben. Bestimmte Ernährungsgewohnheiten (Diäten), Reisetätigkeit vor Wettkämpfen, Temperaturunterschiede (je nach Sportart) etc. sind ggfs. genauso zu berücksichtigen wie möglicherweise die Tatsache, daß Wettkampfsportler vielleicht früher Symptome einer Infektion des oberen Respirationstraktes äußern, um möglichst schnell behandelt zu werden.

Dennoch, es ist zu erwarten, daß dieser Bereich in Zukunft noch mehr Bedeutung in Hinblick auf präventive oder auch kurative Aspekte von z.B. Erkältungskrankeiten erlangen wird, da es bezüglich einiger Befunde weitreichende Übereinstimmung in der Literatur gibt, so daß man mit Nieman (1997) hier verkürzt zusammenfassen kann:

1. Akute Belastung führt zu einer Veränderung der Anzahl peripherer Lymphozytensubpopulationen, wobei verschiedene Faktoren wie Intensität, Dauer, Art der Belastung, Veränderung der Kerntemperatur u.a. von Bedeutung sind. Natürliche Killerzellen, neutrophile Granulozyten und Makrophagen reagieren am deutlichsten auf kurzfristige Belastung sowohl in Hinblick auf ihre Anzahl, als auch auf die davon unabhängige Funktion einzelner Zellen. Ganz offensichtlich scheinen Zellen der unspezifischen Abwehr deutlicher zu respondieren als solche der spezifischen.

2. Für langfristiges Training kann übereinstimmend gezeigt werden, daß die NK-Zellaktivität erhöht ist. Es gibt aber auch diverse Hinweise, daß andere Funktionen des Immunsystems in ihrer Aktivität supprimiert sind.

3. Einige Daten weisen darauf hin, daß extreme, kurzfristige oder auch langfristige, körperliche Belastungen das Risiko für Infektionen des oberen Respirationstraktes erhöhen, während geringfügigere Belastungen eher mit erhöhter Resistenz gegen derartige Infektionen verbunden sind.

4. Einige Daten zeigen, daß die Inzidenz und die Mortalität verschiedener Tumorerkrankungen bei sporttreibenden Personen niedriger ist, wobei hier ein-

schränkend festgehalten werden muß, daß dies nicht allein auf einen stimulierenden Effekt attribuiert werden kann, da viele andere Faktoren (Ernährung, allgemeine Lebensweise, Vermeidung anderer Risikofaktoren) mit diesem Typus von Personen assoziiert sein könnten.

6. Ausblick

An dieser Stelle soll abschließend auf einige neuere Tendenzen im Feld der Psychoneuroimmunologie, aber auch verschiedene "Lücken" in der bisherigen Forschung eingegangen werden. Es dürfte klar geworden sein, daß auf die Frage nach Ursachen von (immunologischen) Erkrankungen inzwischen eine Fülle von wertvollen Hinweisen vorliegt, daß jedoch das Aufzeigen einer Kette *kausaler* Zusammenhänge aufgrund der Komplexität des Feldes nach wie vor extrem schwer fällt. Gerade die Ausführungen zum Bereich des Einflusses von psychischem Streß oder auch von physischer Belastung zeigen, daß u.U. die Vorstellung linearer Zusammenhänge grundsätzlich einer Reformation bedarf. Dies gilt insbesondere für Korrelationsstudien, die üblicherweise diese Linearität postulieren. Diverse Moderatoren auf der Ebene von "Personvariablen" sind zukünftig noch stärker zu berücksichtigen. Des weiteren ist zu beklagen, daß zur Zeit ein eindeutiges Übergewicht an überwiegend immunologisch orientierten Forschungsansätzen vorliegt, und daß kontrollierte, prospektive Untersuchungsansätze unter einer epidemiologischen Sichtweise zu wenig durchgeführt werden. Die Gründe für diese Entwicklung sind sicherlich vielfältig. Auf der einen Seite sind die geforderten prospektiven Ansätze enorm aufwendig. Bedenkt man, daß das Auftreten von Krankheit (z.B. Infektionskrankheiten) statistisch (nicht absolut) ein eher seltenes Ereignis ist, wird man unmittelbar mit der Notwendigkeit konfrontiert, große Ausgangsstichproben heranziehen zu müssen. Da in der wissenschaftlichen Gemeinschaft eher die Anzahl als der Aufwand von Studien und der damit verbundenen Publikationen belohnt wird, ist wohl auch in Zukunft nicht mit einer *grundsätzlichen* Veränderung der Situation zu rechnen.

Zum anderen zeigt sich auch im Bereich der Psychoneuroimmunologie die Tendenz, daß auf immunologische Prozesse reduzierte Mechanismenprüfungen eher gefördert werden als Untersuchungen zu globaleren Zusammenhängen zwischen ZNS und Immunsystem, was keineswegs als Kritik, sondern eher als Zustandsbeschreibung zu verstehen ist. Gerade die Mechanismenprüfungen haben in besonderem Maße zu einem Verständnis grundlegender Zusammenhänge zwischen ZNS und IS beigetragen. Dennoch, die *Triade* der Zusammenhänge (Psychosoziale Faktoren - Immunologie - Krankheit) ist definitiv zu selten Gegenstand der Forschung. Mit Ballieux kann festgehalten werden "*However, it should be emphasized that a wide gap still exists between the achievements obtained in scientific (laboratory) studies and daily practice in human health care*" (Ballieux, 1994).

Eine weitere Schwierigkeit zeigen diejenigen Studien auf, die Hinweise auf die möglicherweise pathogene Wirkung von Belastungssituationen in der frühen Kindheit bis hin zu Noxen in utero postulieren. Konsequenzen dieser Situationen können durchaus erst Jahre später mit manifesten Erkrankungen assoziiert sein.

Abschließend möchte ich zusammenfassend auf einige ausgewählte Bereiche hinweisen, die m.E. auf dem Hintergrund gesundheitspsychologischer Fragestellung von besonderer Bedeutung sind, bislang jedoch noch nicht ausführlich genug thematisiert wurden.

Die Frage nach bidirektionalen Zusammenhängen zwischen ZNS und IS im *gesundheitspsychologischen* Kontext schließt eine große Anzahl von möglichen Ansätzen ein. Auf der einen Seite kann (und dies ist in Hinblick auf die Anzahl der Publikationen der überwiegende Anteil) die Betrachtung von Einflüssen des ZNS auf das Immunsystem im Vordergrund des Interesses stehen. Gemeint sind all diejenigen Untersuchungen, die sich mit Belastungs-, Entspannungs- oder auch Konditionierungsfragestellungen befassen und immunologische sowie krankheits- oder gesundheitsspezifische Effekte prüfen. In den meisten Fällen wird die implizite Hypothese geprüft, ob die entsprechenden Einflußfaktoren die Inzidenz oder den Verlauf bestimmter Erkrankungen (z.B. Infektionen, Krebs, aber auch Autoimmunkrankheiten) beeinflussen. Psychische und physische *Gesundheit* sind eher selten Gegenstand entsprechender Betrachtungen gewesen. Mit Ausnahme einiger im Themenbereich "Körperliche Belastung" abgehandelten Arbeiten, liegen weder aus dem Konditionierungs- noch aus dem klassischen Streßbereich Befunde vor, die protektive oder gesundheitserhaltende Effekte in den Vordergrund gerückt haben. Gerade in Analogie zum Bereich körperlicher Belastung bietet sich die Frage an, ob milde psychische Anforderungen oder akute Belastungen aufgrund der oftmals beschriebenen *immunstimulierenden* Effekte ggfs. protektive oder sogar kurative Wirkung haben könnten. Die stereotype Vorstellung der aversiven Konsequenzen von Stressoren bedarf vor diesem Hintergrund dringend einer Differenzierung. Des weiteren findet die Frage nach "positiven" Erlebnissen und Emotionen zu wenig Beachtung im Kontext der PNI. Welche Gefühle verbinden sich mit einem *erhöhten* Niveau an immunologischer Reagibilität ? Haben Freude, Glück, Zufriedenheit oder auch ganz andere Bereiche, wie z.B. sexuelle Stimulation einen Einfluß, und wenn ja, welchen ?

Die Tatsache, daß aber auch das Immunsystem Einfluß auf das ZNS ausübt (in diesem Beitrag nicht explizit dargestellt), öffnet neue Perspektiven. Zahlreiche Publikationen legen nahe, daß lösliche Substanzen (z.B. Interleukine) im Zuge einer Aktivierung des Immunsystems multiple funktionale ggfs. auch morphologische Veränderungen des ZNS initiieren.

Es wird auch berichtet, daß die therapeutische Gabe von Zytokinen bei Krebspatienten zentralnervöse Prozesse auslöst, die durchaus vor dem Hintergrund von Gesundheit und Krankheit interpretiert werden können. So beschreibt Denicoff (1987), daß 42% seiner mit Interleukin - 2 behandelten Patienten schwere kognitive und Verhaltensauffälligkeiten aufwiesen. Hierzu sind zu zählen Delirium, zeitliche Desorientierung, paranoide Symptome, Gedächtnisreduktion, Konzentrations-schwierigkeiten, Depression, Erschöpfung und Appetitlosigkeit. Zu vergleichbaren Befunden führt wohl auch die hochdosierte Gabe von Interferonen: *"With repetitive doses patients became profoundly and increasing lethargic, with or without accompanying confusion. Somnolence, decrease of mental status, mood changes (depression), dysphasia, loss of smell and taste, hallucinations and disorientation in time and place were observed"* (Fent & Zbinden, 1987). In Hinblick auf einzelne klinische Phänomene, wie das Auftreten eines Delirs nach schwerer Infektion (Zisook, 1988) oder auch auf das häufig beobachtete Phänomen der "AIDS dementia complex", können ggfs. auch in vivo Interleukineffekte nach Infektion für derartige Phänome verantwortlich sein.

Vor dem Hintergrund dieser Überlegungen dürfen bei konsequenter Berücksichtigung eines Einflusses vom Immunsystems auf das ZNS die *psycho*biologischen Effekte einer immunsuppressiven oder auch -stimulierenden Therapie nicht ausgespart werden. Neurotoxische Effekte von Immunsuppressiva sind zwar bekannt (Walker & Brochstein, 1988), die Rolle des Immunsystems jedoch ist in diesem Zusammenhang bislang nicht erschöpfend geklärt. Gerade bei Transplantationspatienten ist eine prospektive Beobachtung *psychischer* Konsequenzen der kontinuierlichen Immunsuppression ein auf dem Hintergrund der IS - ZNS - Einflüsse gut begründbarer Untersuchungsansatz.

Desgleichen erfahren psychiatrische Erkrankungen wie Schizophrenie (z.B. Sperner-Unterweger et al., 1989; Heath, 1990; Kornhuber & Kornhuber, 1987), Autismus (z.B. Yonk et al., 1990) oder auch Depression (z.B. Anderson, 1996; Keller, Schleifer & Bartlett, 1990; Maes, 1995; Maes, Meltzer, Stevens, Calabrese & Cosyns, 1994; Cover & Irwin, 1994; Maes, Meltzer, Stevens, Cosyns & Blockx, 1994; Miller, Spencer, McEwen & Stein, 1993; Herbert & Cohen, 1993; Stein, 1989; Kronfol & House, 1984; Maes et al., 1990; Maes et al., 1992; Stein, Miller & Trestman, 1991; Darko et al., 1988) zunehmend einen Erkenntnisgewinn aus der Psychoneuroimmunologie.

Bei Untersuchungen des Zusammenhanges zwischen z.B. Belastung und immunologischen Konsequenzen sind bestimmte Moderatoren zu selten berücksichtigt worden. Phasen erhöhter, längerfristiger Belastung (z.B. in Prüfungszeiträumen) sind durchaus mit umfangreichen *Verhaltensänderungen* verbunden. Einige der veränderten Verhaltensweisen, um nur wenige Beispiele zu nennen, stehen in direktem Zusammenhang mit immunologischen Maßen:

1) Verändertes Schlafverhalten (Krueger & Karnovsky, 1997; Dinges, Douglas, Hamarman, Zaugg & Kapoor, 1995; Moldofsky, 1994; Toth, 1995; Dinges, Douglas, Hamarman, Zaugg & Kapoor, 1995)
2) Vernachlässigung "gesunder" Ernährungsweise (Anderson, Smit, Joone & Van Staden, 1997; Beisel, 1997; Tengerdy, 1997; Chandra, 1997)
3) Erhöhter Zigaretten-, Kaffee- und Alkoholkonsum (Cohen, Tyrrell, Russell, Jarvis & Smith, 1993; Ferson, Edwards, Lind, Milton & Hersey, 1979; Tonnesen, 1992)
4) Reduktion sportlicher Aktivität (Shepard & Shek, 1996)

Erschwerend für die Mechanismenfrage kommt hinzu, daß die Faktoren nicht unabhängig voneinander mit der Reaktion des Organismus kovariieren. In der Regel ist erhöhter Zigarettenkonsum mit erhöhtem Kaffeekonsum sowie zusätzlich reduziertem Eßverhalten (Bridges, Chow & Rehm, 1997) *und* ggfs. reduzierter körperlicher Aktivität verbunden. Mögliche Zusammenhänge zwischen psychischer (Prüfungs)belastung und immunologischen Maßen zu postulieren, erfordert eine umfangreiche Kontrolle *aller* möglichen Faktoren, die zu Alternativhypothesen anregen können. Die meisten der bereits zitierten Studien konnten dies jedoch nicht gewährleisten. Die reduziert aufgezeigten Verhaltensweisen können darüber hinaus auch als Formen der Streßbewältigung aufgefaßt werden, die selbst viel zu selten Gegenstand psychoneuroimmunologischer Streßforschung sind.

"What appears to me to be relatively lacking in human research, however, is assessing better the impact of traits or coping styles on immunologic response to psychosocial challenge" (Solomon, 1993).

Es ist bekannt, daß viele Parameter des Immunsystems einer zirkadianen Rhythmik unterliegen, wobei auch hier als Mediatoren einiger Maße (z.B. Anzahl peripherer Lymphozyten) endokrine Rhythmen (z.B. Cortisol) angenommen werden (Angeli, 1992; Aschoff, 1978; Knapp, 1991). Selbstverständlich müssen diese tageszeitlichen Schwankungen in den Untersuchungsplänen berücksichtigt sein. Neben diesem methodischen Aspekt stellt sich jedoch auch die Frage, ob Interventionen oder Streßerleben zu jedem Zeitpunkt des Tages die gleichen Effekte aufweisen. Des weiteren ist nicht bekannt, welche Konsequenzen die Veränderung von immunologischen Rhythmen haben, obgleich gezeigt wurde, daß z.B. bestimmte Stressoren weniger die absoulute Anzahl als die Rhythmizität peripherer T-Zellen beeinflussen (Teshima, Kihara, Sogawa, Irie & Nakagawa, 1992).

Immunologische Aktivität unterliegt offensichtlich nicht nur dem Tagesrhythmus, sondern auch längerfristigen Variationen wie z.B. dem Einfluß der Jahreszeiten. Während Laborstudien zu dem Ergebnis kommen, daß Tage mit kurzer Länge (kurze Photoperiode) mit gesteigerter Immunreaktivität einhergehen, zeigen Feldversuche eine verminderte Aktivität im Winter. Dieser vermeintliche Widerspruch kann jedoch auch durch zusätzliche Faktoren im Winter (Kälte etc.) erklärt werden (Nelson, Demas, Klein & Kriegsfeld, 1995). Betrachtet man gesunde Probanden, so zeigt sich z.B. eine höhere Lymphozytenstimulierbarkeit (ConA, PHA) im Sommer, verglichen mit derjenigen im Winter (Boctor, Charmy & Cooper, 1989), wobei dem Melatonin hierbei eine Schlüsselrolle zukommt. Gerade für längerfristige (prospektive) Untersuchungen sind derartige Unterschiede zu berücksichtigen. Darüber hinaus bietet sich die Untersuchung der Frage nach einer möglichen protektiven oder auch kurativen Nutzbarmachung dessen an. Es ist zwar bei Patienten mit jahreszeitabhängiger Depression (seasonal affective disorders, SAD) gezeigt worden, daß eine Lichttherapie zu einer Reduktion depressiver Symptome und *gesteigerter* Immunkompetenz führt (Kasper et al., 1991), eine isolierte Betrachtung immunologischer Effekte (z.B. an gesunden Probanden) ist mir bislang jedoch noch nicht bekannt geworden.

Besonders schwierig gestaltet sich die Frage nach dem geeigneten immunologischen Parameter als abhängige Variable. Die meisten der hier dargestellten Untersuchungen ziehen aus unterschiedlichen Gründen diverse qualitative und quantitative Indikatoren immunologischer Reagibilität heran. Für alle gilt, daß keine Normwerte vorliegen, die Aufschluß über die Interpretierbarkeit der Befunde in Hinblick auf eine klinisch relevante Immunstimulation oder -suppression zulassen. Desgleichen sind viele der Veränderungen von starker zeitlicher Begrenzung. Ganz allgemein gilt, daß statistische Signifikanz nicht mit klinischer zusammenhängen muß. Aus der Gruppe der verwendeten immunologischen Maße verfügen in vivo Indikatoren (z.B. Antikörper gegen HSV, EBV; siehe Arbeiten von Glaser / Kiecolt-Glaser) über eine gewisse Augenscheinvalidität, die, wenn sie mit klinischen Zeichen kombiniert werden, besonders aufschlußreich sind. Aktivitätsindikatoren (PHA-, ConA- oder PWM-Stimulation, aber auch NKCA) geben sicherlich Auskunft über die Stimulierbarkeit einzelner Aspekte des Immunsystems, sind jedoch nur schwerlich auf pathophysiologische Prozesse zu übertragen. Desgleichen können Veränderungen der Anzahl peripherer Lymphozytensubpopulationen von großer Bedeutung für Mechanismenfragen sein. Die Kurzfristigkeit der Veränderungen, aber auch die Tatsache, daß die physiologische Bedeutung des Migrationsverhaltens peripherer Lymphozyten (in dem in PNI-Studien beobachteten Ausmaß) unklar ist, erschweren ebenfalls die Interpretation im klinischen Zusammenhang.

Zum gegenwärtigen Zeitpunkt kann eine Lösung der Schwierigkeiten nur darin bestehen, Daten auf unterschiedlichen Ebenen zu erfassen, wobei es lohnenswert wäre, Indikatoren der unspezifischen und spezifischen Abwehr simultan zu erfassen. Des weiteren bedarf es paralleler Betrachtungen *immunologischer, endokriner, psychischer* und *krankheitsspezifischer* Maße, die darüber hinaus auch korrelativ in Beziehung gesetzt werden sollten.

"Thus, it is not sufficient, for example, to document the role of psychological factors in the susceptibility to or progression of disease. Neither is it sufficient to document that these same psychosocial factors are capable of influencing one or another parameter of immune function, since these could be independent and unrelated effects" (Ader, 1987).

Bei Betrachtung der vorliegenden Studien fällt leider häufig auf, daß gleich- oder gegensinnige Mittelwertsverläufe mit (positiven oder negativen) *korrelativen Zusammenhängen* verwechselt werden. Die Darstellung von Korrelationen ist relativ selten durchgeführt worden, aber auch in Studien mit geringem Stichprobenumfang nicht sinnvoll. Die methodologische Qualität der Untersuchungen unterliegt im Bereich der PNI generell einer großen Variablität.

Des weiteren wurde in keiner einzigen Studie versucht, über Pfadanalysen, konfirmatorische Faktoranalysen oder andere "Kausalmodelle" *gerichtete* Aussagen zu treffen. Es böte sich z.B. bei mehrzeitigen Messungen die zeitversetzte Korrelation zwischen den Parametern der drei verschiedenen Bereiche an, um Hinweise auf Kausalzusammenhänge zu erhalten. Es liegen keinerlei Untersuchungen zur individualspezifischen (ISR) oder situationsspezifischen (SSR) Reaktion vor, obwohl es essentiell wäre, zu zeigen, daß z.B. unterschiedliche Stressoren zu individuell gleichen (ISR) oder unterschiedlichen (SSR) immunologischen Reaktionen führen. Desgleichen ist bislang nicht versucht worden, einfache (innerhalb des Immunsystems) oder komplexe Reaktions*typen* (endokrin / psychisch / immunologisch) aufzustellen.

Ausblick

Für einige Arbeiten gilt sicherlich auch, daß voreilige und wissenschaftlich nicht haltbare Schlußfolgerungen gezogen werden, die ggfs. sogar von Schaden für bestimmte Patientengruppen sein können. Dieser Tendenz muß sorgfältig vorgebeugt werden, da derzeit offensichtlich ein großes Interesse an derartigen Zusammenhängen in der Bevölkerung vorherrscht. Insofern ist Solomon uneingeschränkt zuzustimmen, wenn er schreibt:

"Regretfully, I must end, however, on a cautionary note: namely, we must continue to resist the tempting but dangerous trend toward overstatement and popularization of our field by claims that are not clearly grounded in methodologically sound data" (Solomon, 1993).

Die Psychoneuroimmunologie ist nicht zuletzt aufgrund der Tatsache, daß sie für das schwierige Feld der Zusammenhänge zwischen Verhalten, Befinden und Krankheit (oder auch Gesundheit) ein "biologisches Substrat" (Immunsystem) heranzieht von anderen Ansätzen in der Psychosomatischen Medizin grundsätzlich zu unterscheiden. Sie bereitet darüber hinaus den Boden für die *wissenschaftliche Untersuchung* sog. alternativer Behandlungsmethoden (z.B. Akupunktur), die voraussichtlich in der nahen Zukunft mehr einer Prüfung unterzogen werden dürften (Watkins, 1994). Des weiteren eröffnet die PNI gerade durch ihre Erkenntnisse zur Konditionierbarkeit und die Studien zur Mechanismenfrage zahlreiche Möglichkeiten, die Grundlagen der (wohl unumstrittenen) Placebowirkung im immunologischen Kontext näher zu analysieren.

Bislang liegen nur ganz vereinzelt Hinweise auf die Bedeutung belastender Lebensereignisse im Kindes- und Kleinkindalter vor, obwohl es diverse negative life events für diese Gruppe gibt (z.B. Scheidung der Eltern, frühkindliche Mißhandlung u.a.). Dieser Bereich ist deshalb von so großer Bedeutung, da Tierstudien bereits nahelegten, daß langfristige immunologische Konsequenzen ihre Wurzel in Belastungen der ersten Lebensphase haben, während der gleiche Stressor bei älteren Tieren keine Effekte auslöst. Auch unabhängig von dieser entwicklungsorientierten Fragestellung sind Kinder (z.B. als Patienten mit Immundefiziten, Krebserkrankungen oder Autoimmunerkrankungen) (noch) nicht systematisch Gegenstand psychoneuroimmuno-logischer Forschung.

"Relevant research, which is likely to require multidisciplinary collaborations, may not yet be feasible, but these are the directions in which it will have to proceed in order to demonstrate the clinical relevance of central nervous system - immune system interactions, and therefore rationally based interventions can be applied. Considering the potential importance of understanding the parallel

development of neuroendocrine and immune function and the long term-effects of any disruptions or misalignment of these processes, psychoneuroimmunology would seem to provide fertile ground for basic and clinical research in developmental and behavioral pediatrics, but nobody said it would be easy." (Ader, 1987).

Literaturverzeichnis

Aarstad, H.J., Gaudernack, G. & Seljelid, R. (1983). Stress causes reduced natural killer activity in mice. *Scandinavian Journal of Immunology, 18*, 461-464.

Ackerman, S.H., Keller, S.E., Schleifer, S.J., Shindledecker, R.D., Camerino, M., Hofer, M.A., Weiner, H. & Stein, M. (1988). Premature maternal separation and lymphocyte function. *Brain Behavior and Immunity, 2*, 161-165.

Adams, D.O. & Hamilton, T.A. (1984). The Cell Biology of Macrophage Activation. *Annual Review of Immunology, 2*, 283-318.

Ader, R. (1976). Conditioned adrenocortical steroid elevation in the rat. *Journal of Comparative and Physiological Psychology, 90*, 1156-1163.

Ader, R. (1987). Clinical Implications of Psychoneuroimmunology. *Developmental and Behavioral Pediatrics, 8*, 357-358

Ader, R. & Cohen, N. (1975). Behavioral conditioned immunosuppression. *Psychosomatic Medicine, 37*, 333-340.

Ader, R. & Cohen, N. (1982). Behavioral conditioned immunosuppression and murine systemic lupus erythematosus. *Science, 215*, 1534-1536.

Ader, R. & Cohen, N. (1991). The Influence of Conditioning on Immune Responses. In R. Ader, D.L. Felten & N. Cohen (Eds.). *Psychoneuroimmunology* (2nd ed.) (pp. 611-646). San Diego: Academic Press

Ader, R. & Cohen, N. (1993). Psychoneuroimmunology: conditioning and stress. *Annual Reviews in Psychology, 44*, 53-85.

Ader, R., Cohen, N. & Bovbjerg, D. (1982). Conditioned suppression of humoral immunity in the rat. *Journal of Comparative and Physiological Psychology, 96*, 517-521.

Ader, R., Felten, D.L. & Cohen, N. (1991). *Psychoneuroimmunology.* (2nd ed.) San Diego: Academic Press.

Amat, J., Torres, A.R. & Lechin, F. (1993). Differential effect of footshock stress on humoral and cellular immune responses of the rat. *Life Sciences, 53*, 315-322.

Andersen, B.L., Anderson, B. & deProsse, C. (1989). Controlled prospective longitudinal study of women with cancer: II. psychological outcomes. *Journal of Consulting and Clinical Psychology, 57*, 692-697.

Anderson, J.L. (1996). The immune system and major depression. *Advances in Neuroimmunology, 6*, 119-129.

Anderson, R., Smit, M.J., Joone, G.K. & Van Staden, A.M. (1990). Vitamin C and cellular immune functions. *Annals of the New York Academy of Sciences, 587*, 34-48.

Angeli, A. (1992). Circadian rhythms of human NK cell activity. *Chronobiologia, 19*, 195-198.

Angell, M. (1985). Editorial: Disease as a reflection of the psyche. *New England Journal of Medicine, 312*, 1570-1572.

Ansar Ahmed, S., Penhale, W.J. & Talal, N. (1985). Sex hormones, immune responses, and autoimmune diseases. *Americal Journal of Pathology, 121*, 531-551.

Arnetz, B.B., Brenner, S.O., Levi, L., Hjelm, R., Petterson, I.L., Wasserman, J., & Petrini,B. (1991). Neuroendocrine and immunologic effects of unemployment and job insecurity. 18th European Conference on Psychosomatic Research (1990, Helsinki, Finland). *Psychotherapy and Psychosomatics, 55*, 76-80.

Arrenbrecht, S. (1974). Specific binding of growth hormone to thymocytes. *Nature, 252*, 255-257.

Aschoff, J. (1978). Circadiane Rhythmen im endokrinen System. *Klinische Wochenschrift, 56*, 425-435.

Aune, T.M., Kelley, K.A., Ranges, G.E. & Bombara, M.P. (1990). Serotonin-activated signal transduction via serotonin receptors on Jurkat cells. *Journal of Immunology, 145*, 1826

Aune, T.M., McGrath, K.M., Sarr, T., Bombara, M.P. & Kelley, K.A. (1993). Expression of 5-HT1a receptors on activated human T-cells. *Journal of Immunology, 151*, 1175-1183.

Bachen, E.A., Manuck, S.B., Cohen, S., Muldoon, M.F., Raible, R., Herbert, T.B. & Rabin, B.S. (1995). Adrenergic blockade ameliorates cellular immune responses to mental stress in humans. *Psychosomatic Medicine, 57*, 366-372.

Bachen, E.A., Manuck, S.B., Marsland, A.L., Cohen, S., Malkoff, S.B., Muldoon, M.F. & Rabin, B.S. (1992). Lymphocyte subset and cellular immune responses to a brief experimental stressor [see comments]. *Psychosomatic Medicne, 54*, 673-679.

Bailey, G.W. (1925). The effect of fatigue upon the susceptibility of rabbits to intratracheal injections of type I pneumococcus. *American Journal of Hygiene, 5*, 175-295.
Baker, P.E., Fahey, J.V. & Munck, A. (1981). Prostaglandin inhibition of T-cell proliferation is mediated at two levels. *Cell Immunology, 61*, 52-57.
Ballieux, R.E. (1994). The mind and the immune system. *Theories in Medicine, 15*, 387-395.
Barraclough, J. (1994). Life events and the outcome of breast cancer. In C.E. Lewis, C. O'Sullivan & J. Barraclough (Eds.). *The psychoimmunology of cancer* (pp. 213-227). Oxford, New York, Tokyo: Oxford University Press
Bartrop, R.W., Lazarus, L., Luckhurst, E., Kiloh, L.G. & Penny, R. (1977). Depressed lymphocyte function after bereavement. *The Lancet, 16*, 834-837.
Batuman, O.A., Sajewski, D., Ottenweller, J.E., Pitman, D.L. & Natelson, B.H. (1990). Effects of repeated stress on T cell numbers and function in rats. *Brain, Behavior & Immunity, 4*, 105-117.
Beden, S.N. & Brain, P.F. (1984). Effects of attack-related stress on the primary immune responses to sheep red blood cells in castrated mice. *IRCS Medical Science, 72*, 675
Beisel, W.R. (1990). Vitamins and the Immune System. *Annals of the New York Academy of Sciences, 587*, 5-8.
Beisel, W.R. & Rapaport, M.I. (1969). Interrelations between adrenocortical function and infectious illness. *New England Journal of Medicine, 208*, 596-604.
Ben Eliyahu, S., Yirmiya, R., Shavit, Y. & Liebeskind, J.C. (1990). Stress-induced suppression of natural killer cell cytotoxicity in the rat: a naltrexone-insensitive paradigm. *Behavioral Neuroscience, 104*, 235-238.
Benschop, R.J., Jacobs, R., Sommer, B., Schürmeyer, T.H., Schmidt, R.E. & Schedlowski, M. (1996). Propanolol and alprazolam differentially affect immunologic changes induced by emotional stress. *FASEB, 10*, 517-524.
Benschop, R.J., Nieuwenhuis, E.E., Tromp, E.A., Godaert, G.L., Ballieux, R.E. & van Doornen, L.J. (1994). Effects of beta-adrenergic blockade on immunologic and cardiovascular changes induced by mental stress. *Circulation, 89*, 762-769.
Berczi, I., Baintner, K. & Antal, T. (1966). Comparative assay of endotoxin by oral and parenteral administration. *Zentralblatt - Veterinärmedizin Reihe B, 13*, 570-575.
Berczi, I., Bertok, L., Baintner, K. & Veress, B. (1968). Failure of oral Escherichia coli endotoxin to induce either specific tolerance or toxic syndromes in rats. *Journal of Pathology and Bacteriology, 96*, 481
Bernton, E.W., Meltzer, M.T. & Holaday, J.W. (1988). Suppression of macrophage activation and T-lymphocyte function in hypoprolactinemic mice. *Science, 239*, 401-404.
Bertoglio, J.H. & Leroux, E. (1990). Differential effects of glucocorticoids on the function of helper and suppressor T-lymphocytes. *Journal of Immunology, 141*, 1191-1196.
Bertok, L. (1977). Physico-chemical defense of vertebrate organisms. The role of bile acids in defense against bacterial endotoxin. *Perspectives in Biology and Medicine, 21*, 70-76.
Besedovsky, H., Sorkin, E., Felix, D. & Haas, H. (1977). Hypothalamic changes during the immune response. *European Journal of Immunology, 7*, 323-325.
Besedovsky, H., Sorkin, G., Keller, M. & Müller, J. (1975). Hormonal changes during the immune response. *Proceedings of the Society for Experimental Biology and Medicine, 150*, 466
Besedovsky, H.O. & del Rey, A. (1996). Immune-neuro-endocrine interactions: facts and hypotheses. *Endocrine Reviews, 17*, 64-102.
Bevilacqua, M.P. (1993). Endothelial leucocyte adhesion molecules. *Annual Reviews in Immunology, 11*, 767-804.
Bhatena, S.J., Lovie, J., Scheitter, G.P., Redman, R.S., Wahl, L. & Recant, L. (1981). Identification of human mononuclear leukocytes bearing receptors for somatostatin and glucagon. *Diabetes, 30*, 127-134.
Biondi, M. & Picardi, A. (1996). Clinical and biological aspects of bereavement and loss-induced depression: a reappraisal. *Psychotherapy and Psychosomatics, 65*, 229-245.
Black, P.M. & Morrow, G.R. (1991). Anticipatory nausea and emesis: Behavioural interventions. In: M. Watson (Ed.). *Cancer patient care: Psychosocial treatment methods.* Leicester, England; Cambridge University Press (pp. 45-73).

Blalock, J.E. (1984). The immune systems as sensory organ. *Journal of Immunology, 132*, 1067-1070.
Blalock, J.E. (1988). Production of neuroendocrine peptide hormones by the immune system. *Progress in Allergy, 43*, 1-13.
Blalock, J.E. (1992). Production of peptide hormones and neurotransmitters by the immune system. *Chemical Immunology, 52*, 1-24.
Blalock, J.E. (1994). The immune system - our sixth sense. *The Immunologist, 2*, 8-15.
Blalock, J.E., Bost, K.L. & Smith, E.M. (1985). Neuroendocrine peptide hormones and their receptors in the immune system. Production, processing and action. *Journal of Neuroimmunology, 10*, 31-40.
Blalock, J.E. & Smith, E.M. (1985). The immune system: our mobile brain ? Immunology Today, *6*, 115-117
Boas, S.R., Joswiak, M.L., Nixon, P.A., Kurland, G., O'Connor, M.J., Bufalino, K., Orenstein, D.M. & Whiteside, T.L. (1996). Effects of anaerobic exercise on the immune system in eight- to seventeen-year-old trained and untrained boys. *Journal of Pediatrics, 129*, 846-855.
Boctor, F.N., Charmy, R.A. & Cooper, E.L. (1989). Seasonal differences in the rhythmicity of human male and female lymphocyte blastogenic response. *Immunological Investigations, 18*, 775-784.
Bohus, B., Koolhaas, J.M., Heijnen, C.J. & de Boer, O. (1993). Immunological responses to social stress: dependence on social environment and coping abilities. *Neuropsychobiology, 28*, 95-99.
Booth, R.J. & Ashbridge, K.R. (1993). A Fresh Look at the Reationship between the Psyche and Immune System: Teleological Coherence and Harmony of Purpose. *Advances, The Journal of Mind-Body Health, 9*, 4-23.
Borboni, P., di Cola, G., Sesti, G., Marina, M.A., Del Porto, P., Saveria, M., Montani, G., Lauro, R. & De Pirro, R. (1989). Beta - endorphin receptors on cultured and freshly isolated lymphocytes from normal subjects. *Biochemical and Biophysical Research Communications, 163*, 642-648.
Bovbjerg, D., Ader, R. & Cohen, N. (1984). Acquisition and extinction of conditioned suppression of graft vs. host in the rat. *Journal of Immunology, 132*, 111-113.
Bovbjerg, D.H., Redd, W.H., Maier, L.A., Holland, J.C., Lesko, L.M., Niedzwiecki, D., Rubin, S.C. & Hakes, T.B. (1990). Anticipatory immune suppression and nausea in women receiving cyclic chemotherapy for ovarian cancer. *Journal of Consulting and Clinical Psychology, 58*, 153-157.
Boyce, W.T., Chesney, M., Alkon, A., Tschann, J.M., Adams, S., Chesterman, B., Cohen, F., Kaiser, P., Folkman, S. & Wara, D. (1995). Psychobiologic reactivity to stress and childhood respiratory illnesses: results of two prospective studies. *Psychosomatic Medicine, 57*, 411-422.
Boyce, W.T., Jensen, E.W., Cassel, J.C., Collier, A.M., Smith, A.H. & Ramey, C.T. (1977). Influence of life events and family routines on childhood respiratory tract illness. *Pediatrics, 60*, 609-615.
Brahmi, A., Thomas, J.E. & Park, M. (1985). The effect of acute exercise on natural killer - cell activity of trained and sedentary human subjects. *Journal of Clinical Immunology, 5*, 321-328.
Brandtzaeg, P. (1988). Mucosal immunology--with special reference to specific immune defence of the upper respiratory tract. *ORL, Journal of Oto- Rhino- Laryngology and its Related Specialities, 50*, 225-235.
Brenner, I.K.M., Shek, P.N. & Shephard, R.J. (1994). Infection in athletes. *Sports Medicine, 17*, 86-107.
Bridges, R.B., Chow, C.K. & Rehm, S.R. (1990). Micronutrient status and immune function in smokers. *Annals of the New York Academy of Sciences, 587*, 218-231.
Broadbent, D.E., Broadbent, M.H., Phillpotts, R.J. & Wallace, J. (1984). Some further studies on the prediction of experimental colds in volunteers by psychological factors. *Journal of Psychosomatic Research, 28*, 511-523.
Brooks, W.H. & Walmann, M. (1989). Adrenocorticotropin functions as a late acting B cell growth factor and synergizes with IL-5. *Journal of Molecular and Cellular Immunology, 4*, 327-335.
Brosschot, J.F., Benschop, R.J., Godaert, G.L., de Smet, M.B., Olff, M., Heijnen, C.J. & Ballieux, R.E. (1992). Effects of experimental psychological stress on distribution and function of peripheral blood cells. *Psychosomatic Medicine, 54*, 394-406.
Brown, M.R., Fischer, L.A., Webb, V., Vale, W.W. & River, J.E. (1985). Corticotropin-releasing factor: a physiologic regulator of adrenal epinephrine secretion. *Psychiatry Research, 328*, 355-357.
Bruchiel, S.W. & Melmon, K.L. (1979). Augmentation of the *in vitro* humoral immune response by pharmacologic agents.I. An explanation for the differential enhancement of humoral immunity via agents that elevate cAMP. *Journal of Immunopharmacology, 1*, 137-150.

Bullinger, M., Naber, D., Picker, D., Cohen, R.M., Kalin, N.H. (1984). Endocrine effects of the cold pressor test: Relationships to subjective pain appraisal and coping. *Psychiatry Research, 12*, 227-233.

Bundschuh, G., Schneeweiss, R. & Bräuer, H. (1988). *Lexikon der Immunologie*. Berlin: Akademie Verlag.

Burgio, G.R. & Martinin, A. (1987). The individuality of the immune response. *Scandinavian Journal of Rheumatology, 66*, 5-12.

Buske-Kirschbaum, A., Kirschbaum, C., Stierle, H., Jabaaij, L. & Hellhammer, D. (1994). Conditioned manipulation of natural killer (NK) cells in humans using a discriminative learning protocol. *Biological Psychology, 38*, 143-155.

Buske-Kirschbaum, A., Kirschbaum, C., Stierle, H., Lehnert, H. & Hellhammer, D. (1992). Conditioned increase of natural killer cell activity (NKCA) in humans. *Psychosomatic Medicine, 54*, 123-132.

Calvo, J.R., Pozo, D. & Guerrero, J.M. (1996). Functional and molecular characterization of VIP receptors and signal transduction in human and rodent immune systems. *Advances in Neuroimmunology, 6*, 39-47.

Cameron, W., Doyle, K. & Rocklin, R.E. (1986). Histamine type I (H1) receptor radioligand binding studies on normal T cell subsets, B cells and monocytes. *Journal of Immunolgy, 136*, 2116-2120.

Cannon, J.G., Evans, W.J. & Hughes, V.A. (1986). Phyisological mechanisms contributing to increased interleukin-1 secretion. *Journal of Applied Physiology, 61*, 1869-1874.

Cannon, J.G. & Kluger, M.J. (1984). Exercise enhances survival rate in mice infected with with Salmonella typhimurium. *Proceedings of the Society for Experimental Biology and Medicine, 175*, 518-521.

Carr, D.J. (1992). Neuroendocrine peptide receptors on cells of the immune system. *Chemical Immunology, 52*, 84-105.

Carr, D.J. & Blalock, J.E. (1988). "Classical" neuroendocrine peptide hormones produced by cells of the immune system. *Brain, Behavior and Immunity, 2*, 328-334.

Carr, D.J. & Blalock, J.E. (1989). From the neuroendocrinology of lymphocytes toward a molecular basis of the network theory. *Hormone Research, 31*, 76-80.

Carr, D.J., Woolley, T.W. & Blalock, J.E. (1992). Phentolamine but not propranolol blocks the immunopotentiating effect of cold stress on antigen-specific IgM production in mice orally immunized with sheep red blood cells. *Brain, Behavior and Immunity, 6*, 50-63.

Carrier, M., Emery, R.W., Moblay, W., Perrotta, N.J., Russell, D.H. & Copeland, J. (1987). Prolactin as a marker of rejection in human heart transplantation. *Transplantation Proceedings, 19*, 3442-3443.

Carsten, H., Holmdahl, R., Tarkowski, A. & Nilsson, L.A. (1989). Oestradiol- and testosterone mediated effects on the immune system in normal and autoimmune mice are genetically linked and inherited as dominant traits. *Immunology, 68*, 209-214.

Cassileth, B.R., Lusk, E.J., Miller, D.S., Brown, L.L. & Miller, C. (1985). Psychosocial correlates of survival in advanced malignant disease. *The New England Journal of Medicine, 312/24*, 1551-1555.

Challis, G.B. & Stam, H.J. (1992). A longitudinal study of the development of anticipatory nausea and vomiting in cancer chemotherapy patients: the role of absorption and autonomic perception. *Health Psychology, 11*, 181-189.

Chandra, R.K. (1990). Micronutriens and Immune functions. *Annals of the New York Academy of Sciences, 587*, 9-15.

Chatterjee, S. & Chandel, A.S. (1983). Immunomodulatory role of thyroid hormones: in vivo effect of thyroid hormones on blastogenic response of lymphocyte tissue. *Acta Endocrinologica, 103*, 95-100.

Chen, C.C. & Fahy, T. (1992). Life events and breast cancer prognosis. *British Medical Journal, 304*, 1632.

Chi, D.S., Neumann, J.K., Mota Marquez, M. & Dubberley, F.A. (1993). Effects of acute stress on lymphocyte beta 2-adrenoceptors in white males. *Journal of Psychosomatic Research, 37*, 763-770.

Chikanza, I.C. & Panayi, G.S. (1991). Hypothalamic-pituitary mediated modulation of immune function: prolactin as a neuroimmune peptide. *British Journal of Rheumatology, 30*, 203-207.

Claman, H.N. (1988). Corticosteroids and the immune response. *Advances in Experimental Medicine and Biology, 245*, 203-208.

Clarke, B.L. & Bost, K.L. (1989). Differential expression of functional adrenocorticotropic hormone receptors by subpopulations of lymphocytes. *Journal of Immunology, 143*, 464-469.

Clarke, N.G. & Hirsch, R.S. (1995). Personal risk factors for generalized periodontitis. *Journal of Clinical Periodontology, 22*, 136-145.
Clem, L.W., Bly, J.E., Ellsaesser, C.F., Lobb, C.J. & Miller, N.W. (1990). Channel catfish as an unconventional model for immunological studies. *Journal of Experimental Zoology, Suppl, 4*, 123-125.
Coe, C.L., Rosenberg, L.T. & Levine, S. (1988). Effect of maternal separation on the complement system and antibody responses in infant primates. *International Journal of Neuroscience, 40*, 289-302.
Cogoli, A. & Tschopp, a. (1985). Lymphocyte reactivity during spaceflight. *Immunology Today, 6*, 1-4.
Cogoli, A., Valluchi, M., Reck, J., Mueller, M., Briegleb, W. & Cordt, I.C.M. (1979). Human lymphocyte activation is depressed by low-g and enhanced at high-g. *Physiologist, 22*, 29-30.
Cohen, S., Doyle, W.J., Skoner, D.P., Fireman, P., Gwaltney, J.M. & Newsom, J.T. (1995). State and trait negative affect as predictors of objective and subjective symptoms of respiratory viral infections. *Journal of Personality and Socical Psychology, 68*, 159-169.
Cohen, S., Tyrrell, D.A., Russell, M.A., Jarvis, M.J. & Smith, A.P. (1993). Smoking, alcohol consumption, and susceptibility to the common cold. *American Journal of Public Health, 83*, 1277-1283.
Cohen, S., Tyrrell, D.A. & Smith, A.P. (1991). Psychological stress and susceptibility to the common cold [see comments]. *New England Journal of Medicine, 325*, 606-612.
Cohen, S., Tyrrell, D.A.J. & Smith, A.P. (1993). Negative life events, perceived stress, negative affect, and susceptibility to the common cold. *Journal of Personality and Social Psychology, 64/1*, 131-140.
Cooper, N.R. (1985). The classical complement pathway. Activation and regulation of the first complement component. *Advances in Immunology, 37*, 151-216.
Coussons Read, M.E., Dykstra, L.A. & Lysle, D.T. (1994). Pavlovian conditioning of morphine-induced alterations of immune status: evidence for peripheral beta-adrenergic receptor involvement. *Brain, Behavior and Immunity, 8*, 204-217.
Coussons-Read, M.E., Dykstra, L.A. & Lysle, D.T. (1994). Pavlovian conditioning of morphine-induced alterations of immune status: evidence for peripheral beta-adrenergic receptor involvement. *Brain, Behavior, and Immunity, 8*, 204-217.
Cover, H. & Irwin, M. (1994). Immunity and depression: insomnia, retardation, and reduction of natural killer cell activity. *Journal of Behavioral Medicine, 17*, 217-223.
Cowen, P.J., Anderson, I.M., & Gartside, S.E. (1990). Endocrinological responses to 5-HT. *Annals of the New York Academy of Sciences, 600*, 250-257.
Cowles, W.N. (1918). Fatique as a contributory cause of pneumonias. *Boston Medical Surgery Journal, 179*, 555.
Crary, B., Hauser, S.L., Borysenko, M., Kutz, I., Hoban, C., Ault, K.A., Weiner, H.L. & Benson, H. (1983). Decreased mitogen responsiveness of mononuclear cells from peripheral blood after epinephrine administration in humans. *Journal of Immunology, 130*, 694-697.
Crist, D.M., Mackennon, L.T. & Thompson, R.E. (1989). Physical exercise increases natural cellular - mediated tumor cytotoxicity in elderly women. *Gerontology, 35*, 66-71.
Croiset, G., Heijnen, C.J., Veldhuis, H.D., de Weid, D. & Ballieux, R.E. (1987). Modification of the immune response by emotional stress. *Life Sciences, 40*, 775-782.
Cross, R.J., Brooks, W.H., Roszman, T.L. & Markesbery, W.R. (1982). Hypothalamic-immune interactions. Effect of hypophysectomy on neuroimmunomodulation. *Journal of the Neurological Sciences, 53*, 557-566.
Cross, R.J., Markesbery, W.R., Brooks, W.H. & Roszman, T.L. (1984). Hypothalamic-immune interactions: neuromodulation of natural killer activity by lesioning of the anterior hypothalamus. *Immunology, 51*, 399-405.
Cruse, J.M. & Lewis, R.E. (1995). *Illustrated dictionary of immunology*. New York, London: CRC press.
Cupps, T.R., Edgar, L.C., Thomas, C.A. & Fauci, A.S. (1984). Multiple Mechanisms of B-cell immunoregulation in man after administration of in vivo corticosteroids. *Journal of Immunology, 132*, 170-175.
Cupps, T.R. & Fauci, A.S. (1982). Corticosteroid-mediated immunoregulation in man. *Immunological Review, 65*, 133-155.

Danek, A., O'Dorisio, M., O'Dorisio, T. & George, J. (1983). Specific binding sites for vasoactive intestinal polypeptide on nonadherent peripheral blood lymphocytes. *Journal of Immunolgy, 131*, 1173-1177.
Danel, L., Menouni, M., Cohen, J.H., Magaud, J.P., Lenoir, G., Revillard, J.P. & Saez, S. (1985). Distribution of androgen and estrogen receptors among lymphoid and haemopoietic cell lines. *Leukemia Research, 9*, 1373-1378.
Darko, D.F., Gillin, J.C., Risch, S.C., Bulloch, K., Golshan, S., Tasevska, Z. & Hamburger, R.N. (1988). Immune cells and the hypothalamic-pituitary axis in major depression. *Psychiatry Research, 25*, 173-179.
Daynes, R.A. & Araneo, B.A. (1989). Contrasting effects of glucocorticoids on the capacity of T-cells to produce the growth factors interleukin 2 and interleukin 4. *European Journal of Immunology, 19*, 2319-2325.
Dekker, E., Pelser, H.E. & Groen, J. (1957). Conditioning as a cause of asthmatic attacks. *Journal of Psychosomatic Research, 2*, 97.
Del Guercio, P. (1993). The Self and the nonself: immunorecognition and immunologic function. *Immunologic Research, 12*, 168-182.
Del Rey, A., Besedovsky, H.O., Sorkin, E., Da Prada, M. & Arrenbrecht, S. (1981). Immunoregulation mediated by the sympathetic nervous system, II. *Cellular Immunology, 63*, 329-334.
Denicoff, K.D. (1987). The neuropsychiatric effects of treatment with interleukin -2 and lymphokine -activated killer cells. *Annals of International Medicine, 107*, 293-300.
Devi, R.S. & Namasivayam, A. (1990). Neuro immuno modulation by ventral hippocampus. *Indian Journal of Physiology and Pharmacology, 34*, 85-93.
Devoino, L., Idova, G., Alperina, E. & Cheido, M. (1994). Brain neuromediator systems in the immune response control: pharmacological analysis of pre- and postsynaptic mechanisms. *Brain Research, 633*, 267-274.
Devoino, L., Idova, G. & Beletskaya, I. (1992). Participation of a GABA-ergic system in the processes of neuroimmunomodulation. *International Journal of Neuroscience, 67*, 215-227.
Devoino, L., Idova, G., Cheido, M., Alperina, E. & Morozova, N. (1986). Monoamines as immunomodulators: importance of suppressors and helpers of the bone marrow. *Methods and Findings in Experimental and Clinical Pharmacology, 8*, 175-181.
Dimsdale, J.E., Mills, P., Patterson, T., Ziegler, M. & Dillon, E. (1994). Effects of chronic stress on beta-adrenergic receptors in the homeless. *Psychosomatic Medicine, 56*, 290-295.
Dinges, D.F., Douglas, S.D., Hamarman, S., Zaugg, L. & Kapoor, S. (1995). Sleep deprivation and human immune function. *Advances in Neuroimmunology, 5*, 97-110.
Dobbin, J.P., Harth, M., McCain, G.A., Martin, R.A. & Cousin, K. (1991). Cytokine production and lymphocyte transformation during stress. *Brain, Behavior and Immunity, 5*, 339-348.
Dolan, J., Allen, H.A. & Sawyer, H.W. (1982). Relaxation techniques in the reduction of pain, nausea and sleep disturbances for oncology patients: A primer for rehabilitation counselors. *Journal of Applied Rehabilitation Counseling, 13*, 35-39.
Dougherty, T.F. & Frank, J.A. (1953). The quantitative and qualitative responses of blood lymphocytes to stress stimuli. *Journal of Laboratory and Clinical Medicine, 42*.
Dougherty, T.F. & White, A. (1944). Influence of hormones on lymphoid tissue structure and function. The role of the pituitary adrenotrophic hormone in the regulation of the lymphocytes and other cellular elements of the blood. *Endocrinology, 35*, 1-14.
Dugue, B., Leppanen, E.A., Teppo, A.M., Fyhrquist, F. & Grasbeck, R. (1993). Effects of psychological stress on plasma interleukins-1 beta and 6, C-reactive protein, tumour necrosis factor alpha, anti-diuretic hormone and serum cortisol. *Scandinavian Journal of Clinical and Laboratory Investigation, 53*, 555-561.
Dunn, A.J. (1993). Infection as a stressor: a cytokine-mediated activation of the hypothalamo -pituitary -adrenal axis? *Ciba Foundation Symposium, 172*, 226-239.
Edwards, A.J., Bacon, T.H. & Elms, C.A. (1984). Changes in the population of lymphoid cells in human peripheral blood following physical exercise. *Clinical and Experimental Immunology, 58*, 420-427.

Edwards, C.K., Ghiasuddin, S.M., Schepper, J.M., Yunger, L.M. & Kelley, K.W. (1988). A newly defined property of somatostatin: Priming of macrophages for production of superoxide anion. *Science, 239*, 769-771.

Edwards, E.A., Rahe, R.H., Stephens, P.M. & Henry, J.P. (1980). Antibody response to bovine serum albumin in mice: The effects of psychosocial environmental change. *Proceedings of the Society of Experimental Medicine and Biology, 164*, 478-481.

Eidinger, D. & Garret, T.J. (1972). Studies on the regulatory effects of the sex hormones on antibody formation and stem cell differentiation. *Journal of Experimental Medicine, 136*, 1098-1116.

Elands, J., van Woundenberg, A., Resink, A. & de Kloet, E.R. (1990). Vasopressin receptor capacity of human blood peripheral mononuclear cells is sex dependent. *Brain Behavior and Immunity, 4*, 30-38.

Eliakim, A., Wolach, B., Kodesh, E., Gavrieli, R., Radnay, J., Ben Tovim, T., Yarom, Y. & Falk, B. (1997). Cellular and humoral immune response to exercise among gymnasts and untrained girls. *International Journal of Sports Medicine, 18*, 208-212.

Endresen, I.M., Relling, G.B., Tonder, O., Myking, O., Walther, B.T. & Ursin, H. (1992). Brief uncontrollable stress and psychological parameters influence human plasma concentrations of IgM and complement component C3. *Behavioral Medicine, 17*, 167-176.

Engel, T. (1985). Immune behavior. *The Behavioral and Brain Sciences, 8*, 399-400.

Erschler, W.B. (1988). Biomarkers of aging: immunological events. *Experimental Gerontology, 23*, 387-389.

Espersen, G.T., Elback, A. & Ernst, E. (1990). Effect of physical exercise on cytokines and lymphocyte populations in human peripheral blood. *Acta Pathologica Microbiologica Immunologica Scandinavia, 98*, 395-400.

Espersen, G.T., Elbaek, A., Schmidt Olsen, S., Ejlersen, E., Varming, K. & Grunnet, N. (1996). Short-term changes in the immune system of elite swimmers under competition conditions. Different immunomodulation induced by various types of sport. *Scandinavian Journal of Medicine Sci Sports, 6*, 156-163.

Esterling, B.A., Antoni, M.H., Kumar, M. & Schneiderman, N. (1990). Emotional repression, stress disclosure responses, and Epstein-Barr viral capsid antigen titers. *Psychosomatic Medicine, 52*, 397-410.

Evans, D.G., Miles, A.H. & Niven, J.S.F. (1948). The enhancement of bacterial infections by adrenaline. *British Journal of Experimental Pathology, 29*, 20

Evans, P.D. & Edgerton, N. (1991). Life-events and mood as predictors of the common cold. *British Journal of Medical Psychology, 64*, 35-44.

Evans, W.J., Meredith, C.N. & Cannon, J.G. (1986). Metabolic changes following eccentric exercise in trained and untrained men. *Journal of Applied Physiology, 61*, 1864-1868.

Fahrenholz, F., Kajro, E., Muller, M., Boer, R., Lohr, R. & Grzonka, Z. (1986). Iodinated photoreactive vasopressin antagonists, labeling of hepatic vasopressin receptor subunits. *European Journal of Biochemistry, 161*, 321-328.

Faisal, M., Chiappelli, F., Ahmed, I.I., Cooper, E.L. & Weiner, H. (1989). Social confrontation "stress" in aggressive fish is associated with an endogenous opioid-mediated suppression of proliferative response to mitogens and nonspecific cytotoxicity. *Brain, Behavior and Immunity, 3*, 223-233.

Fawzy, F.I., Cousins, N., Fawzy, N.W. & Kemeny, M.E. (1990). A structured psychiatric intervention for cancer patients: I. Changes over time in methods of coping and affective disturbance. *Archives of General Psychiatry, 47*, 720-725.

Fawzy, F.I., Fawzy, N.W. & Hyun, C.S. (1994). Short - term psychiatric intervention for patients with malignant melanoma: effects on psychological state, coping, and the immune system. In C.E. Lewis, C. O'Sullivan & J. Barraclough (Eds.). *The psychoimmunology of cancer* (11th ed.) (pp. 292-319). Oxford, New York, Tokyo: Oxford University Press.

Fawzy, F.I., Kemeny, M.E., Fawzy, N.W., Elashoff, R., Mortoni, D., Cousins, N. & Fahey, I.L. (1990). A structured psychiatric intervention for cancer patients: II. Changes over time in immunological measures. *Archives of General Psychiatry, 47*, 729-735.

Fecho, K., Dykstra, L.A. & Lysle, D.T. (1993). Evidence for beta adrenergic receptor involvement in the immunomodulatory effects of morphine. *Journal of Pharmacology and Experimental Therapeutics, 265,* 1079-1087.

Fellowes, D.S. & Porter, I.R. (1973). The incidence of the common cold in relation to certain meterological parameters. *International Journal of Biometeorology, 17,* 193-203.

Felten, D.L. (1993). Direct innervation of lymphoid organs: substrate for neurotransmitter signaling of cells of the immune system. *Neuropsychobiology, 28,* 110-112.

Felten, D.L., Ackerman, K.D., Wiegand, S.J. & Felten, S.Y. (1987). Noradrenergic sympathetic innervation of the spleen: I. Nerve fibers associate with lymphocytes and macrophages in specifc compartments of the splenic white pulp. *Journal of Neuroscience Research, 18,* 28-36.

Felten, D.L., Felten, S.Y., Bellinger, D.L., Carlson, S.L., Ackerman, K.D., Madden, K.S., Olschowka, J.A. & Livnat, S. (1987). Noradrenergic sympathetic neural interactions with the immune system: Structure and function. *Immunological Reviews, 100,* 225-260.

Fent, K. & Zbinden, G. (1987). Toxicity of interferon and interleukin. *Trends in Pharmacological Sciences, 8,* 100.

Ferry, A., Picard, F. & Duvallet, A. (1990). Changes in blood leucocyte populations induced by acute maximal and chronic submaximal exercise. *European Journal of Applied Phyisology, 59,* 435-442.

Ferry, A., Weill, B., Amiridis, I., Laziry, F. & Rieu, M. (1991). Splenic immunomodulation with swimming-induced stress in rats. *Immunology Letters, 29,* 261-264.

Ferson, M., Edwards, A., Lind, A., Milton, G.W. & Hersey, P. (1979). Low natural killer-cell activity and immunoglobulin levels associated with smoking in human subjects. *International Journal of Cancer, 23,* 603-609.

Fiatarone, M.A., Morley, J.E. & Bloom, E.T. (1988). Endogenous opioids and the exercise - induced augmentation of natural killer cell activity. *Journal of Laboratory and Clinical Medicine, 112,* 544-552.

Fiatarone, M.A., Morley, J.E., Bloom, E.T., Benton, D., Solomon, G. & Makinodan, T. (1989). The effect of exercise on natural killer cell activity in young and old subjects. *Journal of Gerontology, 44,* M37-M45.

Fleshner, M., Laudenslager, M.L., Simons, L. & Maier, S.F. (1989). Reduced serum antibodies associated with social defeat in rats. *Physiology and Behavior, 45,* 1183-1187.

Flores, C.M., Hernandez, M.C., Hargreaves, K.M. & Bayer, B.M. (1990). Restraint stress-induced elevations in plasma corticosterone and beta-endorphin are not accompanied by alterations in immune function. *Journal of Neuroimmunology, 28,* 219-225.

Flower, R.J., Parente, L., Persico, P. & Salmon, J.A. (1986). A comparison of the acute inflammatory response in adrenalectomized and sham operated rats. *British Journal of Pharmacology, 87,* 57-62.

Fox, B.H. (1985). Disease is a Stepchild in Psychoneuroimmunology. *The Behavioral and Brain Sciences, 8,* 400.

Fox, B.H., Ragland, D.R., Brand, R.J. & Rosenman, R.H. (1987). Typ A behavior and cancer mortality. *Annals of the New York Academy of Sciences, 496,* 620-627.

Frcka, G. & Martin, I. (1987). Is there - or is there not - an influence of impulsiveness on classical eyelid conditioning? *Personality and Individual Differences, 8/2,* 241-252.

Fredrikson, M., Furst, C.J., Lekander, M., Rotstein, S. & Blomgren, H. (1993). Trait anxiety and anticipatory immune reactions in women receiving adjuvant chemotherapy for breast cancer. *Brain, Behavior and Immunity, 7,* 79-90.

Fredrikson, M., Furst, C.J., Lekander, M., Rotstein, S. & Blomgren, H. (1993). Trait anxiety and anticipatory immune reactions in women receiving adjuvant chemotherapy for breast cancer. *Brain, Behavior and Immunity, 7,* 79-90.

Freire Garabal, M., Nunez, M.J., Balboa, J.L., Fernandez Rial, J.C., Vallejo, L.G., Gonzalez Bahillo, J. & Rey Mendez, M. (1993). Effects of alprazolam on cellular immune response to surgical stress in mice. *Cancer Letters, 73,* 155-160.

Friedman, E.M. & Irwin, M.R. (1995). A role for CRH and the sympathetic nervous system in stress-induced immunosuppression. *Annals of the New York Academy of Sciences, 771,* 396-418.

Fuchs, B.A., Albright, J.W. & Albright, J.F. (1988). Beta-adrenergic receptors on murine lymphocytes: density varies with cell maturity and lymphocyte subtype and is decreased after antigen administration. *Cellular Immunology, 114*, 231-245.

Funch, D.P. & Marshall, J. (1983). The role of stress, social support and age in survival from breast cancer. *Journal of Psychosomatic Research, 27*, 77-83.

Gabriel, H. & Kindermann, W. (1997). The acute immune response to exercise: what does it mean?. *International Journal of Sports Medicine, 18 Suppl 1*, S28-S45.

Gala, R.R. (1991). Prolactin and growth hormone in the regulation of the immune system. *Proceedings of the Society for Experimental Biology and Medicine, 198*, 513-527.

Garovoy, M.R., Strom, T.B., Kaliner, M. & Carpenter, C.B. (1975). Antibody dependend lymphocyte mediated cytotoxicity mechanisms and modulation by cyclic nucleotided. *Cellular Immunology, 20*, 197-204.

Gauci, M., Husband, A.J. & King, M.G. (1992). Conditioned allergic rhinitis: a model for central nervous system and immune system interaction in IgE - mediated allergic reactions. In A.J. Husband (Ed.). *Behavior and Immunity* (pp. 71-84). Boca Raton, Ann Arbor, London: CRC Press.

Gee, A.L. (1994). Behaviorally conditioned modulation of natural killer cell activity: enhancement of baseline and activated natural killer cell activity. *International Journal of Neuroscience, 77*, 139-152.

Ghanta, V.K., Hiramoto, N.S., Solvason, H.B., Soong, S.-J. & Hiramoto, R.N. (1990). Conditioning: a new approach to immunotherapy. *Cancer Research, 50*, 4295-4299.

Ghanta, V.K., Hiramoto, R.N., Solvason, H.B. & Spector, N.H. (1985). Neural and environmental influences on neoplasia and conditioning of NK-activity. *Journal of Immunology, 135*, 848s-852s.

Giang, D.W., Goodman, A.D., Schiffer, R.B., Mattson, D.H., Petrie, M., Cohen, N. & Ader, R. (1996). Conditioning of cyclophosphamide-induced leukopenia in humans. *Journal of Neuropsychiatry and Clinical Neuroscience, 8*, 194-201.

Gilmore, W. & Weiner, L.P. (1989). The opioid specifity of beta-endorphine enhancement of murine lymphocyte proliferation. *Immunopharmacology, 17*, 19-30.

Glaser, R., Kiecolt-Glaser, J.K., Speicher, C.E. & Holliday, J.E. (1985). Stress, loneliness, and changes in herpesvirus latency. *Journal of Behavioral Medicine, 8*, 249-260.

Glaser, R., Kiecolt-Glaser, J.K., Stout, J.C., Tarr, K.L., Speicher, C.E. & Holliday, J.E. (1985). Stress-related impairments in cellular immunity. *Psychiatry Research, 16*, 233-239.

Glaser, R., Kiecolt Glaser, J.K., Bonneau, R.H., Malarkey, W., Kennedy, S. & Hughes, J. (1992). Stress-induced modulation of the immune response to recombinant hepatitis B vaccine. *Psychosomatic Medicine, 54*, 22-29.

Glaser, R., Mehl, V., Penn, G. & Speicher, C. (1986). Stress-associated changes in plasma immunoglobulin levels. *International Journal of Psychosomatics, 33*, 41-42.

Glaser, R., Rice, J., Speicher, C.E., Stout, J.C. & Kiecolt-Glaser, J.K. (1986). Stress Depresses Interferon Production by Leukocytes Concomitant with a Decrease in Natural Killer Cell Activity. *Behavioral Neuroscience, 100*, 675-678.

Gleeson, M., McDonald, W.A., Cripps, A.W., Pyne, D.B., Clancy, R.L. & Fricker, P.A. (1995). The effect on immunity of long-term intensive training in elite swimmers. *Clinical and Experimental Immunology, 102*, 210-216.

Gmünder, F.K., Joller, P.W. & Joller-Jemelka, H.I. (1990). Effect of herbal yeast food and long distance running on immunological parameters. *British Journal of Sports Medicine, 24*, 103-112.

Goldwater, B. & Collis, M. (1985). Psychological effects of cardiocascular conditioning: a controlled experiment. *Psychosomatic Medicine, 47*, 174-181.

Good, R.A. & Fernandez, G. (1981). Enhancement of immunologic function and resistance to tumor growth in Balb/c mice by exercise. *Federation Proceedings, 40*, 1040

Goodkin, K., Fuchs, I., Feaster, D., Leeka, J. & Rishel, D.D. (1992). Life stressors and coping style are associated with immune measures in HIV-1 infection- a preliminary report. *International Journal of Psychiatry in Medicine, 22*, 155-172.

Gorczynski, R.M. (1990). Conditioned enhancement of skin allografts in mice. *Brain, Behavior and Immunity, 4*, 85-92.

Gorczynski, R.M. (1992). Conditioned stress responses by pregnant and/or lactating mice reduce immune responses of their offspring after weaning. *Brain, Behavior and Immunity, 6,* 87-95.

Gorczynski, R.M. & Holmes, W. (1989). Neuroleptic and anti-depressant drug treatment abolishes conditioned immunosuppression in mice. *Brain Behavior and Immunity, 3,* 312-319.

Gorczynski, R.M. & Kennedy, M. (1984). Associative learning and regulation of immune responses. *Progress in Neuro-Psychopharmacology & Biological Psychiatry, 8,* 593-600.

Gorczynski, R.M. & Kennedy, M. (1984). Associative learning and regulation of immune responses. Proceedings of the 7th Annual Meeting of the Canadian College of Neuro-Psychopharmacology: Perspectives in Canadian neuro-psychopharmacology (1984, Halifax, Canada). *Progress in Neuro Psychopharmacology and Biological Psychiatry, 8,* 593-600.

Gorczynski, R.M., Macrae, S. & Kennedy, M. (1984). Factors involved in the classical conditioning of antibody responses in mice. In R.E. Ballieux, J.F. Fielding & A. L'Abbate (Eds.). *Breakdown in human adaptation to "stress": Towards a multidisciplinary approach* (pp. 704-712). Hingham: Martinus Nijhof.

Gorman, J.M. (1991). Psychoimmunology: A Darwinian Approach. In J.M. Gorman & R.M. Kertzner (Eds.). *Psychoimmunology Update* (pp. 1-8). Washington, London: American Psychiatric Press

Grabstein, K., Dower, S., Gillis, S., Urdal, D. & Larsen, A. (1986). Expression of interleukin 2, interferon gamma and the IL-2 receptor by human peripheral blood lymphocytes. *Journal of Immunology, 136,* 4503-4508.

Graham, N.M., Bartholomeusz, R.C., Taboonpong, N. & La-Brooy, J.T. (1988). Does anxiety reduce the secretion rate of secretory IgA in saliva?. *Med Journal of Australia, 148,* 131-132.

Graham, N.M.H., Douglas, R.M. & Ryan, P. (1986). Stress and acute respiratory infection. *American Journal of Epidemiology, 124,* 389-401.

Gray, D. (1993). Immunological memory. *Annual Review of Immunology, 11,* 49-77.

Green, M.L., Green, R.G. & Santoro, W. (1988). Daily relaxation modifies serum and salivary immunoglobulins and psychophysiologic symptom severity. *Biofeedback and Self Regulation, 13,* 187-199.

Green, R.G. & Green, M.L. (1987). Relaxation increases salivary immunoglobulin A. *Psychological Reports, 61,* 623-629.

Green, R.L., Kaplan, S.S. & Rabin, B.S. (1981). Immune functions in marathon runners. *Annals of Allergy, 47,* 73-75.

Grossman, C.J. (1985). Interactions between the gonadal steroids and the immune system. *Science, 227,* 257-260.

Grossman, C.J., Sholiton, L.J. & Helmsworth, J.A. (1983). Characteristics of the cytoplasmic and nuclear dihydrotestosterone receptors of human thymic tissue. *Steroids, 42,* 11-22.

Grossman, Z., Herberman, R.B. & Livnat, S. (1992). Neural Modulation of Immunity: Conditioning phenomena and the adaptability of lymphoid cells. *International Journal of Neuroscience, 64,* 275-290.

Gueldner, S.H., Poon, L.W., La Via, M., Virella, G., Michel, Y., Bramlett, M.H., Noble, C.A. & Paulling, E. (1997). Long-term exercise patterns and immune function in healthy older women. A report of preliminary findings. *Mechanisms of Ageing and Development, 93,* 215-222.

Gulshan, S., McCruden, A.B. & Stimson, W.H. (1990). Oestrogen receptors in macrophages. *Scandinavian Journal of Immunology, 31,* 691-697.

Hadden, J.W., Hadden, E.M. & Middleton, E.J. (1970). Lymphocyte blast transformation. I. Demonstration of adrenergic receptors in human peripheral lymphocytes. *Cellular Immunology, 1,* 583-595.

Hall, H., Papas, A., Tosi, M. & Olness, K. (1996). Directional changes in neutrophil adherence following passive resting versus active imagery. *International Journal of Neuroscience, 85,* 185-194.

Hall, H.R., Mumma, G.H., Longo, S. & Dixon, R. (1992). Voluntary immunomodulation: a preliminary study. *International Journal of Neuroscience, 63,* 275-285.

Hall, N.R.S. & Kvarnes, R. (1991). Behavioral Intervention and Disease. Possible Mechanismus. In J.G. Carlson & A.R. Seifert (Eds.). *International Perspectives on Self-Regulation and Health* (pp. 183-195). New York and London: Plenum Press.

Halley, F.M. (1991). Self-regulation of the immune system through biobehavioral strategies. *Biofeedback and Self Regulation, 16,* 55-74.

Hara, H., Negoro, S., Miyata, S., Saiko, O., Yoshizaki, K., Tanaka, T., Igarashi, T. & Kishimoto, S. (1987). Age-associated changes in proliferative and diffentiative response of human B cells and production of T cell - derived factors regulating B cell functions. *Mechanisms of Ageing and Development, 38,* 245-258.

Hardy, C.A., Quay, J., Livnat, S. & Ader, R. (1990). Altered T-lymphocyte response following aggressive encounters in mice. *Physiology and Behavior, 47,* 1245-1251.

Hartman, F.A. & Scott, W.J.M. (1932). Protection of adrenalectomized animals against bacterial intoxication by extract of the adrenal cortex. *Journal of Experimental Medicine, 55,* 63

Hatfield, S.M., Petersen, B.H. & DiMicco, J.A. (1986). β_- Adrenoreceptor modulation of the generation of murine cytotoxic T- lymphocytes in vitro. *Journal of Pharmacology and Experimental Therapeutics, 239,* 460-466.

Hayashida, T. (1957). Effect of pituitaryadrenocorticotropic and growth hormone on the resistance of rats infected with pasteurella pestis. *Journal of Experimental Medicine, 106,* 127

Hazelton, R.A., McCruden, A.B., Sturrock, R.D. & Stimson, W.H. (1983). Hormonal manipulation of the immune response in systemic lupus erythematosus: A drug trial of an anabolic steroid, 19-nor-testosterone. *Annals of Rheumatic Diseases, 42,* 155-157.

Hazum, E., Chang, K.-J. & Cuatrecasas, P. (1979). Specific nonopiate receptors for beta-endorphin. *Science, 205,* 1033-1035.

Heath, G.W., Ford, E.S., Craven, T.E., Macera, C.A., Jackson, K.L. & Pate, R.R. (1991). Exercise and the incidence of upper respiratory tract infections. *Medicine and Science in Sports and Exercise, 23,* 152-157.

Heath, G.W., Macera, C.A. & Nieman, D.C. (1992). Exercise and upper respiratory tract infections. Is there a relationship? *Sports Medicine, 14,* 353-365.

Heath, R.G. (1990). Psychoneuroimmunology: an autoimmune pathogenesis for schizophrenia. *Psychiatric Medicine, 8,* 95-110.

Heidrick, M.L. & Makinodan, T. (1972). Nature of cellular deficiencies in age - related decline of the immune system. *Gerontologia, 18,* 305-320.

Heinrichs, S.C., Menzaghi, F., Merlo Pich, E., Britton, K.T. & Koob, G.F. (1995). The role of CRF in behavioral aspects of stress. *Annals of the New York Academy of Sciences, 771,* 92-104.

Heisel, J.S., Locke, S.E., Kraus, L.J. & Williams, R. (1986). Natural killer cell activity and MMPI scores of a cohort of college students. *American Journal of Psychiatry, 143,* 1382-1386.

Hellstrand, C., Dahlgren, C. & Hermodsson, S. (1990). Serotonergic regulation of natural killer cells: a minireview. In P.M. Vanhoutte, R.R. Saxena, R. Paoletti, N. Brunello & A.S. Jackson (Eds.). *Serotonin: From cell biology to pharmacology and therapeutics* (pp. 345-351). Dordrecht, Boston, London: Kluwer Academic Publishers.

Hellstrand, K. & Hermodson, S. (1986). Histamine H2-receptor - mediated reguation of human natural killer cell activity. *Journal of Immunology, 137,* 656-660.

Hellstrand, K., Hermodsson, S. & Strannegard, O. (1985). Evidence of a β - adrenoreceptor - mediated regulation of natural killer cells. *Journal of Immunology, 134,* 4095-4099.

Henney, C.S. (1973). On the mechanism of T-cell mediated cytolysis. *Transplantation Reviews, 17,* 37-70.

Hennig, J. (1994). *Die psychobiologische Bedeutung des sekretorischen Immunglobulin A im Speichel.* Münster, New York: Waxmann.

Hennig, J., Laschefski, U., Becker, H., Rammsayer, T. & Netter, P. (1993). Immune cell and cortisol responses to physically and pharmacologically induced lowering of body core temperature. *Neuropsychobiology, 28,* 82-86.

Hennig, J., Laschefski, U. & Opper, C. (1994). Biopsychological changes after bungee-jumping: beta-Endorphin immunoreactivity as a mediator of euphoria?. *Neuropsychobiology, 29,* 28-32.

Hennig, J. & Netter, P. (1996). Local immunocompetence and salivary cortisol in confinement. *Advances in Space Biology and Medicine, 5,* 115-132.

Hennig, J., Poessel, P. & Netter, P. (1996). Sensitivity to disgust as an indicator of neuroticism: a psychobiological approch. *Personality and Individual Differences, 20*, 589-595.

Herberman, R.B. (1982). Immunoregulation and natural killer cells. *Molecular Immunology, 19*, 1313-1321.

Herberman, R.B. & Ortaldo, J.R. (1981). Natural killer cells: their role in defenses against disease. *Science, 214*, 24-29.

Herberman, R.B., Reynolds, C.W. & Ortaldo, J.R. (1986). Mechanism of cytotoxicity by natural killer (NK) cells. *Annual Review of Immunology, 4*, 651-680.

Herbert, T.B. & Cohen, S. (1993). Depression and immunity: a meta-analytic review. *Psychological Bulletin, 113*, 472-486.

Herbert, T.B. & Cohen, S. (1993). Stress and immunity in humans: a meta - analytic review. *Psychosomatic Medicine, 55*, 364-379.

Herbert, T.B., Cohen, S., Marsland, A.L., Bachen, E.A., Rabin, B.S., Muldoon, M.F. & Manuck, S.B. (1994). Cardiovascular reactivity and the course of immune response to an acute psychological stressor. *Psychosomatic Medicine, 56*, 337-344.

Hiestand, P.C. & Mekler, P. (1986). Cyclosporin A and prolactin - mediated control of immunity. *Proceedins in Allergy, 38*, 239-246.

Hinkle, L.E. (1974). The effect of exposure to cultural change, social change, and changes in the interpersonal relationships on health.. In B.S. Dohrenwend & B. Dohrenwend (Eds.). *Stressful life events: Their nature and effects* New York: Wiley.

Hinkle, L.E. & Plummer, N. (1952). Life stress and industrial absenticsm. *Industrial Medicine and Surgery, 21*, 363-375.

Hiramoto, R., Ghanta, V., Solvason, B., Lorden, J., Hsueh, C.-M., Rogers, C., Demissie, S. & Hiramoto, N. (1993). Identification of specific pathways of communication between the CNS and NK cell system. *Life Sciences, 53*, 527-540.

Hiramoto, R., Rogers, C., Demissie, S., Hsueh, C.M., Hiramoto, N., Lorden, J. & Ghanta, V. (1996). The use of conditioning to probe for CNS pathways that regulate fever and NK cell activity. *International Journal of Neuroscience, 84*, 229-245.

Hiruma, K., Nakamura, K.H., Sumida, T., Maeda, T., Tomioka, H., Yoshida, S. & Fujiita, T. (1990). Somatostatin receptors on human lymphocytes and leukaemia cells. *Immunology, 71*, 480-485.

Hoffman Goetz, L. (1994). Exercise, natural immunity, and tumor metastasis. *Medicine and Science in Sports and Exercise, 26*, 157-163.

Hoffman Goetz, L., MacNeil, B. & Arumugam, Y. (1992). Effect of differential housing in mice on natural killer cell activity, tumor growth, and plasma corticosterone. *Proceedings of the Society for Experimental Biology and Medicine, 199*, 337-344.

Hoffman Goetz, L. & Pedersen, B.K. (1994). Exercise and the immune system: a model of the stress response?. *Immunology Today, 15*, 382-387.

Holdstock, G., Chastenay, B.F. & Krawitt, E.L. (1982). Effects of testosterone, estradiol and progesterone on immune reaction. *Clinical and Experimental Immunology, 47*, 449-456.

Holmes, T.H. (1957). Psychosocial and Psychophysiologic studies of tuberculosis. *Psychosomatic Medicine, 19*, 134

Holmes, T.H. & Rahe, R.H. (1967). The social readjustment rating scale. *Journal of Psychosomatic Medicine, 11*, 213-218.

Hoon, E.F., Hoon, P.W., Rand, K.H., Johnson, J., Hall, N.R. & Edwards, N.B. (1991). A psycho-behavioral model of genital herpes recurrence. *Journal of Psychosomatic Research, 35*, 25-36.

Husband, A.J., King, M.G. & Brown, R. (1987). Behavioral conditioned modification of T cell subset ration in rats. *Immunology Letters, 14*, 91-94.

Huwe, S., Hennig, J. & Netter, P. (im Druck). Biological, emotional, behavioral and coping reactions to examination stress in high and low state anxious subjects. *Anxiety, Stress and Coping.*

Huwe, S., Hennig, J. & Netter, P. (im Druck). Mediators of relaxation induced changes of sIgA. In: I. Mervielde, I. Deary, F. De Fruyt & F. Ostendorf (eds.). *Personality Psychology in Europe*, Vol. 7, Tilburg University Press.

Ilbäck, N.G., Friman, G., Beisel, W.R., Johnson, A.J. & Behrend, R.F. (1984). Modfiying effects of exercise on clinical course and biochemical response of the myocardium in influenca and tularemia in mice. *Infection and Immunology, 45,* 498-504.

Irwin, M. (1994). Stress - induced immune suppression: Role of brain corticotropin releasing hormone and autonomic nervous system mechanisms. *Advances in Neuroimmunology, 4,* 29-47.

Irwin, M., Daniels, M. & Weiner, H. (1987). Immune and neuroendocrine changes during bereavement. *Psychiatric Clinics of North America, 10,* 449-465.

Irwin, M., Vale, W. & Rivier, C. (1990). Central corticotropin-releasing factor mediates the suppressive effect of stress on natural killer cytotoxicity. *Endocrinology, 126,* 2837-2844.

Irwin, M.R., Segal, D.S., Hauger, R.L. & Smith, T.L. (1989). Individual behavioral and neuroendocrine differences in responsiveness to audiogenic stress. *Pharmacology Biochemistry and Behavior, 32,* 913-917.

Ishigami, T. (1918). The influence of psychic acts on the progress of pulmonary tuberculosis. *The American Review of Tuberculosis, 2,* 470-484.

Israel, S., Buhl, B., Krause, M. & Neumann, G. (1982). Die Konzentration der Immunglobuline A, G und M im Serum bei Trainierten und Untrainierten sowie nach verschiedenen sportlichen Ausdauerleistungen. *Medizin und Sport, 22,* 225-231.

Ito, Y., Mine, K., Ago, Y., Nakagawa, T., Fujiwara, M. & Ueki, S. (1983). Attack stress and IgE antibody response in rats. *Pharmacology, Biochemistry and Behavior, 19,* 883-886.

Jabaaij, L., Grosheide, P.M., Heijtink, R.A., Duivenvoorden, H.J., Ballieux, R.E. & Vingerhoets, A.J. (1993). Influence of perceived psychological stress and distress on antibody response to low dose rDNA hepatitis B vaccine. *Journal of Psychosomatic Research, 37,* 361-369.

Jackson, G.G., Dowling, H.F., Anderson, T.O., Riff, L., Saporta, J. & Turck, M. (1960). Susceptibility and immunity to common upper respiratory viral infections- The common cold. *Annals of International Medicine, 53,* 719-738.

Jackson, J.C., Cross, R.J. & Walker, R.F. (1985). Influence of serotonin on the immune response. *Journal of Immunology, 54,* 505-512.

Jacobs, M.A., Spilken, A. & Norman, M. (1969). Relationship of life change, maladaptive aggression, and upper respiratory infection in male college students. *Psychosomatic Medicine, 31,* 31-44.

Jacobs, R. (1996). Methoden der Immunologie. In M. Schedlowski & U. Tewes (Eds.). *Psychoneuroimmunologie* (pp. 187-217). Heidelberg, Berlin, Oxford: Spektrum

Jaffe, H.L. & Plavska, A. (1926). Functioning autoplastic suprarenal transplants. *Proceedings of the Society for Experimental Biology, 28,* 650.

Jain, S. & Stevenson, J.R. (1991). Enhancement by restraint stress of natural killer cell activity and splenocyte responsiveness to concanavalin A in Fischer 344 rats. *Immunological Investigations, 20,* 365-376.

Jamner, L.D., Schwartz, G.E. & Leigh, H. (1988). The relationship between repressive and defensive coping styles and monocyte, eosinophile, and serum glucose levels: Support for the opioid peptide hypothesis of repression. *Psychosomatic Medicine, 50,* 567-575.

Janeway, C.A., Rosen, F.S., Merler, E. & Alper, C.A. (1967). *The Gamma Globulins.* (2nd ed.) Boston: Little, Brown & Co.

Janeway, C.A. & Travers, P. (1994). *Immunologie.* Heidelberg, Berlin, Oxford: Spektrum Verlag.

Jasnoski, M.L. & Kugler, J. (1987). Relaxation, imagery, and neuroimmunomodulation. *Annals of the New York Academy of Sciences, 496,* 722-730.

Jemmott, J.B., Borysenko, J.Z., Borysenko, M., McClelland, D.C., Chapman, R., Meyer, D. & Benson, H. (1983). Academic stress, power motivation, and decrease in secretion rate of salivary secretory immunoglobulin A. *Lancet, 1,* 1400-1402.

Jemmott, J.B., Hellman, C., McClelland, D.C., Locke, S.E., Kraus, L., Williams, R.M. & Valeri, C.R. (1990). Motivational syndromes associated with natural killer cell activity. *Journal of Behavioral Medicine, 13,* 53-73.

Jemmott, J.B. & Magloire, K. (1988). Academic stress, social support, and secretory immunoglobulin A. *Journal of Personality and Social Psychology, 55,* 803-810.

Jemmott, J.B. & McClelland, D.C. (1989). Secretory IgA as a measure of resistance to infectious disease: comments on Stone, Cox, Valdimarsdottir, and Neale. *Behavioral Medicine, 15,* 63-71.
Jessop, J.J., Gale, K. & Bayer, B.M. (1987). Enhancement of rat lymphocyte proliferation after prolonged exposure to stress. *Journal of Neuroimmunology, 16,* 261-271.
Johnson, E.W., Blalock, J.E. & Smith, E.M. (1988). ACTH receptor mediated induction of leukocyte cyclic AMP. *Biochemical and Biophysical Research Communications, 157,* 1205-1211.
Johnson, H.M., Farrar, W.L. & Torres, B.A. (1982). Vasopressin replacement of interleukin 2 requirement in gamma interferon production, lymphokine activity of neuroendocrine hormone. *Journal of Immunology, 129,* 963-966.
Johnson, H.M., Smith, E.M., Torres, B.A. & Blalock, J.E. (1982). Regulation of the in vitro antibody response by neuroendocrine hormones. *Proceedings of the National Academy of Sciences, 79,* 4171-4174.
Johnson, H.M., Torres, B.A., Smith, E.M., Dion, L.D. & Blalock, J.E. (1984). Regulation of lymphokine (gamma interferon) production by corticotropin. *Journal of Immunology, 132,* 246-250.
Kaesberg, P.R. & Erschler, W.B. (1989). The importance of immunosenescence in the incidence and malignant properties of cancer in hosts of advanced age. *Journal of Gerontology, 44,* 63-66.
Kantor, A.B. & Herzenberg, L.A. (1993). Origin of murine B cell linieages. *Annual Review of Immunology, 11,* 501-538.
Kasl, S.V., Evans, A.S. & Niederman, J.C. (1979). Psychosocial risk factors in the developmental of infectious mononucleosis. *Psychosomatic Medicine, 41,* 445-466.
Kasper, S., Rosenthal, N.E., Barberi, S., Williams, A., Tamarkin, L., Rogers, S.L. & Pillemer, S.R. (1991). Immunological correlates of seasonal fluctuations in mood and behavior and their relationship to phototherapy. *Psychiatric Research, 36,* 253-264.
Katcher, A.H., Brightman, V., Luborsky, L. & Ship, I. (1973). Prediction of the incidence of recurrent herpes labiales and systemic illness from psychological measurements. *Journal of Dental Research, 52,* 49-58.
Katz, P. (1994). Exercise and the immune response. *Bailliere's Clinical Rheumatology, 8,* 53-61.
Katz, P., Zaytoun, A.M. & Fauci, A.S. (1982). Mechanism of human cell-mediated cytotoxicity: I. Modulation of natural killer cell activity by cyclic nucleotides. *Journal of Immunology, 129,* 287-296.
Kay, N., Allen, J. & Morley, J.E. (1984). Endorphins stimulate normal human peripheral blood lymphocyte natural killer activity. *Life Sciences, 35,* 53-59.
Keast, D. & Morton, A.R. (1992). Long - term exercise and immune function. In R.R. Watson & M. Eisinger (Eds.). *Exercise and disease* (pp. 89-120). Boca Raton: CRC Publishing
Keifer, J., Armstrong, K.E. & Houk, J.C. (1995). In vitro classical conditioning of abducens nerve discharge in turtles. *Journal of Neuroscience, 15,* 5036-5048.
Keller, S.E., Weiss, J.M., Schleifer, S.J., Miller, N.E. & Stein, M. (1981). Suppression of immunity by stress: effects of a graded series on stressors on lymphocyte stimulation in the rat. *Science, 213,* 1397-1400.
Keller, R. (1981). *Immunologie und Immunpathologie.* (2nd ed.) Stuttgart : Thieme.
Keller, S.E., Schleifer, S.J. & Bartlett, J.A. (1990). Depression, altered immunity, and health: clinical implications for psychoimmunologic processes. *Research Publication Associated with Research in Nervous and Mental Diseases, 68,* 179-182.
Keller, S.E., Schleifer, S.J. & Stein, M. (1984). Stress -induced suppression of lymphocyte function in rats. In E.L. Cooper (Ed.). *Stress, immunity, and aging* (pp. 109-121). New York: Marcel Dekker.
Keller, S.E., Weiss, J.M., Miller, N.E. & Stein, M. (1983). Stress-Induced Suppression of Immunity in Adrenalectomized Rates. *Science, 221,* 1301-1304.
Kelley, K.W. (1989). Growth hormone, lymphocytes, and macrophages. *Biochemical Pharmacology, 354,* 705-713.
Kelley, K.W., Dantzer, R., Mormede, P., Salmon, H. & Aynaud, J.M. (1985). Conditioned taste aversion suppresses induction of delayed-type hypersensitivity reactions. *Physiology and Behavior, 34,* 189-193.
Kelley, K.W., Osbourne, C.A., Everman, J.F., Parish, S.M. & Gaskin, C.T. (1982). Effect of chronic heat and cold stressors on plasma immunoglobulin and mitogen induced blastogenesis in calves. *Journal of Diary Science, 65,* 1514-1528.

Kemeny, M.E., Cohen, F., Zegans, L.S. & Conant, M.A. (1989). Psychological and immunological predictors of genital herpes recurrence. *Psychosomatic Medicine, 51*, 195-208.

Kemeny, M.E., Weiner, H., Taylor, S.E., Schneider, S., Visscher, B. & Fahey, J.L. (1994). Repeated bereavement, depressed mood, and immune parameters in HIV seropositive and seronegative gay men. *Health Psychology, 13*, 14-24.

Kenney, J.F., Pangburn, P.C. & Trail, G. (1976). Effect of estradiol on immune competence: in vivo and vitro studies. *Infection and Immunity, 13*, 448-456.

Kent, S., Bluthé, R.-M., Kelley, K.W. & Dantzer, R. (1992). Sickness behavior as a new target for drug development. *TiPS, 13*, 24-28.

Khan, M.M., Sansoni, P., Silverman, E.D., Engleman, E.G. & Melmon, K.L. (1986). Beta-adrenergic receptors on human suppressor, helper, and cytotoxic lymphocytes. *Biochemical Pharmacology, 35*, 1137-1141.

Kiecolt-Glaser, J.K., Glaser, R., Shuttleworth, E.C., Dyer, C.S., Ogrocki, P. & Speicher, C.E. (1987). Chronic stress and immunity in family caregivers of Alzheimer's disease victims. *Psychosomatic Medicine, 49*, 523-535.

Kiecolt Glaser, J.K., Dura, J.R., Speicher, C.E., Trask, O.J. & Glaser, R. (1991). Spousal caregivers of dementia victims: longitudinal changes in immunity and health. *Psychosomatic Medicine, 53*, 345-362.

Kiecolt Glaser, J.K. & Glaser, R. (1992). Psychoneuroimmunology: can psychological interventions modulate immunity?. *Journal of Consulting and Clinical Psychology, 60*, 569-575.

Kiecolt Glaser, J.K., Marucha, P.T., Malarkey, W.B., Mercado, A.M. & Glaser, R. (1995). Slowing of wound healing by psychological stress. *Lancet, 346*, 1194-1196.

Kiecolt-Glaser, J.K., Fischer, L.D., Ogrocki, P., Stout, J.C., Speicher, C.E. & Glaser, R. (1987). Marital quality, marital disruption, and immune function. *Psychosomatic Medicine, 49*, 13-34.

Kiecolt-Glaser, J.K., Garner, W., Speicher, C., Penn, G.M., Holliday, J. & Glaser, R. (1984). Psychosocial Modifiers of Immunocompetence in Medical Students. *Psychosomatic Medicine, 46*, 7-14.

Kiecolt-Glaser, J.K., Glaser, R., Williger, D., Stout, J., Messick, G., Sheppard, S., Ricker, D., Romisher, S.C., Briner, W., Bonnell, G. & Donnerberg, R. (1985). Psychosocial enhancement of immunocompetence in a geriatric population. *Health Psychology, 4*, 25-41.

Kiecolt-Glaser, J.K., Kennedy, S., Malkoff, S., Fisher, L., Speicher, C.E. & Glaser, R. (1988). Marital discord and immunity in males. *Psychosomatic Medicine, 50*, 213-229.

Kiecolt-Glaser, J.K., Ricker, D., George, J., Messik, G., Speicher, C.E., Garner, W. & Glaser, R. (1984). Urinary cortisol levels, cellular immunocompetency, and loneliness in psychiatric inpatients. *Psychosomatic Medicine, 46*, 15-23.

Kiel, R.J., Smith, F.E., Chason, J., Khatib, R. & Reyes, M.D. (1989). Coxsackie virus B3 murine myocarditis in C3H/HeJ mice: Description of an inbred model and the effect of exercise on the virulence. *European Journal of Epidemiology, 5*, 348-350.

Kiess, W. & Butenandt, O. (1985). Specific growth hormone receptors on human peripheral mononuclear cells: Reexpression, identification, and characterization. *Journal of Clinical Endoncrinology and Metabolism, 60*, 740-746.

Kiessling, R., Klein, E. & Wigzell, H. (1975). "Natural" killer cells in the mouse. *European Journal of Immunology, 5*, 112-118.

Kincl, F.A. & Ciaccio, L.A. (1980). Suppression of the immune response by progesterone. *Endocrinologia Experimentalis, 14*, 27-33.

Kirschbaum, C., Jabaaij, L., Buske-Kirschbaum, A., Hennig, J., Blom, M., Dorst, K., Bauch, J., DiPauli, R., Schmitz, G., Ballieux, R. & Hellhammer, D. (1992). Conditioning of drug-induced immunomodulation in human volunteers: a European collaborative study. *British Journal of Clinical Psychology, 31*, 459-472.

Klein, E. (1983). Natural killer cells in cancer. *Progress in Clinical and Biological Research, 132*, 325-334.

Klein, F., Lemaire, V., Sandi, C., Vitiello, S., Van der Logt, J., Laurent, P.E., Neveu, P., Le Moal, M. & Mormede, P. (1992). Prolonged increase of corticosterone secretion by chronic social stress does not necessarily impair immune functions. *Life Sciences, 50*, 723-731.

Klosterhalfen, S. & Klosterhalfen, W. (1987). Classical conditioned effects of cyclophosphamid on white blood cell counts in rats. *Annals of the New York Academy of Sciences, 496,* 569-577.
Klosterhalfen, S. & Klosterhalfen, W. (1990). Conditioned cyclosporine effects but not conditioned taste aversion in immunized rats. *Behavioral Neuroscience, 104,* 716-724.
Klosterhalfen, W. & Klosterhalfen, S. (1983). Pavlovian conditioning of immunosuppression modifies adjuvant arthritis in rats. *Behav Neurosci, 97,* 663-666.
Knapp, M.S. (1991). Rhythmicity in immunity and in factors influencing immune responses. In A.J. Husband (Ed.). *Behavior and Immunity* (pp. 109-126). Boca Raton, Ann Arbor, London: CRC Press.
Koff, W.C. & Dunegan, M.A. (1985). Modulation of macrophage - mediated tumoricidal activity by neuropeptides and neurohormones. *Journal of Immunology, 135,* 350-354.
Koller, M., Kundi, M. & Cervinka, R. (1978). Field studies of shift work at an Austrian oil refinery, I: Health and psychological wellbeing of workers who drop out of shiftwork. *Ergonomics, 21,* 835-847.
Konstantinova, I.V. (1988). Manned space flights and the immune system. *Problemy Kosmicheskoi Biologii, 59,* 104-124.
Konstantinova, I.V., Antropova, Y.N., Legen'kov, V.L. & Zazhirey, V.D. (1973). Study of reactivity of blood lymphoid cells in crew members of the Soyuz-6, Soyuz-7, and Soyuz-8 spaceships before and after flight. *Kosmichelskaia Biologii Medicine, 7,* 35-40.
Konstantinova, I.V. & Fuchs, B.B. (1991). *Soviet Medical Reviews Supplement Series..* Chur, Switzerland: Harwood.
Kopeloff, N., Kopeloff, L.M. & Raney, M.E. (1933). The nervous system and antibody production. *Psychiatric Quarterly, 7,* 84
Kornhuber, H.H. & Kornhuber, J. (1987). A neuroimmunological challenge: schizophrenia as an autoimmune disease. *Archives Italiennes Biologie, 125,* 271-272.
Kort, W.J. (1994). The effect of chronic stress on the immune response. *Advances in Neuroimmunology, 4,* 1-11.
Kotani, T., Aratke, Y. & Ishiguro, R. (1987). Influence of physical exercise on large granular lymphocytes: leu-7 bearing mononuclear cells and natural killer cell activity in peripheral blood NK cell and NK activity after exercise. *Acta Haematologica Japanica, 50,* 1210-1216.
Kronfol, Z. & House, J.D. (1984). Depression, cortisol, and immune function. *Lancet, 5,* 1026-1027.
Krueger, J.M. & Karnovsky, M.L. (1987). Sleep and the immune response. *Annals of the New York Academy of Sciences, 496,* 510-516.
Kubitz, K.A., Peavey, B.S. & Moore, B.S. (1986). The effect of daily hassles of humoral immunity: An interaction moderated by locus of control. *Biofeedback and Self Regulation, 11,* 115-123.
Kugler, J., Kalveram, K.T. & Lange, K. (1990). Acute , not chronic exposure to unpredictable noise periods affects splenic lymphocytes and plasma corticosterone in the mouse. *International Journal of Neuroscience, 51,* 233-234.
Kusnecov, A.V., Husband, A.J. & King, M.G. (1988). Behavioral conditioned suppression of mitogen - induced proliferation and immunoglobulin production: Effect of time span between conditioning and reexposure to the conditioned stimulus. *Brain Behavior and Immunity, 2,* 198-211.
Kusnecov, A.W., Husband, A.J. & King, M.G. (1990). The influence of dexamethasone on behaviorally conditioned immunomodulation and plasma corticosterone. *Brain Behavior and Immunity, 4,* 50-66.
Kusnecov, A.W., Husband, A.J., King, M.G. & Smith, R. (1989). Modulation of mitogen-induced spleen cell proliferation and the antibody-forming cell response in vivo. *Peptides, 10,* 473-479.
Landmann, R.M.A., Müller, F.B., Perini, C.H., Wesp, M., Erne, P. & Bühler, F.R. (1984). Changes in immunoregulatory cells induced by psychological and physical stress. *Clinical and Experimental Immunology, 58,* 127-135.
Lang, I., Torok, K., Gergely, P., Nekam, K., . & Petranyi, G.Y. (1981). Effects of histamin receptor blocking on human antibody - dependent cell mediated cytotoxicity. *Scandinavian Journal of Immunology, 13,* 361-366.
Laudenslager, M., Capitanio, J.P. & Reite, M. (1985). Possible effects of early separation experienceson subsequent immune function in adult macaque monkeys. *American Journal of Psychiatry, 142,* 862-864.

Laudenslager, M., Fleshner, M., Hofstadter, P., Held, P.E. & Simons, L. (1988). Suppression of specific antibody production by inescapable shock: stability under varying conditions. *Brain Behavior and Immunity, 2,* 92-101.
Laue, L., Kawai, S., Brandon, D.D., Brightwell, D., Barnes, K., Knazek, R.A., Loriaux, D.L. & Chrousos, G.P. (1988). Receptor - mediated effects of glucocorticoids on inflammation: enhancement of the inflammatory response with a glucocorticoid antagonist. *Journal of Steroid Biochemistry, 29,* 591-598.
Lawrence, J.S. (1970). Rheumatoid arthritis: Nature or nurture? *Annals of the Rheumatic Diseases, 74,* 957-960.
Lazarus, R.S. & Folkman, S. (1987). Transactional theory and research on emotions and coping. *European Journal of Personality, 1,* 141-169.
Lechin, F., Van der Dijs, B., Vitelli-Florez, G., Lechin-Baez, S., Azocar, J., Cabrera, A., Lechin, A., Jara, H., Kechin, M., Gomez, F. & Rocha, J. (1990). Psychoneuroendocrinological and immunological parameters in cancer patients: involvement of stress and depression. *Psychoneuroendocrinology, 15,* 435-451.
Lekander, M., Furst, C.J., Rotstein, S., Blomgren, H. & Fredrikson, M. (1996). Social support and immune status during and after chemotherapy for breast cancer. *Acta Oncologica, 35,* 31-37.
Lesniak, M.A., Gordon, P., Roth, J. & Gavin, J.R. (1974). Binding of 125I-human growth hormone to specific receptors in human cultured lymphocytes. *Journal of Biological Chemistry, 249,* 1661-1667.
Levey, A.B. (1984). Personality factors in human conditioning. *Activitas Nervosa Superior, 26,* 1-8.
Levy, S.M. (1985). Prognostic risk assessment in primary breast cancer by behavioral and immunological parameters. *Health Psychology, 4,* 99-113.
Levy, S.M., Herberman, R.B., Lee, J., Whiteside, T., Kirkwood, J. & McFeeley, S. (1990). Estrogen receptor concentration and social factors as predictors of natural killer cell activity in early-stage breast cancer patients. Confirmation of a model. *Natural Immunity and Cell Growth Regulation, 9,* 313-324.
Levy, S.M., Herberman, R.B., Maluish, A.M., Schlein, B. & Lippman, M. (1991). Immunological and psychosocial predictors of disease recurrence in patients with early stage breast cancer. *Behavioral Medicine, 17,* 67-75.
Levy, S.M., Herberman, R.B., Whiteside, T., Sanzo, K., Lee, J. & Kirkwood, J. (1990). Perceived social support and tumor estrogen/progesterone receptor status as predictors of natural killer cell activity in breast cancer patients. *Psychosomatic Medicine, 52,* 73-85.
Lewicki, R., Tchorzewski, H. & Majewska, E. (1988). Effect of maximal physical exercise on T-lymphocyte subpopulations and on IL-1 and IL-2 production in vitro. *International Journal of Sports Medicine, 9,* 114-117.
Lévi, F.A., Canon, C., Touitou, Y., Reinberg, A. & Mathé, G. (1988). Seasonal Modulation of the Circadian Time Structure of Circulating T and Natural Killer Lymphocyte Subsets from Healthy Subjects. *Journal of Clinical Investigation, 81,* 407-413.
Lichtenstein, L.M. & Margolis, S. (1968). Histamin release in vitro. Inhibition by catecholamines and methylxanthine. *Science, 161,* 902-903.
Liesen, H., Kleiter, K. & Mücke, S. (1989). Leucocyte and lymphocyte subpopulations in players of the German field hockey team during the preparatory training period for the Olympic Games in 1988. *Deutsche Zeitschrift für Sportmedizin, 40,* 41-52.
Linn, B.S., Linn, M.W. & Jensen, J. (1981). Anxiety and immune responsiveness. *Psychological Reports, 49,* 969-970.
Linn, M.W., Linn, B.S. & Jensen, J. (1984). Stressful events, dysphoric mood and immune responsiveness. *Psychological Reviews, 54,* 219-222.
Lipsky, P.E., Ginsburg, W.W., Finkelman, F.D. & Ziff, M. (1978). Control of human B lymphocyte responsiveness: enhanced suppressor T cell activity after in vitro incubation. *Journal of Immunology, 120,* 902-910.
Liu, Y. & Wolfe, S.A.J. (1996). Haloperidol and spiperone potentiate murine splenic B cell proliferation. *Immunopharmacology, 34,* 147-159.
Liu, Y.G. & Wang, S.Y. (1987). The enhancing effect of exercise on the production of antibody to Salmonella typhi in mice. *Immunology Letters, 14,* 117-120.

Locke, S.E., Kraus, L., Leserman, J. & Hurst, M.W. (1984). Life change stress, psychiatric symptoms, and natural killer cell activity. *Psychosomatic Medicine, 46,* 441-453.

Lotz, M., Vaughan, J.H. & Carson, D.A. (1988). Effect of neuropeptides on production of infammatory cytokines by human monocytes. *Science, 241,* 1218-1221.

Lown, B.A. & Dutka, M.E. (1987). Early handling enhances mitogen responses of splenic cells in adult C3H mice. *Brain Behavior and Immunity, 1,* 356-360.

Luborsky, L., Mintz, J., Brightman, V.J. & Katcher, A.H. (1976). Herpes simplex virus and moods: a longitudinal study. *Journal of Psychosomatic Research, 20,* 543-548.

Lukowiak, K. (1986). In vitro classical conditioning of a gill withdrawal reflex in Aplysia: neural correlates and possible neural mechanisms. *Journal of Neurobiology, 17,* 83-101.

Lurie, M.B. (1960). The reticuloendothelial system: cortisone and thyroid function: their relation to native resistance and to infection. *Annals of the New York Academy of Sciences, 88,* 83

Lysle, D.T. & Coussons Read, M.E. (1995). Mechanisms of conditioned immunomodulation. *International Journal of Immunopharmacology, 17,* 641-647.

Lysle, D.T., Cunnick, J.E., Fowler, H. & Rabin, B. (1988). Pavlovian conditioning of shock-induced suppression of lymphocyte activity: acquisition, extinction, and preexposure effects. *Life Sciences, 42,* 2185-2194.

Lysle, D.T., Cunnick, J.E. & Maslonek, K.A. (1991). Pharmacological experiment of immune alterations by a conditioned aversive stimulus: Evidence for a β-adrenergic receptor mediated Pavlovian conditioned process. *Behavioral Neuroscience, 105,* 443-449.

Lysle, D.T., Luecken, L.J. & Maslonek, K.A. (1992). Suppression of the development of adjuvant arthritis by a conditioned aversive stimulus. *Brain, Behavior and Immunity, 6,* 64-73.

Lysle, D.T., Luecken, L.J. & Maslonek, K.A. (1992). Modulation of immune status by a conditioned aversive stimulus: Evidence for the involvement of endogenous opioids. *Brain, Behavior, and Immunity, 6,* 179-188.

Lysle, D.T., Lyte, M., Fowler, H. & Rabin, B.S. (1987). Shock- induced modulation of lymphocyte reactivity: suppression, habituation, and recovery. *Life Sciences, 41,* 1805-1814.

MacKenzie, J.N. (1886). The production of "rose asthma" by an artificial rose. *American Journal Medical Sciences, 91,* 45.

MacNeil, B., Hoffman-Goetz, L. & Kendall, A. (1991). Lymphocyte proliferation responses after exercise in men: fitness, intensity and duration effects. *Journal of Applied Physiology, 70,* 179-185.

MacQueen, G., Marshall, J., Perdue, M., Siegel, S. & Bienenstock, J. (1989). Pavlovian Conditioning of Rat mucosal mast cells to secrete rat mast cell protease II. *Science, 243,* 83-85.

Maes, M. (1995). Evidence for an immune response in major depression: a review and hypothesis. *Progress in Neuropsychopharmacology and Biological Psychiatry, 19,* 11-38.

Maes, M., Bosmans, E., Suy, E., Vandervorst, C., De Jonckheere, C. & Raus, J. (1990). Immune disturbances during major depression: upregulated expression of interleukin-2 receptors. *Neuropsychobiology, 24,* 115-120.

Maes, M., Hendriks, D., Van Gastel, A., Demedts, P., Wauters, A., Neels, H., Janca, A. & Scharpe, S. (1997). Effects of psychological stress on serum immunoglobulin, complement and acute phase protein concentrations in normal volunteers. *Psychoneuroendocrinology, 22,* 397-409.

Maes, M., Meltzer, H.Y., Stevens, W., Calabrese, J. & Cosyns, P. (1994). Natural killer cell activity in major depression: relation to circulating natural killer cells, cellular indices of the immune response, and depressive phenomenology. *Progress in Neuropsychopharmacology and Biological Psychiatry, 18,* 717-730.

Maes, M., Meltzer, H.Y., Stevens, W., Cosyns, P. & Blockx, P. (1994). Multiple reciprocal relationships between in vivo cellular immunity and hypothalamic-pituitary-adrenal axis in depression. *Psychological Medicine, 24,* 167-177.

Maes, M., Stevens, W., DeClerck, L., Bridts, C., Peeters, D., Schotte, C. & Cosyns, P. (1992). Immune disorders in depression: higher T helper/T suppressor-cytotoxic cell ratio. *Acta Psychiatrica Scandinavia, 86,* 423-431.

Maestroni, G.J.M., Conti, A. & Pierpaoli, W. (1988). Role of the pineal gland in immunity. *Immunology, 63,* 465-469.

Manie, S., Konstantinova, I., Breittmayer, J., Ferrua, B. & Schaffar, L. (1991). Effects of long duration space flight on human T-lymphocyte and monocyte activity. *Aviation Space and Environmental Medicine, 65,* 1153-1158.

Manuck, S.B., Cohen, S., Rabin, B.S., Muldoon, M.F. & Bachen, E.A. (1991). Individual differences in cellular immune responses to acute psychological stress. *Psychological Sciences, 2,* 111-115.

Markovic, B.M., Dimitrijevic, M. & Jankovic, B.D. (1993). Immunomodulation by Conditioning: recent developments. *International Journal of Neuroscience, 71,* 231-249.

Marsland, A.L., Manuck, S.B., Fazzari, T.V., Stewart, C.J. & Rabin, B.S. (1995). Stability of individual differences in cellular immune responses to acute psychological stress. *Psychosomatic Medicine, 57,* 295-298.

Martin, R.A. & Dobbin, J.P. (1988). Sense of humor, hassles, and immunoglobulin A: Evidence for a stress-moderating effect of humor. *International Journal of Psychiatry in Medicine, 18,* 93-105.

Marx, J.L. (1985). The immune system "belongs in the body". *Science, 227,* 1190-1192.

Matera, L., Cesano, A., Muccioli, G. & Veglia, F. (1990). Modulatory effect of prolactin on the DNA synthesis rate and NK-activity of large granular lymphocytes. *International Journal of Neuroscience, 51,* 265-267.

Mazzeo, R.S. (1994). The influence of exercise and aging on immune function. *Medicine and Sciences in Sports and Exercise, 26,* 586-592.

McCann, S.M., Ono, N., Khorram, O., Kentroti, S. & Aguila, C. (1987). The role of brain peptides in neuroimmunomodulation. *Annals of the New York Academy of Sciences, 496,* 173-181.

McClelland, D.C., Alexander, C. & Marks, E. (1982). The need for power, stress, immune function and illness among male prisoners. *Journal of Abnormal Psychology, 91,* 61-70.

McClelland, D.C. & Krishnit, C. (1988). The effect of motivational arousal through films on salivary immunoglobulin A. *Psychology and Health, 2,* 31-52.

McClelland, D.C., Ross, G. & Patel, V. (1985). The effect of an academic examination on salivary norepinephrine and immunoglobulin levels. *Journal of Human Stress, 11,* 52-59.

McCruden, A.B. & Stimson, W.H. (1984). Androgen receptor in the human thymus. *Immunology Letters, 8,* 49-53.

McGills, J.P., Mitsuhashi, M. & Payan, D.G. (1990). Immunomodulation by tachikinin neuropeptides. *Annals of the New York Academy of Sciences, 594,* 85-94.

McGills, J.P., Park, A., Rubin-Fletter, P., Turk, C., Dallman, M.F. & Payan, D.G. (1989). Stimulation of rat B-lymphocyte proliferation by corticotropin releasing factor. *Journal of Neuroscience Research, 23,* 346-352.

McGlone, J.J., Lumpkin, E.A. & Norman, R.L. (1991). Adrenocorticotropin stimulates natural killer cell activity. *Endocrinology, 129,* 1653

McKinnon, W., Weisse, C.S., Reynolds, C.P., Bowles, C.A. & Baum, A. (1989). Chronic stress, leukocyte subpopulations, and humoral response to latent viruses. *Health Psychology, 8,* 389-402.

McMillan, R., Longmire, R. & Yelenosky, J. (1976). *Journal of Immunology, 116,* 1592-1596.

Meehan, R., Whitson, P. & Sams, C. (1993). The role of psychoneuroendocrine factors on spaceflight-induced immunological alterations. *Journal of Leukocyte Biology, 54,* 236-244.

Melmon, K.L., Bourne, H.R., Weinstein, Y., Shearer, G.M., Kram, J. & Bauminger, S. (1974). Hemolytic plaque formation by leucocytes in vitro: Control by vasoactive hormones. *Journal of Clinical Investigation, 53,* 13-21.

Melnechuk, T. (1985). Progress toward a general theory of health. *The Behavioral and Brain Sciences, 8,* 406-407.

Metal'nikov, S. & Chorine, V. (1926). Role des réflexes conditionnels dans l'imminité. *Annales de l'Institute Pasteur, 40,* 893-900.

Metalnikov, S. (1931). Role du système nerveux et des réflexes conditionnels dans l'immunité. *Ann d l'Inst Past, 46,* 137-168.

Meyer, R.J. & Haggerty, R.J. (1962). Streptococcal infections in families. factors altering individual susceptibility. *Pediatrics, 30,* 539-549.

Michaut, R.-J., Dechambre, R.-P., Doumerc, S., Lesourd, B., Devillechabrolle, A. & Moulias, R. (1981). Influence of early maternal deprivation on adult humoral immune response in mice. *Physiology and Behavior, 26,* 189-191.

Millar, D.B., Thomas, J.R., Pacheco, N.D. & Rollwagen, F.M. (1993). Natural killer cell cytotoxicity and T-cell proliferation is enhanced by avoidance behavior. *Brain, Behavior and Immunity, 7,* 144-153.

Miller, A.H., Spencer, R.L., McEwen, B.S. & Stein, M. (1993). Depression, adrenal steroids, and the immune system. *Annals of Medicine, 25,* 481-487.

Miller, L. & Hunt, J.S. (1996). Sex steroid hormones and macrophage function. *Life Sciences, 59,* 1-14.

Miller, L.E., Ludke, H.R., Peacock, J.E. & Tomar, R.H. (1991). *Manual of laboratory immunology.* Philadelphia, London: Lea & Febiger.

Miller, R.A. (1991). Aging and immune function. *International Review of Cytology, 124,* 187-215.

Mills, P.J. & Dimsdale, J.E. (1996). The effects of acute psychologic stress on cellular adhesion molecules. *Journal of Psychosomatic Research, 41,* 49-53.

Mills, P.J., Dimsdale, J.E., Nelesen, R.A. & Dillon, E. (1996). Psychologic characteristics associated with acute stressor-induced leukocyte subset redistribution. *Journal of Psychosomatic Research, 40,* 417-423.

Mills, P.J., Haeri, S.L. & Dimsdale, J.E. (1995). Temporal stability of acute stressor-induced changes in cellular immunity. *International Journal of Psychophysiology, 19,* 287-290.

Mirrakhimov, M.M., Kitayev, M.I. & Tokhtabayev, A.G. (1990). The immune status of individuals suffering from acute altitude sickness. *Kosmicheskaia Biologiia Aviakosmicheskaia Meditsina, 23,* 62-66.

Mitchell, J.B., Paquet, A.J., Pizza, F.X., Starling, R.D., Holtz, R.W. & Grandjean, P.W. (1996). The effect of moderate aerobic training on lymphocyte proliferation. *International Journal of Sports Medicine, 17,* 384-389.

Moldofsky, H. (1994). Central nervous system and peripheral immune functions and the sleep wake system. *Journal of Psychiatry and Neuroscience, 19,* 368-374.

Monjan, A.A. & Collector, M.I. (1977). Stress-induced modulation of the immune response. *Science, 196,* 307-308.

Moore, T.C. (1984). Modification of lymphocyte traffic by vasoactive neurotransmitter substances. *Immunology, 52,* 511-518.

Moore, T.C. (1992). Neurovascular immunology: a 25-year odyssey. *Annals of the New York Academy of Sciences, 650,* 30-39.

Morgan, W.P. (1979). Anxiety reduction following acute physical activity. *Psychiatry Annual, 9,* 141-147.

Morgan, W.P. (1984). Physical activity and mental health. In H.M. Eckert & H.J. Montoye (Eds.). *Exercise in Health and Disease* (pp. 36-52). Champaign, IL: Human Kinetics Publishers.

Morgan, W.P. (1985). Affective benefits of vigorous physical activity. *Medicine and Science in Sports and Exercise, 17,* 94-100.

Morikawa, K., Oseko, F. & Morikawa, S. (1994). Immunosuppressive activity of bromocriptine on human T lymphocyte function in vitro. *Clinical and Experimenta Immunology, 95,* 514-518.

Morrow Tesch, J.L., McGlone, J.J. & Norman, R.L. (1993). Consequences of restrained stress on natural killer cell activity, behavior, and hormone levels in rhesus macaques (Macaca mulatta). *Psychoneuroendocrinology, 18,* 383-395.

Morrow, G.R. & Dobkin, P.L. (1988). Anticipatory nausea and vomiting in cancer patients undergoing chemotherapy treatment: Prevalence, etiology, and behavioral interventions. *Clinical Psychology Review, 8,* 517-556.

Mouton, C., Fillion, L., Tawadros, E., Tessier, R., Morley, J.E. & Kay, N. (1989). Salivary IgA is a weak stress marker. *Behavioral Medicine, 15,* 179-185.

Moynihan, J., Koota, D., Brenner, G., Cohen, N. & Ader, R. (1989). Repeated intraperitoneal injections of saline attenuate the antibody response to a subsequent injection of antigen. *Brain Behavior and Immunity, 3,* 90-96.

Moynihan, J.A., Ader, R., Grota, L.J., Schachtman, T.R. & Cohen, N. (1990). The effects of stress on the development of immunological memory following low-dose antigen priming in mice. *Brain, Behavior and Immunity, 4,* 1-12.
Möller, G. (1993). Positive T-cell selection in the thymus. *Immunological Reviews, 135,* 5-242.
Mukherjee, P., Mastro, A.M. & Hymer, W.C. (1990). Prolactin induction of interleukin-2 receptors on rat splenic lymphocytes. *Endocrinology, 126,* 88-94.
Muller, S. & Weihe, E. (1991). Interrelation of peptidergic innervation with mast cells and ED1-positive cells in rat thymus. *Brain, Behavior and Immunity, 5,* 55-72.
Munck, A., Guyre, M. & Holbrock, N.J. (1984). Phyisological functions of glucocorticoids in stress and their relation to pharmacologic actions. *Endocrine Review, 5,* 25-44.
Munck, A. & Leung, K. (1977). Glucocorticoid receptors and mechanisms of action. In J.R. Pasqualini (Ed.). *Receptors and mechanisms of action of steroid hormones, Part II* (pp. 311-397). New York: Dekker.
Munck, A. & Naray Fejes Toth, A. (1994). Glucocorticoids and stress: permissive and suppressive actions. *Annals of the New York Academy of Sciences, 746,* 115-130.
Muscettola, M. & Grasso, G. (1990). Somatostatin and vasoactive intestinales peptide reduce interferon-gamma production by human peripheral blood mononuclear cells. *Immunobiology, 180,* 419-430.
Nakamura, K., Aoike, A., Hosokawa, T., Rokutan, K., Koyama, K., Nishi, Y., Yoshida, A. & Kawai, K. (1990). Effect of food-restriction stress on immune response in mice. *Journal of Neuroimmunology, 30,* 23-29.
Naliboff, B.D., Benton, D., Solomon, G.F., Morley, J.E., Fahey, J.L., Bloom, E.T., Makinodan, T. & Gilmore, S.L. (1991). Immunological changes in young and old adults during brief laboratory stress. *Psychosomatic Medicine, 53,* 121-132.
Naliboff, B.D., Solomon, G.F., Gilmore, S.L., Benton, D., Morley, J.E. & Fahey, J.L. (1995). The effects of the opiate antagonist naloxone on measures of cellular immunity during rest and brief psychological stress. *Journal of Psychosomatic Research, 39,* 345-359.
Nelson, R.J., Demas, G.E., Klein, S.K. & Kriegsfeld, L.J. (1995). The influence of season, photoperiod and pineal melatonin on immune function. *Journal of Pineal Research, 19,* 145-165.
Neveu, P.J., Dantzer, R. & Le Moal, M. (1986). Behavioral conditioned suppression of mitogen - induced lymphoproliferation and antibody production in mice. *Neuroscience Letters, 65,* 293-298.
Nicholls, E.E. & Spaeth, R.A. (1922). The relationship between fatique and susceptibility of guinea pigs to injection of Type I pneumococcus. *American Journal of Hygiene, 2,* 527-535.
Nielsen, H.B., Secher, N.H., Christensen, N.J. & Pedersen, B.K. (1996). Lymphocytes and NK cell activity during repeated bouts of maximal exercise. *American Journal of Physiology, 271,* R222-R227.
Nielsen, H.B., Secher, N.H., Kappel, M., Hanel, B. & Pedersen, B.K. (1996). Lymphocyte, NK and LAK cell responses to maximal exercise. *International Journal of Sports Medicine, 17,* 60-65.
Nieman, D.C. (1994). Exercise, upper respiratory tract infection, and the immune system. *Medicine and Science in Sports and Exercise, 26,* 128-139.
Nieman, D.C. (1997). Exercise immunology: practical applications. *International Journal of Sports Medicine, 18,* S91-100.
Nieman, D.C. & Henson, D.A. (1994). Role of endurance exercise in immune senescence. *Medicine and Science in Sports and Exercise, 26,* 172-181.
Nieman, D.C., Henson, D.A., Gusewitch, G., Warren, B.J., Dotson, R.C., Butterworth, D.E. & Nehlsen-Cannarella, S.L. (1993). Physical activity and immune function in elderly women. *Medicine and Science in Sports and Exercise, 25,* 823-831.
Nieman, D.C. & Nehlsen-Cannarella, S.L. (1992). Effects of endurance exercise on immune respone. In R.J. Shephard & P.O. Astrand (Eds.). *Endurance in sport* (pp. 487-504). Oxford: Blackwell Scientific.
Nieman, D.C., Nehlsen-Cannarella, S.L., Donohue, K.M. & Critton, D.B. (1991). The effects of acute moderate exercise on leucocyte and lymphocyte subpopulations. *Medicine and Science in Sports and Exercise, 23,* 578-585.
Nieman, D.C., Nehlsen-Cannarella, S.L., Markoff, P.A., Balk-Lamberton, A.J. & Yang, H. (1990). The effects of moderate exercise training on natural killer cells and acute upper respiratory tract infections. *International Journal of Sports Medicine, 11,* 467-473.

Nieman, D.C., Tan, S.A., Lee, J.W. & Berk, L.S. (1989). Complement and immuoglobulin levels in athletes and sedentary controls. *Journal of Sports Medicine, 10*, 124-128.

Nieman, D.W., Johanssen, L.M. & Lee, J.W. (1989). Infectious episodes in runners before and after a road race. *Journal of Sports Medicine and Physical Fitness, 29*, 289-296.

Nio, D.A., Moylan, R.N. & Roche, J.K. (1993). Modulation of of T lymphocyte function by neuropeptides. *Journal of Immunology, 150*, 5281-5288.

Nossal, G.J.V. (1991). B-cell selection and tolerance. *Current Opinion in Immunology, 3*, 193-198.

Nouri-Aria, K.T., Hegarty, J.E. & Alexander, G.J.M. (1982). Effect of corticosteroids on suppressor - cell activity in 'autoimmune' and viral chronic active hepatitis. *New England Journal of Medicine, 307*, 1301-1304.

Odio, M., Brodish, A. & Ricardo, M.J. (1987). Effects on immune responses by chronic stress are modulated by aging. *Brain Behavior and Immunity, 1*, 204-215.

Olson, D.P. & Bull, R.C. (1986). Antibody response in protein-energy restricted beef cows and ther cold-stressed progeny. *Canadian Journal of Veterinary Research, 50*, 410-417.

Oshida, Y., Yamanouchi, K. & Hyamizu, S. (1988). Effect of acute physical exercise on lymphocyte subpopulations in trained and untrained subjects. *International Journal of Sports Medicine, 9*, 137-140.

Ottaway, C. & Greenberg, G. (1984). Interaction of vasoactive intestinal peptide with mouse lymphocytes. Specific binding and modulation of mitogen respones. *Journal of Immunology, 132*, 417

Paavonen, T. (1994). Hormonal regulation of immune responses. *Annals of Medicine, 26*, 255-258.

Palacios, R. & Moller, G. (1981). T cell growth factor (TCGF) abrogates concanavallin A-induced suppressor cell function. *Journal of Experimental Medicine, 153*, 360-372.

Palmblad, J., Bjorn, P., Wasserman, J. & Akersted, T. (1979). Lymphocyte and granulocyte reactions during sleep deprivation. *Psychosomatic Medicine, 41*, 273-278.

Palmblad, J., Cantell, K., Strander, H., Frohberg, J., Karlsson, C., Levi, L., Gronstrom, M. & Unger, P. (1976). Stressor exposure and immunological response in man: Interferon-producing capacity and phagocytosis. *Journal of Psychosomatic Research, 20*, 193-199.

Pariante, C.M., Carpiniello, B., Rudas, N., Piludu, G. & Del Giacco, G.S. (1994). Anxious symptoms influence delayed-type hypersensitivity skin test in subjects devoid of any psychiatric morbidity. *International Journal of Neuroscience, 79*, 275-283.

Pasteur, L., Jourbet, J. & Chamberland, R. (1878). Le charbon des poules. *Compt Rend Acad Sci, 87*, 47.

Pavlidis, N. & Chirigos, M. (1980). Stress - induced impairment of macrophage tumoricidal function. *Psychosomatic Medicine, 42*, 47-54.

Peavey, B.S., Lawlis, G.F. & Goven, A. (1985). Biofeedback-assisted relaxation: effects on phagocytic capacity. *Biofeedback and Self Regulation, 10*, 33-47.

Pedersen, B.K. & Bruunsgaard, H. (1995). How physical exercise influences the establishment of infections. *Sports Medicine, 19*, 393-400.

Pedersen, B.K., Bruunsgaard, H., Klokker, M., Kappel, M., MacLean, D.A., Nielsen, H.B., Rohde, T., Ullum, H. & Zacho, M. (1997). Exercise-induced immunomodulation--possible roles of neuroendocrine and metabolic factors. *International Journal of Sports Medicine, 18*, S2-S7.

Pedersen, B.K., Tvede, N. & Klarlund, K. (1990). Indomethacin in vitro and in vivo abolishes post -exercise suppression of natural killer cell activity in peripheral blood. *International Journal of Sports Medicine, 11*, 127-131.

Pellegrini, I., Lebrun, J.J., Ali, S. & Kelley, P.A. (1992). Expression of prolactin and ist receptors in human lymphoid cells. *Mol Endocrin, 6*, 1023-1031.

Pennebaker, J.W., Kiecolt-Glaser, J.K. & Glaser, R. (1988). Disclosure of traumas and immune function: health implications for psychotherapy. *Journal of Consulting and Clinomcal Psychology, 56*, 239-245.

Perna, F.M., Schneiderman, N. & LaPerriere, A. (1997). Psychological stress, exercise and immunity. *International Journal of Sports Medicine, 18*, S78-S83.

Persoons, J.H., Schornagel, K., Breve, J., Berkenbosch, F. & Kraal, G. (1995). Acute stress affects cytokines and nitric oxide production by alveolar macrophages differently. *American Journal of Respiratory Critical Care Medicine, 152*, 619-624.

Pert, C.B., Ruff, M.R., Weber, R.J. & Herkenham, M. (1985). Neuropeptides and their receptors: A psychosomatic network. *Journal of Immunology, 135,* 820-826.
Peters, E.M. (1997). Exercise, immunology and upper respiratory tract infections. *International Journal of Sports Medicine, 18,* S69-S77.
Petersen, I., Baatrup, G., Brandslund, I., Teisner, B., Rasmussen, G.G. & Svehag, S.E. (1986). Circadian and diurnal variation of circulating immune complexes, complement-mediated solubilization, and the complement split product C3d in rheumatoid arthritis. *Scandinavian Journal of Rheumatology, 15,* 113-118.
Petry, L.J., Weems, L.B. & Livingstone, J.N. (1991). Relationship of stress, distress, and the immunologic response to a recombinant hepatitis B vaccine. *Journal of Family Practice, 32,* 481-486.
Pfaff, V.K., Smith, K.E. & Gowan, D. (1989). The effects of music-assisted relaxation on the distress of pediatric cancer patients undergoing bone marrow aspirations. *Children's Health Care, 18,* 232-236.
Pfeiffer, R. (1904). Wirkung und Art der Aktiven Substanzen der Präventiven und Antitoxischen Sera. *Zent Bakt Abt Referate, 35,* 227-250.
Pick, E. (1974). Soluble lymphocytic mediators. I. Inhibition of macrophage migration inhibitory factor production by drugs. *Immunology, 26,* 649-658.
Plaut, M. (1987). Lymphocyte hormone receptors. *Annual Reviews of Immunology, 5,* 621-669.
Plaut, M. & Lichtenstein, L.M. (1982). Histamine and immune responses. In C.R. Ganellin & M.E. Parsons (Eds.). *Pharmacology of histamine receptors* (pp. 392-435). London: Wright.
Plaut, M., Lichtenstein, L.M. & Henney, C.S. (1975). Properties of a subpopulation of T cells bearing histamine receptors. *Journal of Clinical Investigation, 55,* 856-874.
Pollock, R.E., Lotzova, E. & Stanford, S.D. (1989). Surgical stress impairment of murine natural killer cell cytotoxicity involves pre- and postbinding events. *Journal of Immunology, 143,* 3396-3403.
Prehn, R.T. & Prehn, L.M. (1989). The flip side of tumor immunity. *Archives of Surgery, 124,* 102-106.
Provinciali, M., Muzzioli, M., DiStefano, G. & Fabris, N. (1991). Recovery of spleen cell natural killer activity by thyroid hormone treatment in old mice. *Nat Immun Cell Growth Regul, 10,* 226-236.
Pyne, D.B. (1994). Regulation of neutrophil function during exercise. *Sports Medicine, 17,* 245-258.
Rabin, B.S. & Salvin, S.B. (1987). Effects of differential housing and time on immune reactivity to sheep erythrocytes and Candida. *Brain Behavior and Immunity, 1,* 267-275.
Raglin, J. & Morgan, W.P. (1985). Influence of vigorous exercise on mood state. *Behavior Therapy, 8,* 179-183.
Rasmussen, A.F., Marsh, J.T. & Brill, N.Q. (1957). Increased susceptibility to herpes simplex in mice subjected to avoidance learning stress or restraint. *Proceedings of the Society for Experimental Biology and Medicine, 96,* 183.
Ray, A., Mediratta, P.K. & Sen, P. (1992). Modulation by naltrexone of stress-induced changes in humoral immune responsiveness and gastric mucosal integrity in rats. *Physiology and Behavior, 51,* 293-296.
Raymond, L.N., Reyes, E., Tokuda, S. & Jones, B.C. (1986). Differential immune responses in two handled inbred strains of mice. *Physiology and Behavior, 37,* 295-297.
Redd, W.H. & Andrykowski, M.A. (1982). Behavioral intervention in cancer treatment: Controlling aversion reactions to chemotherapy. *Journal of Consulting and Clinical Psychology, 50,* 1018-1029.
Reitler, R. (1924). Zur Kenntnis der Immunkörperbildung im Organismus. *Zeitschrift für Immunitätsforschung, 40,* 453-468.
Reynolds, P. & Kaplan, G.A. (1990). Social connections and risk for cancer: prospective evidence from the Alameda County study. *Behavioral Medicine, 16,* 101-110.
Rhind, S., Shek, P.N. & Shepard, R.J. (1994). Differential expression of interleukin - 2 receptor alpha (p55) and beta (p70-75) chains in relation to natural killer cell subsets and aerobic fitness. *International Journal of Sports Medicine, 15,* 311-318
Ricci, A. & Amenta, F. (1994). Dopamine D5 receptors in human peripheral blood lymphocytes: a radioligand binding study. *Journal of Neuroimmunology, 53,* 1-7.
Ricci, A., Mariotta, S., Greco, S. & Bisetti, A. (1997). Expression of dopamine receptors in immune organs and circulating immune cells. *Clinical and Experimental Hypertension, 19,* 59-71.

Richardson, J.L., Landrine, H. & Marks, G. (1994). Does psychological status influence cancer patient survival ? A case still in need of evidence. In C.E. Lewis, C. O'Sullivan & J. Barraclough (Eds.). *Psychoimmunology of cancer* (pp. 228-245). Oxford, New York, Tokyo: Oxford University Press

Richman, D.P. & Arnason, B.G. (1979). Nicotinic acetylcholine receptor: evidence for a functionally distinct receptor on human lymphocytes. *Proceedings of the National Academy of Sciences, 76*, 4632-4635.

Ricken, K.H., Rieder, T. & Hauck, G. (1990). Changes in lymphocyte subpopulation after prolonged exercise. *International Journal of Sports Medicine, 11*, 132-135.

Riley, V. (1981). Psychoneuroendocrine influences on immunocompetence and neoplasia. *Science, 212*, 1100-1109.

Rincon, H.G., Solomon, G.F., Benton, D. & Rubenstein, L.Z. (1996). Exercise in frail elderly men decreases natural killer cell activity. *Aging Milano, 8*, 109-112.

Riscalla, L.M. (1983). A holistic concept of the immune system. *Journal of the American Society of Psychosomatic Dental Medicine, 30*, 97-101.

Roark, G.E. (1971). Psychosomatic factors in the epidemiology of infectious mononucleosis. *Psychosomatics, 12*, 402-411.

Roberts, J.A. (1986). Viral illness and and sports performance. *Sports Medicine, 3*, 296-303.

Rogers, M.P., Reich, P., Strom, T.B. & Carpenter, C.B. (1976). Behavioral conditioned immunosuppression: Replication of a recent study. *Psychosomatic Medicine, 38*, 447-451.

Roitt, I., Brostoff, J. & Male, D. (1985). *Immunology.* London, New York: Gower Medical Publishing.

Roitt, I.M., Brostoff, J. & Male, D. (1985). *Immunology.* Churchill Livingston, Edinburgh, London, Melbourne, NY: Gower Medical Publishing.

Rola-Pleszcynski, M., Bolduc, D. & St.Pierre. (1985). The effects of vasoactive intestinal peptide on human natural killer cell function. *Journal of Immunology, 135*, 2569.

Rosenthal, R. (1984). *Meta-analytic procedures for social research.* Newbury Park, CA: Sage.

Ross, G.D. (1986). *Immunobiology of the Complement System.* Orlando: Academic Press.

Roszman, T.L. & Brooks, W.H. (1985). Neural modulation of immune function. *Journal of Neuroimmunology, 10*, 59-69.

Russel, D.H., Matrisian, L., Kibler, R., Larson, D.F., Poulos, B. & Magun, B.E. (1984). Prolactin receptors on human lymphocytes and their modulation by cyclosporin. *Biochemical and Biophysical Research Communications, 121*, 899-906.

Russel, M., Dark, K.A., Cummins, R.W., Ellman, G., Callaway, E. & Peeke, H.V.S. (1984). Learned histamine release. *Science, 225*, 733-734.

Rutenfranz, J., Colquhoun, W.P., Knauth, P. & Gatha, J.N. (1977). Biomedical and psychological aspects of shift work. *Scand JournalWork, Environment and Health, 3*, 165-182.

Sacerdote, P., Manfredi, B., Bianchi, M. & Panerai, A.E. (1994). Intermittent but not continuous inescapable footshock stress affects immune responses and immunocyte beta-endorphin concentrations in the rat. *Brain, Behavior and Immunity, 8*, 251-260.

Sager, Y., Noraas, S., Jacobsen, S., Steuernd, O., & Aakesson, I. (1981). High affinity beta -2 - adrenergic receptors in mononuclear leucocytes: similiar density in young an old normal subjects. *Life Sciences, 29*, 1761-1771.

Sanders, V.M. & Munson, A.E. (1985). Norepinephrine and the antibody response. *Pharmacological Reviews, 37*, 229-248.

Sandi, C., Borrell, J. & Guaza, C. (1992). Behavioral factors in stress-induced immunomodulation. *Behavioral Brain Research, 48*, 95-98.

Santambrogio, L., Lipartiti, M., Bruni, A. & Dal Toso, R. (1993). Dopamine receptors on human T- and B-lymphocytes. *Journal of Neuroimmunology, 45*, 113-119.

Saxena, Q.B., Saxena, R.K. & Adler, W.H. (1982). Regulation of natural killer activity in vivo. III. Effect of hypophysectomy and growth hormone treatment on the natural killer activity of the mouse spleen cell population. *International Archives of Allergy and Applied Immunology, 67*, 169-174.

Scambia, G., Panici, P.B., Maccio, A., Castelli, P., Serri, F., Mantovani, G., Massida, B., Iacobelli, S., Del Giacco, S. & Mancuso, P. (1988). Effects of antiestrogen and progestin on immune functions in breast cancer. *Cancer, 61*, 2214-2218.

Schectman, O., Elizondo, R. & Taylor, M. (1988). Exercise augments interleukin-2 induction. *Medicine and Science in Sports and Exercise, 20,* S18
Schedlowski, M. (1994). *Stress, Hormone und zelluläre Immunfunktionen.* Heidelberg, Berlin, Oxford: Spektrum.
Schedlowski, M., Falk, A., Rohne, A., Wagner, T.O., Jacobs, R., Tewes, U. & Schmidt, R.E. (1993). Catecholamines induce alterations of distribution and activity of human natural killer (NK) cells. *Journal of Clinical Immunology, 13,* 344-351.
Schedlowski, M., Jacobs, R., Alker, J., Prohl, F., Stratmann, G., Richter, S., Hadicke, A., Wagner, T.O., Schmidt, R.E. & Tewes, U. (1993). Psychophysiological, neuroendocrine and cellular immune reactions under psychological stress. *Neuropsychobiology, 28,* 87-90.
Schedlowski, M., Tewes, U. & Schmoll, H.-J. (1994). The effects of psychological intervention on cortisol levels and leukocyte numbers in the peripheral blood of breast cancer patients. In C.E. Lewis, C. O'Sullivan & J. Barraclough (Eds.). *The psychoimmunology of cancer* (11th ed.) (pp. 336-348). Oxford, New York, Tokyo: Oxford University Press.
Schifferli, J.A., Ng, Y.C. & Peters, D.K. (1986). The role of complement and its receptor in the elimination of immune complexes. *New England Journal of Medicine, 315,* 488-495.
Schleifer, S.J., Keller, S.E., Camarino, E., Thornton, J.C. & Stein, M. (1983). Suppression of lymphocyte stimulation following bereavement. *Journal of the American Medical Association, 250,* 374-377.
Schleimer, R.P., Jacques, A., Shin, H.S., Lichtenstein, L.M. & Plaut, M. (1984). Inhibition of T-cell-mediated cytotoxicity by anti-inflammatory steroids. *Journal of Immunology, 132,* 266-271.
Schlesinger, M. & Yodfat, Y. (1991). The impact of stressful life events on natural killer cells. 2nd International Society for the Investigation of Stress Conference: Stress, immunity and AIDS (1989, Athens, Greece). *Stress Medicine, 7,* 53-60.
Schmitt, D.A., Peres, C., Sonnenfeld, G., Tkackzuk, J., Arquier, M. & Manco,G. (1995). Modifications of human immune responses after 60 days confinement. *Brain Behavior and Immunity, 9,* 70-77.
Schmitt, D.A. & Schaffar, L. (1993). European isolation and confinement study. Confinement and immune function. *Advances in Space Biology and Medicine, 3,* 229-235.
Schneiderman, N., Antoni, M., Ironson, G., Lutgendorf, S., Hurwitz, B., Klimas, N., Kumar, M., LaPerriere, A. & Fletcher, M.A. (1996). Psychoneuroimmunologie und HIV/AIDS. In M. Schedlowski & U. Tewes (Eds.). *Psychoneuroimmunologie* (pp. 577-596). Heidelberg, Berlin: Spektrum.
Schulz, R., Visintainer, P. & Williamson, G.N. (1990). Psychiatric and physical morbidity effects of caregiving. *Journal of Gerontology: Psychological Sciences, 45,* 181-190.
Scicchitano, R., Dazin, P., Bienenstock, J., Payan, D.G. & Stanisz, A.M. (1987). Distribution of somatostatin receptors on murine spleen and Peyers' patch T and B lymphocytes. *Brain Behavior and Immunity, 1,* 173-184.
Scollay, R.T. (1991). T cell subsets in thymocyte development. *Current Opinion in Immunology, 3,* 204-209.
Seaman, W.E., Blackman, M.E., Gindhart, T.D., Roubinian, J.R., Loeb, J.M. & Talal, N. (1978). β- estradiol reduces natural killer cells in mice. *Journal of Immunology, 121,* 2193-2198.
Sedlacek, H.-H. & Möröy, T. (1995). *Immune reactions.* Berlin: Springer.
Seligman, M.E.P., Maier, S.F. & Solomon, R.L. (1971). Unpredictable and uncontrollable aversive events. In F.R. Brush (Ed.). *Aversive conditioning and learning* New York: Academic Press.
Selye, H. (1936). Thymus and adrenals in the response of the organism to injuries and intoxications. *British Journal of Experimental Pathology, 17,* 234-248.
Selye, H. (1946). The general adaptation syndrome and the diseases of adaptation. *The Journal of Clinical Endocrinology, 6,* 117-231.
Sgoutas Emch, S.A., Cacioppo, J.T., Uchino, B.N., Malarkey, W., Pearl, D., Kiecolt Glaser, J.K. & Glaser, R. (1994). The effects of an acute psychological stressor on cardiovascular, endocrine, and cellular immune response: a prospective study of individuals high and low in heart rate reactivity. *Psychophysiology, 31,* 264-271.
Sharp, J.C.M. (1989). Viruses and the athlete. *British Journal of Sports Medicine, 23,* 47-48.
Shavit, Y., Lewis, J.W., Terman, G.W., Gale, R.P. & Liebeskind, J.C. (1983). Opioid peptides mediate the suppressive effect of stress on natural killer cell cytotoxicity. *Science, 223,* 188-190.

Shea, J., Clover, K. & Burton, R. (1991). Relationships between measures of acute and chronic stress and cellular immunity. *Medical Science Research, 19*, 221-222.

Shek, P.N., Sabiston, B.H., Buguet, A. & Radomski, M.W. (1995). Strenuous exercise and immunological changes: a multiple-time-point analysis of leukocyte subsets, CD4/CD8 ratio, immunoglobulin production and NK cell response. *International Journal of Sports Medicine, 16*, 466-474.

Shek, P.N., Sabiston, B.H. & Vidal, D. (1992). Immunological changes induced by exhaustive endurance exercise in conditioned athletes. *Proceedings of the International Congress on Immunology, 8*, 706

Shepard, R.J. & Shek, P.N. (1996). Impact of physical activity and sport on the immune system. *Reviews on Environmental Health, 11*, 133-147.

Shephard, R.J. (1997). Exercise and relaxation in health promotion. *Sports Medicine, 23*, 211-217.

Shephard, R.J., Rhind, S. & Shek, P.N. (1994). Exercise and the immune system. Natural killer cells, interleukins and related responses. *Sports Medicine, 18*, 340-369.

Shephard, R.J. & Shek, P.N. (1994). Potential impact of physical activity and sport on the immune system--a brief review. *British Journal of Sports Medicine, 28*, 247-255.

Shephard, R.J. & Shek, P.N. (1997). Autoimmune disorders, physical activity, and training, with particular reference to rheumatoid arthritis. *Exercise Immunology Reviews, 3*, 53-67.

Shinkai, S., Shore, S. & Shek, P.N. (1992). Acute exercise and immune function. *International Journal of Sports Medicine, 13*, 452-461.

Sieber, W.J., Rodin, J., Lason, L., Ortega, S. & Cummings, N. (1990). Modulation of human natural killer cell activity by exposure to uncontrollable stress. *Brain, Behavior and Immunity 6*, 141-156.

Sime, W.E. & Sanstead, M. (1987). Running therapy in the treatment of depression: implications for prevention. In R.F. Munoz (Ed.). *Depression Prevention* (pp. 12-138). Washington, DC: Hemisphere Publishing.

Simon, B. (1987). Sports and infection. *Physician and Sports Medicine, 15*, 135-141.

Simpson, J.R. & Hoffman Goetz, L. (1990). Exercise stress and murine natural killer cell function. *Proceedings of the Society for Experimental Biology and Medicine, 195*, 129-135.

Slauson, D.O., Walker, C., Kristensen, F., Wang, Y. & de Weck, A.L. (1984). Mechanisms of sertotonin-induced lymphocyte proliferation inhibition. *Cellular Immunology, 84*, 240-252.

Smith, E.M. & Blalock, J.E. (1981). Human lymphocyte production of corticotropin and endorphin-like substances:association with leukocyte interferon. *Proceedings of the National Academy of Sciences, 78*, 7530-7534.

Smith, E.M., Hughes, T.K., Cadet, P. & Stefano, G.B. (1992). Corticotropin-releasing factor- induced immunosuppression in human and invertebrate immunocytes. *Cellular and Molecular Neurobiology, 12*, 473

Smith, G.R. & McDaniel, S.M. (1983). Psychologically mediated effect on the delayed hypersensitivity reaction to tuberculin in humans. *Psychosomatic Medicine, 45*, 65-70.

Smith, J., Telford, R.D. & Baker, M.S. (1992). Cytokine immunoreactivity in plasma does not change after moderate endurance exercise. *Journal of Applied Physiology, 73*, 1396-1401.

Smith, J.A. & Pyne, D.B. (1997). Exercise, training, and neutrophil function. *Exercise Immunology Reviews, 3*, 96-116.

Smotherman, W.P., Hennesy, J.W. & Levine, S. (1976). Plasma corticosterone levels during recovery from LiCl produced taste averisons. *Behavioral Biology, 16*, 401-412.

Snyder, B.K., Roghmann, K.J. & Sigal, L.H. (1990). Effect of stress and other biopsychosocial factors on primary antibody response. *Journal of Adolescent Health Care, 11*, 472-479.

Snyder, D.S. & Unanue, E.R. (1982). Corticosteroids inhibit macrophage Ia expression and interleukin 1 production. *Journal of Immunology, 129*, 1803-1805.

Solomon, G.F. (1969). Stress and antibody response in rats. *International Archives of Allergy, 35*, 97-104.

Solomon, G.F. (1985). The Emerging Field of Psychoneuroimmunology. With a Special Note on Aids. *Advances,* **2**, 6-19.

Solomon, G.F. (1991). Psychological factors, exercise and immunity: Athletes, elderly persons, and AIDS patients. *International Journal of Sports Medicine, 12*, S52-S60.

Solomon, G.F. (1993). Whither Psychoneuroimmunology? A new era of immunology, of psychosomatic medicine, and of neuroscience. *Brain, Behavior, and Immunity, 7,* 352-366.
Solomon, G.F., Levine, S. & Kraft, J.K. (1968). Early experience and immunity. *Nature, 220,* 821-822.
Solomon, G.F. & Moos, R.H. (1964). Emotions, immunity, and disease. A speculative theoretical integration. *Archives of General Psychiatry, 11,* 657-674.
Solomon, G.F., Segerstrom, S.C., Grohr, P., Kemeny, M. & Fahey, J. (1997). Shaking up immunity: psychological and immunologic changes after a natural disaster [see comments]. *Psychosomatic Medicine, 59,* 114-127.
Solvason, H.B., Ghanta, V., Soong, S.-J. & Hiramoto, R.N. (1991). Interferon interaction with the CNS is required for the conditioning of the NK-cell response. *Progress in Neuroendocrineimmunology, 4,* 258-264.
Sonnenfeld, G., Measal, J., Loken, M.R., Degioanni, J., Follini, S., Galvagno, A. & Montalbini, M. (1992). Effect of isolation on interferon production and hematological parameters. *Journal of Interferon Research, 2,* 75-81.
Soppi, E., Varjo, P., Eskola, J. & Laitinen, P.A. (1982). Effect of strenous physical stress on circulating lymphocyte function before and after training. *Journal of Clinical and Laboratory Immunology, 8,* 43-46.
Spangler, G. (1997). Psychological and physiological responses during an exam and their relation to personality characteristics. *Psychoneuroendocrinology, 22,* 423-441.
Sperner-Unterweger, B., Barnas, C., Fleischhacker, W.W., Fuchs, D., Meise, U., Reibnegger, G. & Wachter, H. (1989). Is schizophrenia linked to alteration in cellular immunity?. *Schizophrenia Research, 2,* 417-421.
Spiegel, D., Kraemer, H.C., Bloom, J.R. & Gottheil, E. (1989). Effect of psychosocial treatment on survival of patients with matastatic breast cancer. *The Lancet, 14,* 888-891.
Spratt, M.L. & Denney, D.R. (1991). Immune variables, depression, and plasma cortisol over time in suddenly bereaved parents. *Journal of Neuropsychiatry and Clin Neuroscience, 3,* 299-306.
Sprenger, H., Jacobs, C. & Nain, M. (1992). Enhanced release of cytokines, interleukin-2 receptors and neopterin after long distance running. *Clinical Immunology and Immunpathology, 63,* 1188-1195.
Spurrell, M.T. & Creed, F.H. (1993). Lymphocyte response in depressed patients and subjects anticipating bereavement. *British Journal of Psychiatry, 162,* 60-64.
Stanisz, A.M., Befus, D. & Bienenstock, J. (1986). Differential effects of vasoactive intestinal peptide, substance P and somatostatin on immunoglobulin synthesis and proliferation by lymphocytes from Peyer's patches, mesenteric lymph nodes and spleen. *Journal of Immunology, 136,* 152-156.
Stein, M. (1989). Stress, depression, and the immune system. *Journal fo Clinical Psychiatry, 50,* 35-40.
Stein, M., Miller, A.H. & Trestman, R.L. (1991). Depression, the immune system, and health and illness. Findings in search of meaning. *Archives of General Psychiatry, 48,* 171-177.
Steinberg, A.D. & Steinberg, B.J. (1985). Lupus disease activity associated with the menstrual cycle. *Journal of Rheumatology, 12,* 816-817.
Steplewski, Z. & Vogel, W.H. (1986). Total leukocytes, T cell subpopulation, and natural killer (NK) cell activity in rats exposed to restraint stress. *Life Sciences, 38,* 2419-2427.
Sternberg, E.M. (1995). Neuroendocrine factors in susceptibility to inflammatory disease: focus on the hypothalamic-pituitary-adrenal axis. *Hormone Research, 43,* 159-161.
Sternberg, E.M., Hill, J.M., Chrousos, G.P., Kamilaris, T., Listwak, S.J., Gold, P.W. & Wilder, R.L. (1989). Inflammatory mediator-induced hypothalamic-pituitary-adrenal axis activation is defective in streptococcal cell wall arthritis-susceptible Lewis rats. *Proceedings of the National Academy of Sciences U S A, 86,* 2374-2378.
Sthoeger, Z.M., Chiorazzi, N. & Lahita, R.G. (1988). Regulation of the immune response by sex hormones. I. In vitro effects of estrodiol and testosteron on pokeweed mitogen induced human B cell differentiation. *Journal of Immunology, 141,* 91-98.
Stockhorst, U., Klosterhalfen, S., Klosterhalfen, W., Winkelmann, M. & Steingrueber, H.J. (1993). Anticipatory nausea in cancer patients receiving chemotherapy: classical conditioning etiology and therapeutical implications. *Integrative Physiological and Behavioral Sciences, 28,* 177-181.

Stone, A.A., Bovbjerg, D.H., Neale, J.M., Napoli, A., Valdimarsdottir, H., Cox, D., Hayden, F.G. & Gwaltney, J.M. (1992). Development of common cold symptoms following experimental rhinovirus infection is related to prior stressful life events. *Behavioral Medicine, 18*, 115-120.

Strohm, T.B., Lane, M.A. & George, K. (1981). The parallel, time dependent, bimodal change in lymphocyte cholinergic binding activity and cholinergic influence upon lymphocyte-mediated cytotoxicity after lymphocyte activation. *Journal of Immunology, 127*, 705-710.

Stutman, O. (1985). Immunological surveillance revisited. In B. Hancock & A. Ward (Eds.). *Immunological Aspects of Cancer* (pp. 217-229). San Diego: Academic Press.

Szekeres-Bartho, J., Autran, B., Debre, P., Andreu, G., Denver, L. & Chaouat, G. (1989). Immunoregulatory effects of a suppressor factor from healthy pregnant women's lymphocytes after progesterone induction. *Cellular Immunology, 122*, 281-294.

Taylor, B.J. (1979). The psychological and behavioral effects of genital herpes in women. *Dissertation Abstracts International*, 2529-2530.

Taylor, C.E. & Ross, L.L. (1989). Alteration of antibody response to pneumococcal polysaccharide type. *Brain, Behavior and Immunity, 3*, 160-170.

Taylor, G.R. (1993). Overview of spaceflight immunology studies. *Journal of Leukocyte Biology, 54*, 179-188.

Taylor, G.R. & Dardano, J.R. (1983). Human cellular immune responsiveness following space flight. *Aviation Space and Environmental Medicine, 34*, 55-59.

Taylor, G.R. & Janney, R.P. (1992). In vivo testing confirms a blunting of the hunan cell- mediated immune mechanism during spaceflight. *Journal of Leukocyte Biology, 51*, 139-132.

Temoshok, L. & Moulton, J.M. (1991). Biopsychosocial Research on HIV Disease: Perspectives from the UCSF Biopsychosocial AIDS Project. In P.M. McCabe, N. Schneiderman, T.M. Field & J.S. Skyler (Eds.). *Stress, Coping and Disease* (pp. 211-236). Hillsdale, New Jersey: Lawrence Erlbaum Associates.

Tengerdy, R.P. (1990). The role of vitamine E in immune response and disease resistance. *Annals of the New York Academy of Sciences, 587*, 24-33.

Teodoru, C.V. & Shwartzman, G. (1956). Endocrine factors in pathogenesis of experimental poliomyelitis in hamsters: role of inoculatory and environmental stress. *Proceedings of the Society for Experimental Biology and Medicine, 91*, 181

Teshima, H., Kihara, H., Sogawa, H., Irie, M. & Nakagawa, T. (1992). Disturbances in the circadian rhythm of T cell subsets in stressed mice. *Annals of the New York Academy of Sciences, 650*, 288-292.

Thomas, L. (1982). On immunosurveillance in human cancer. *Yale Journal of Biology and Medicine, 55*, 329-333.

Toennesen, E., Christensen, N.J. & Brinklov, M.M. (1987). Natural killer cell activity during cortisol and adrenaline infusion in healthy volunteers. *European Journal of Clinical Investigation, 17*, 497-503.

Tokarski, J., Wrona, D., Piskorzynska, M., Borman, A., Witkowski, J., Jurkowski, M. & Kamyczek, M. (1992). The influence of immobilization stress on natural killer cytotoxic activity in halothane susceptible and resistant pigs. *Veterinary Immunology amd Immunopathology, 31*, 371-376.

Tomasi, T.B. & Bienenstock, J. (1968). Secretory Immunoglobulins. *Advances in Immunology, 9*, 1-96.

Tomasi, T.B., Trudeau, F.B., Czerwinski, D. & Erredge, S. (1982). Immune parameters in athletes before and after strenous exercise. *Journal of Clinical Immunology, 2*, 173-178.

Tomasi, T.B., Trudeau, F.B., Czerwinski, D. & Erredge, S. (1982). Immune parameters in athletes before and after strenous exercise. *Journal of Clinical Immunology, 2*, 173-178.

Tonnesen, H. (1992). Influence of alcohol on several physiological functions and its reversibility: a surgical view. *Acta Psychiatrica Scandinavia Supplementum, 369*, 67-71.

Toth, L.A. (1995). Sleep, sleep deprivation and infectious disease: studies in animals. *Advances in Neuroimmunology, 5*, 79-92.

Totman, R., Kiff, J., Reed, S.E. & Craig, J.W. (1980). Predicting experimental colds in volunteers from different measures of recent life stress. *Journal of Psychosomatic Research, 24*, 155-163.

Totman, R., Reed, S.E. & Craig, J.W. (1977). Congnitive dissonance, stress and virus-induced common colds. *Journal of Psychosomatic Research, 21*, 55-63.

Totman, R.G. & Kiff, J. (1979). Life stress and susceptibilty to colds. In D.J. Oborne, M.M. Gruneberg & J.R. Eiser (Eds.). *Research in psychology and medicine* (pp. 141-149). New York: Academic Press.

Trinchieri, G. (1989). Biology of natural killer cells. *Advances in Immunology, 47,* 187-376.

Tulen, J., Moleman, P., Van-Steenis, H. & Boomsma, F. (1989). Characterization of stress reactions to the Stroop Color Word Test. *Pharmacology, Biochemistry and Behavior, 32,* 9-15.

Tvede, N., Pedersen, N.K. & Hansen, F.R. (1989). Effect of physical exercise on blood mononuclear cell subpopulations and in vitro proliferative response. *Scandinavian Journal of Immunology, 29,* 383-389.

Van Komen, R.W. & Redd, W.H. (1985). Personality factors associated with anticipatory nausea/vomiting in patients receiving cancer chemotherapy. *Health Psychology, 4,* 189-202.

Van Loon, G.R., Appel, N.M. & Ho, D. (1981). β- endorphin induced stimulaton of of central sympathetic outflow: β-endorphin increases plasma concentrations of epinephrine, norepinephrine, and dopamin in rats. *Endocrinology, 109,* 49-53.

Van Rood, Y.R., Bogaards, M., Goulmy, E. & van Houwelingen, H.C. (1993). The effects of stress and relaxation on the in vitro immune response in man: A meta-analytic study. *Journal of Behavioral Medicine, 16,* 163-181.

Van Tits, L.J.H., Michel, M.C., Grosse-Wilde, H., Happel, M., Eigler, F.-W., Soliman, A. & Brodde, O.-E. (1990). Catecholamines increase lymphocyte β_2-adrenergic receptors via a β_2 adrenergic spleen-dependend process. *American Journal of Physiology, 258,* 191-202.

VanderPlate, C. & Aral, S.O. (1987). Psychosocial aspects of genital herpes virus infection. *Health Psychology, 6,* 57-72.

Venjatraman, J.T. & Fernandes, G. (1997). Exercise, immunity and aging. *Aging Milano, 9,* 42-56.

Verde, T.J., Thomas, S. & Moore, R.W. (1992). Immune responses and increased training of the elite athlete. *Journal of Applied Physiology, 73,* 1494-1499.

Verde, T.J., Thomas, S. & Shepard, R.J. (1992). Potential markers of heavy training in highly trained distance runners. *British Journal of Sports Medicine, 26,* 167-175.

Vessey, S.H. (1964). Effects of grouping on levels of circulating antibodies in mice. *Proceedings of the Society of Experimental Biology and Medicine, 115,* 252-255.

Vigodchikoff, G. & Barykina, O. (1927). The conditioned reflex and the protective cellular reaction. *Journal of Experimental Biology and Medicine, 6.*

Vilcek, J. & De Maeyer, E. (1988). *Interferons and the immune system.* Amsterdam: Elsevier.

Vischer, T.L. (1976). The differential effect of cyclic AMP on lymphocyte stimulation by T- or B-cell mitogens. *Immunology, 30,* 735-739.

Waern, M.J. & Fossum, C. (1993). Effects of acute physical stress on immune competence in pigs. *American Journal of Veterinary Reserach, 54,* 596-601.

Wagnerova, M., Wagner, V., Madlo, Z., Zavazal, V., Wokounova, D., Kriz, J. & Mohyla, O. (1986). Seasonal variations in the level of immunoglobulins and serum proteins of children differing by exposure to air-borne lead. *Journal of Hygiene and Epidemiology, Microbiology and Immunology, 30,* 127-138.

Walker, R.F. & Codd, E.E. (1985). Neuroimmunomodulatory interactions of norepinephrine and serotonin. *Journal of Neuroimmunology, 10,* 41-58.

Walker, R.W. & Brochstein, J.A. (1988). Neurologic complications of immunosuppressive agents. *Neurologic Clinics, 6,* 261-278.

Wallace, C. & Keast, D. (1992). Glutamine and macrophage function. *Metabolism, 41,* 1016-1020.

Watkins, A.D. (1994). The role of alternative therapies in the treatment of allergic disease. *Clinical and Experimental Allergy, 24,* 813-825.

Wayner, E.A., Flannery, G.F. & Singer, G. (1978). Effects of taste aversion conditioning on the primary antibody response to sheep red blood cells and Brucella abortus in the albino rat. *Physiological Behavior, 21,* 995-1000.

Webster, E.L., Tracey, D.E., Jutila, M.A., Wolfe, S.A. & DeSouza, E.B. (1990). Corticotropin releasing factor receptors in mouse spleen: Identification of receptor bearing cells as resident macrophages. *Endocrinology, 127,* 440-452.

Weigent, D.A. & Blalock, J.E. (1987). Interactions between the neuroendocrine and immune systems: common hormones and receptors. *Immunological Reviews, 100,* 79-108.
Weigent, D.A. & Blalock, J.E. (1995). Associations between the neuroendocrine and immune systems. *Journal of Leukocyte Biology, 58,* 137-150.
Weinstock, C., Konig, D., Harnischmacher, R., Keul, J., Berg, A. & Northoff, H. (1997). Effect of exhaustive exercise stress on the cytokine response. *Medicine and Science in Sports and Exercise, 29,* 345-354.
Weiss, J.M., Sundar, S.K., Becker, K.J. & Cierpial, M.A. (1989). Behavioral and neural influences on cellular immune responses: effects of stress and interleukin-1. *Journal of Clinical Psychiatry, 50,* 43-53.
Weisse, C.S., Pato, C.N., McAllister, C.G., Littman, R., Breier, A., Paul, S.M. & Baum, A. (1990). Differential effects of controllable and uncontrollable acute stress on lymphocyte proliferation and leukocyte percentages in humans. *Brain, Behavior and Immunity, 4,* 339-351.
Weksler, M.E. (1983). Senescence and the immune system. *Medical Clinics of North America, 67,* 263-272.
Whitehouse, W.G., Dinges, D.F., Orne, E.C., Keller, S.E., Bates, B.L., Bauer, N.K., Morahan, P., Haupt, B.A., Carlin, M.M., Bloom, P.B., Zaugg, L. & Orne, M.T. (1996). Psychosocial and immune effects of self-hypnosis training for stress management throughout the first semester of medical school. *Psychosomatic Medicine, 58,* 249-263.
Wiedenfeld, S.A., O'Leary, A., Bandura, A., Brown, S., Levin, S. & Raska, K. (1990). Impact of perceived self-efficacy in coping with stressors on components of the immune system. *Journal of Personality and Social Psychology, 59,* 1082-1094.
Wiik, P., Opstad, P. & Boyum, A. (1985). Binding of vasoactive intestinal polypeptide by human blood monocytes: Demonstration of specific binding sites. *Regulatory Peptides, 12,* 145-153.
Wilder, R.M., Hubble, J. & Kennedy, C.E. (1971). Life change and infectious mononucleosis. *Journal of the American College Health Association, 20,* 115-119.
Wittkower, E. (1929). Über affektiv - somatische Veränderungen. II Mitteilung. Die Affektleukozytose. *Klinische Wochenschrift, 8,* 1082.
Woods, J.A. & Davis, J.M. (1994). Exercise, monocyte/macrophage function, and cancer. *Medicine and Science in Sports and Exercise, 26,* 147-156.
Worden, J.W. & Weisman, A.D. (1984). Preventive psychosocial intervention with newly diagnosed cancer patients. *General Hospital Psychiatry, 6,* 243-249.
Wybran, J., Appelboom, T., Famaey, J.P. & Govaerts, A. (1979). Suggestive evidence for morphin and methionine-enkephalin receptor - like structures on normal blood T lymphocytes. *Journal of Immunology, 123,* 1068-1070.
Yonk, L.J., Warren, R.P., Burger, R.A., Cole, P., Odell, J.D., Warren, W.L., White, E. & Singh, V.K. (1990). CD4+ helper T cell depression in autism. *Immunological Letters, 25,* 341-345.
Zachariae, R., Hansen, J.B., Andersen, M., Jinquan, T., Petersen, K.S., Simonsen, C., Zachariae, C. & Thestrup Pedersen, K. (1994). Changes in cellular immune function after immune specific guided imagery and relaxation in high and low hypnotizable healthy subjects. *Psychotherapy and Psychosomatics, 61,* 74-92.
Zachariae, R., Kristensen, J.S., Hokland, P., Ellegaard, J., Metze, E. & Hokland, M. (1990). Effect of psychological intervention in the form of relaxation and guided imagery on cellular immune function in normal healthy subjects. An overview. *Psychotherapy and Psychosomatics, 54,* 32-39.
Zakowski, S.G., McAllister, C.G., Deal, M. & Baum, A. (1992). Stress, reactivity, and immune function in healthy men. *Health Psychology, 11,* 223-232.
Zalcman, S., Richter, M. & Anisman, H. (1989). Alterations of immune functioning following exposure to stressor-related cues. *Brain, Behavior and Immunity, 3,* 99-109.
Zelazowska, E.B., Singh, A., Raybourne, R.B., Sternberg, E.M., Gold, P.W. & Deuster, P.A. (1997). Lymphocyte subpopulation expression in women: effect of exercise and circadian rhythm. *Medicine and Science in Sports and Exercise, 29,* 467-473.
Zhou, D., Kusnecov, A.W., Shurin, M.R., DePaoli, M. & Rabin, B.S. (1993). Exposure to physical and psychological stressors elevates plasma interleukin 6: relationship to the activation of hypothalamic-pituitary- adrenal axis. *Endocrinology, 133,* 2523-2530.

Zinbarg, R. & Revelle, W. (1989). Personality and conditioning: a test of four models. *Journal of Personality and Social Psychology, 57,* 301-314.

Zisook, S. (1988). Delirium. *Psychiatric Medicine, 6,* 8.

Zisook, S., Shuchter, S.R., Irwin, M., Darko, D.F., Sledge, P. & Resovsky, K. (1994). Bereavement, depression, and immune function. *Psychiatry Research, 52,* 1-10.

Zoller, M., Heumann, U., Betzler, M., Stimmel, H. & Matzku, S. (1989). Depression of nonadaptive immunity after surgical stress: influence on metastatic spread. *Invasion and Metastasis, 9,* 46-68.

Zorrilla, E.P., Redei, E. & DeRubeis, R.J. (1994). Reduced cytokine levels and T-cell function in healthy males: relation to individual differences in subclinical anxiety. *Brain, Behavior and Immunity, 8,* 293-312.

Abbildungsverzeichnis

1 Verlauf der Publikationsanzahl nach Einträgen im Index Medicus ab 1980 VII

2 "Triade" psychoneuroimmunologischer Zusammenhänge unter einem gesundheitspsychologischen Aspekt VIII

3 Mechanische und biochemische Barrieren (natürliche Resistenz) beim Menschen. 2

4 Grob vereinfachte Darstellung der Hämatopoese unterschiedlicher, immunologisch relevanter Zellen 5

5 Klassischer und alternativer Weg der Komplementaktivierung 13

6 Schematische und reduzierte Darstellung des Haupthistokompatibilitätskomplexes beim Menschen 16

7 Primäre (Knochenmark, Thymus) und sekundäre (Lymphknoten, Milz, Peyersche Plaques) lymphatische Organe 19

8 Schematische Darstellung der T-Zell-Reifung. 20

9 Schematische Darstellung des T-Zellrezeptors (TCR) 21

10 Stadien der B-Zelldifferenzierung. 22

11 Grundaufbau und Isotypen der Immunglobuline 24

12 Verlauf der primären, sekundären und tertiären Antikörperantwort. 27

13 Vereinfachte Darstellung des Ablaufs einer Immunreaktion bei Infektionen. 28

14 Die Interaktion zwischen dem Zentralnervensystem (ZNS) und dem Immunsystem (IS) als Gegenstand der Psychoneuroimmunologie. 33

15 Vereinfachte Darstellung eines Rezeptorkomplexes in der Zellmembran einer Zelle 39

16 Vereinfachte Darstellung eines intrazellulären Rezeptorkomplexes am Beispiel des Glucocorticoidrezeptors in Lymphozyten 45

17 Mechanismen der Klassischen Konditionierung der Immunreaktion in Abhängigkeit vom gewählten Paradigma 69

18 Vereinfachte Darstellung eines Modells zur "konditionierten" Immunantwort auf der Ebene peripherer Lymphozyten 71

19 Verlauf des Allgemeinen Adaptationssyndroms (AAS) nach Hans Selye 73

20 Veränderung peripherer Leukozyten als Folge verschiedener Stressoren 74

21 Thymus- und Lymphknotenatrophie bei gleichzeitiger Vergrößerung der Nebennieren im Zuge der Alarmreaktion 75

22 Mediatoren und Einflußquellen streßinduzierter Immunalterationen beim Tier. 93

Abbildungsverzeichnis

23 Vereinfachtes Modell der Hauptachsen einer streßvermittelten Veränderung von
    Immunparametern 119

24 Mittelwerte und Standardabweichungen der Konzentrationen von Se-rumimmunglobulinen vor,
    während und nach Prüfungsstreß 128

25 Zusammenfassung der multiplen Einflüsse auf immunologische Veränderungen nach
    Belastung 135

26 Mittelwert und Standardfehler der sIgA -Konzentration vor und nach einer
    10 minütigen Entspannungsphase (progressive Muskelrelaxation) an zwei Terminen
    mit 6 Wochen Abstand. 141

27 Gruppenmittelwerte und Standardabweichungen verschiedener Fragebogenmaße in
    Abhänigigkeit vom Auftreten einer Erkältung nach experimenteller Virusapplikation 153

28 Prozentuale Häufigkeiten der Infektion sowie Erkrankung nach experimenteller
    Virusexposition bei Probanden mit hohen bzw. niedrigen Werte in diversen
    Belastungsmaßen 158

29 Moderatoren und Mediatoren des Zusammenhangs zwischen Streß und Infektionskrankeiten . 159

30 Sechs Monate nach Beginn der Studie gemessene Veränderung der Anzahl und Aktivität
    der NK-Zellpopulation nach einer 6 wöchigen Intervention bei Patientinnen mit Brustkrebs .. 175

31 Mittelwerte und Standardfehler der Einschätzung, wie sehr Entspannungsübungen gemocht
    werden (auf visueller Analogskala, VAS) bei Patientinnen mit positivem vs. negativem
    (Östrogen und/oder Progeste-ron-) Tumor-Rezeptorstatus 177

32 Darstellung des möglichen Zusammenhangs zwischen körperlicher Belastung und
    Infektionsrisiko 188

Tabellenverzeichnis

1 Aufstellung der Lokalisation und Bezeichnung von Makrophagen des retikuloendothelialen Netzwerkes bzw. des mononuklearen phagozytischen Systems (neuere Bezeichnung) 7

2 Gemeinsamkeiten und Unterschiede zwischen Natürlichen Killerzellen und Granulozyten 10

3 Charakteristika und Funktionen von Komplement-Faktoren. 14

4 Komplement-Defekte und klinische Syndrome 15

5 HLA-Antigene und Erkrankungsrisiken in % 17

6 Oberflächenantigene, die bei der B-Zelldifferenzierung von Bedeutung sind. 23

7 Eigenschaften der wichtigsten Immunglobulinklassen. 25

8 Einige Beispiele von Adhäsionsmolekülen 30

9 Einige ausgewählte Beispiele von Sichtweisen über das Immunsystem unter dem Einfluß der Psychoneuroimmunologie 33

10 Einige Beispiele zum Einfluß von cAMP-Stimulation auf Immunreaktionen 40

11 Rezeptoren für Neurotransmitter auf immunkompetenten Zellen. 41

12 Rezeptoren für Neuropeptide und Peptidhormone 43

13 Rezeptoren für Steroidhormone auf immunkompetenten Zellen. 44

15 Einflüsse von Neuropeptiden und Peptidhormonen auf immunologische Parameter in vitro und in vivo 52

16 Einflüsse von Steroidhormonen auf immunologische Parameter in vitro und in vivo. 56

17 Ergebnisse aus Konditionierungsstudien 64

18 Immunologische Konsequenzen von Bewegungsrestriktion im Tiermodell 79

19 Immunologische Konsequenzen "sozialer" Stressoren im Tiermodell 80

20 Immunologische Konsequenzen von "Handling" und Transport im Tiermodell 81

21 Immunologische Konsequenzen einer Separation von Muttertieren oder der Gruppe 83

22 Immunologische Konsequenzen von Temperatureinflüssen als Stressor im Tiermodell 84

23 Immunologische Konsequenzen von Schmerz- bzw. Schreckreizen im Tiermodell 86

24 Immunologische Konsequenzen unterschiedlicher Unterbringungs-bedingungen(housing) im Tiermodell. 89

25 Immunologische Konsequenzen anderer Stressoren im Tiermodell 91

Tabellenverzeichnis

26 Zusammenfassung der Veränderungen immunologischer Parameter nach kurzfristiger Belastung im Humanbereich 99

27 Zusammenfassung der Ergebnisse aus Prüfungsstudien 102

28 Zusammenfassung immunologischer Konsequenzen nach langfristiger Belastung. 111

29 Korrelationen zwischen der Anzahl peripherer Lymphozytensubpopulationen bei einem Zeitabstand von einer Woche und einem Jahr. 115

30 Glucocorticoide supprimieren folgende Mediatoren 122

31 Versuchsanordnung einer Untersuchung zum Einfluß von Kontrollierbarkeit auf NKCA 126

32 Verkürzte Darstellung der Ergebnisse einer Metaanalyse 133

33 Interkorrelationsmatrix von Roh- und Veränderungswerten der sIgA-Konzentration vor und nach Entspannung an zwei Terminen (Abstand 6 Wochen) 142

34 Lokalisation und Art verschiedener Erreger sowie beteiligte Abwehrprozesse 144

35 Aufstellung ausgewählter viraler Erreger mit durch sie induzierten Symptomen und Erkrankungen sowie der Verfügbarkeit von Impfstoffen 145

36 Ergebnisse der schrittweisen multiplen Regression (abhängige Variable = NKCA) 169

37 Gekürzte Darstellung der Laborwerte einer Studie an Krebspatienten unterschiedlichen Stadiums (GI - GIV) sowie zugehörige Kontrollen (K). 171

38 Anzahl verstorbener und lebender Patientinnen in Abhängigkeit von der Gruppenzugehörigkeit 175

39 Veränderungen peripherer Leukozyten während und in verschiedenen Abständen nach körperlicher Belastung 187

Abkürzungsverzeichnis

5-HT	5-Hydroxytryptamin		MHC	Major histocompatibility complex
AAS	Allgemeines Adaptationssyndrom		NE	Norepinephrine (Noradrenalin)
ACTH	Adrenocorticotropes Hormon		NK	Natürliche Killerzellen
ADCC	Antibody dependend cytotoxic cell		NKCA	Natural killer cell activity
Ag	Antigen		PHA	Phytohemmaglutinin
AIDS	Aquired immune deficiency snydrome		PNI	Psychoneuroimmunologie
			Poli I:C	Polyinosin:Polycytidyl-Säure
Ak	Antikörper		POMC	Proopiomelanocortin
ANS	Autonomes Nervensystem		PWM	Poke weed mitogen
APC	Antigen-presenting cell		RAS	Relaxed affiliation syndrome
cAMP	Cyclisches Adenosinmonophosphat		s.o.	Siehe oben
			s.u.	Siehe unten
CD	Cluster of differentiation		SAD	Seasonal affective disorders
CEA	Karzino-embryonales Antigen		SLE	Systemischer Lupus erythematodes
CMV	Cytomegalievirus			
ConA	Concanavalin A		SRBC	Sheep red blood cells
CRH	Corticotropin - Releasing- Hormon		SSR	Stimulus-spezifische Reaktion
			TCR	T-Zellrezeptor
CS	Conditioned stimulus		TGF-β	Transforming growth factor
CY	Cyclophosphamid		TNF	Tumornekrosefaktor
DA	Dopamin		TRH	Thyreotropin - Releasing - Hormone
DAF	Decay acceleration factor			
DFI	Disease free intervals		UCS	Unconditioned stimulus
E	Epinephrine (Adrenalin)		VIP	Vasointestinales Peptid
EAE	Experimental allergic encephalomyelitis		z.B.	Zum Beispiel
			z.T.	Zum Teil
EBV	Epstein Barr Virus		ZNS	Zentralnervensystem
GH	Growth hormone (Wachstumshormon)			
gr.	Griechisch			
HANE	Heriditäres angioneurotisches Ödem			
HIV	Human immune virus			
HLA	Human - Leukozyten -Antigen			
HPA	Hypothalamus-Hypophysen-Nebennierenrinden			
HSV	Herpes simplex Virus			
ICAM	Intracellular adhesion molecule			
IFN	Interferon			
Ig	Immunglobulin(IgA, IgD, IgE, IgG, IgM)			
IL	Interleukin			
IPM	Inhibited power motive			
IS	Immunsystem			
ISO	Isoproterenol			
KLH	Keyhold limped hemocyanin			
LGL	Large - granular - lymphocyte			
LPS	Lipopolysaccharid			
MAC	Membrane attack complex			
MCP	Membran-Cofaktor-Protein			

Namensverzeichnis

Aarstad, 92
Ackerman. 38, 82,83
Adams, 6
Ader 37, 38, 58, 59, 61, 65, 66, 67, 80, 81, 82, 84, 87, 122, 202, 204
Adler, 53
Aguila, 57
Ahmed, 80, 124
Akersted, 112
Albright, 41
Alexander, G.J.M., 57
Alexander C., 114
Ali, 44
Allen, J., 51, 53
Allen, H.A., 176
Alper, 24
Alperina, 47, 49
Amat, 78, 87
Amenta, 41
Amiridis, 90, 92, 124
Andersen, B., 167
Anderson, C., 47
Anderson, J.L., 116, 200
Anderson, R., 200
Andrykowski, 176
Angeli, 106, 205
Anisman, 87
Ansar Ahmed, 53
Antal, 3
Antoni, 129, 160
Antropova, 112
Appel, 68
Appelboom, 44
Aral, 154
Araneo, 57
Aratke, 181
Armstrong, 70
Arnason, 41
Arnetz, 112
Arrenbrecht 44, 57
Arumugam 87, 89
Aschoff, 200
Ashbridge, 33, 34
Aune, 41
Aynaud, 66

Bachen 98, 100, 121
Bacon 181, 182
Bailey ,179
Baintner, 3
Baker, P.E., 40

Baker, K.H., 184
Ballieux 90, 92, 197
Bandura, 100, 123
Bartlett, 199
Bartrop, 112
Barykina, 36
Batuman, 90
Baum, 98, 100, 107, 112
Bayer, 78, 79, 82, 83
Becker, 49, 97, 100, 123
Beden, 79, 80
Befus, 52, 53
Behrend, 179
Beisel, 56, 179, 200
Beletskaya, 47
Ben Eliyahu 85, 124
Benschop, 120, 121
Benton, 191
Berczi, 3
Berk, 185
Berkenbosch, 86, 87
Bernton, 53
Bertoglio, 55
Bertok, 3
Besedovsky, 37, 38, 57
Betzler 90, 92
Bevilacqua, 29
Bhatena, 44
Bianchi, 85, 87
Bienenstock 44, 52, 53, 65, 102
Biondi, 107
Bisetti, 41
Bjorn, 112
Black, 176
Blalock, 33, 34, 38, 42, 43, 50, 51, 53, 83, 84
Blockx, 199
Blomgren, 63, 65, 129, 170
Bloom, 172, 182
Bluthé, 161
Bly, 82
Boas, 189
Boctor, 201
Bogaards, 134, 176
Bohus 80
Bolduc, 53
Bombara, 41
Boomsma, 97
Booth, 33, 34
Borboni, 42, 44
Borrell, 84, 87
Bost, 42, 43, 44

Bovbjerg, 59, 61, 62, 65, 170
Bowles, 107, 112
Boyce, 149
Boyum, 44
Brahmi, 182
Brain, 79, 80
Brand, 163
Brandtzaeg, 102
Bräuer, 31
Breittmayer, 104, 112
Brenner, G., 81, 82
Brenner, I.K.M, 180
Brenner, S.O., 110
Breve, 86, 87
Bridges, 200
Brightman, 154
Brill, 37
Brinklov, 48, 49
Britton, 120
Broadbent, 152
Brochstein, 199
Brodish, 87
Brooks, 53, 57, 58
Brosschot, 97, 100
Brostoff, 31
Brown, L.L, 172
Brown, M.R., 120
Brown, R, 61, 65
Bruchiel, 40
Bruni, 41
Bruunsgaard, 187
Buguet, 183
Buhl, 185
Bull, 83
Bull, 84
Bullinger, 96
Bundschuh,31
Burgio, 33
Burgio, 34
Burton, 115
Busk, 65
Buske-Kirschbaum 48, 49, 62, 62, 65
Butenandt, 44

Cadet, 50
Cadet, 53
Calabrese, 199
Calvo, 44
Camarino, 112
Cameron, 41, 49
Cannon, 179, 185
Canon, 106, 160

Capitanio, 83
Carpenter, 40, 59, 65
Carpiniello, 130
Carr, 43, 51, 57, 84, 84
Carrier, 51
Carson, 53
Carsten, 53, 57
Cassileth, 172
Cervinka, 106
Cesano, 50, 53
Challis, 63
Chamberland, 35
Chandel, 57
Chandra, 200
Chang, 42
Charmy, 201
Chason, 179
Chastenay, 57
Chatterjee, 57
Cheido, 47, 49
Chi, 96, 100
Chiappelli, 80, 124
Chikanza, 50, 53
Chiorazzi, 53, 57
Chirigos, 77, 79
Chorin, 35
Chow, 200
Christ, 192
Christensen, 48, 49, 181
Ciaccio, 57
Cierpial, 123
Claman, 55
Clarke, B.L., 42, 44
Clarke, N.G., 159
Clem, 82
Clover, 115
Codd, 47
Coe, 82, 83
Cogoli, 104, 106, 112
Cohen, N., 37, 38, 58, 59, 61, 65, 66, 67, 81, 82, 84, 87, 121, 122, 199, 200
Cohen, S., 116, 131, 156, 157, 158, 159, 160
Collector, 89, 92
Collis, 192
Colquhoun, 106
Conant, 160
Conti, 57
Cooper, E.L., 80, 124
Cooper, N.R., 12, 201
Cosyns, 199
Cousin, 101, 103

Cousins, 174
Coussons-Read, 69
Cover, , 199
Cowen, 47
Craig, 151, 152
Crary, 49
Critton, 193
Croiset, 90, 92
Cross, 49, 57, 58
Cruse, 31
Cuatrecasas, 42
Cunnick, 60, 61, 65, 69
Cupps, 55, 57, 123
Czerwinski, 180, 185

Dahlgren, , 49
Dal, Toso, 41
Danek, 44
Daniels, 108, 112
Dantzer, 59, 60, 65, 66, 161
Dardano, 103
Dardano, 112
Darko, 199
Davis, 194
Daynes, 57
Dazin, 44
De Boer, 80, 81
De Kloet, 44
De Maeyer, 11
De, Weck, 49
De Weid, 90, 92
Deal, 98, 100
Dekker, 61
Del, Rey, 38
Del, Giacco, 130
Demas, 201
Denicoff, 199
Denney, 109, 112
DePaoli, 78, 79, 87
DeProsse, 167
DeRubeis, 129
DeSouza, 44
Devi, 57
Devoino, 47, 49
Dillon, 116, 129
DiMicco, 48, 49
Dimitrijevic, 59, 71
Dimitrijevic, 71
Dimsdale, 99, 100, 115, 129
Dinges, 200
Dion, 53
DiStefano, 57
Dixon, 137

Dobbin, 101, 103, 114
Dobkin, 176
Dolan, 176
Donohue, 193
Dougherty, 36
Douglas, R.M., 147
Douglas, S.D., 200
Dower, 57
Doyle, 41, 49
Dubberley, 96, 100
Dugue, 96, 100
Dunegan, 49, 53
Dunn, 161
Dura, 107
Dutka, 88, 89
Duvallet, 181
Dykstra, 68, 69

Edgar, 57
Edgerton, 150
Edwards, A., 200
Edwards, A.J., 181, 182
Edwards, E.A., 88, 89
Edwards, G.K. 53
Eidinger, 53
Elands, 44
Elback, 181
Eliakim, , 189
Elizondo, 184
Ellsaesser, 82
Elms, 181, 182
Endresen, 100
Engel, 33
Engleman, 41
Ernst, 181
Erredge, 180, 185
Erredge, 185
Erschler, 190
Espersen, 181, 186
Esterling, 129, 160
Evans, A.S., 155, 159
Evans, D.G., 36
Evans, P.D. 150
Evans, W.J., 185
Everman, 83, 84

Fabris, 57
Fahey, J., 40, 129
Fahrenholz, 44
Faisal, 80, 124
Famaey, 44
Farrar, 50, 53

Namensverzeichnis

Fauci, 40, 49, 55, 57, 123, 174, 175
Fazzari, 99, 100
Feaster, 146
Fecho, 68
Felix, 38
Fellowes, 147
Felten, D.L., 38, 48, 49, 57
Felten, S.Y., 38, 48, 49
Fent, 199
Fernandes, 191, 192
Ferrua, 104, 112
Ferry, 90, 92, 124, 181
Ferson, 200
Fiatarone, 182, 190
Finkelman, 57
Fischer, 120
Flannery, 59, 65
Fleshner, 79, 80
Flores, 78, 79
Flower, 123
Folkman, 161
Fossum, 90, 92
Fowler, 60, 61, 65, 86, 87, 124
Fox, VIII, 163
Frank, 36
Frcka, 61
Fredrikson, 63, 65, 129, 170
Freire, Garabal, 90, 92
Friedman, 120
Friman, 179
Fuchs, B.A., 41
Fuchs, B.B. 105, 112
Fuchs, I, 146
Funch, 170
Furst, 63, 65, 129, 170
Fyhrquist, 96, 100
Gabriel, 182
Gala, 51
Gale, 68, 82, 83
Garabal, 92
Garovoy, 40
Garret, 53
Gaskin, 83, 84
Gatha, 106
Gauci, 63, 65
Gaudernack, 92
Gavin, 44
Gee, 60, 65
George, 41, 44
Gergely, 49
Ghanta, 60, 61, 65, 67, 68

Ghiasuddin, 53
Giang, 62
Gillis, 57
Gilmore, 51, 53
Ginsburg, 57
Glaser, 101, 103, 107, 110, 112, 129, 130, 139
Gleeson, 187
Gmünder, 184
Goldwater, 192
Good, 192
Goodkin, 146
Gorczynski, 57, 60, 61, 65, 66, 67
Gordon, 44
Gorman, 33, 34
Gottheil, 172
Goulmy, 134, 176
Govaerts, 44
Goven, 137
Gowan, 176
Grabstein, 57
Graham, 114, 147
Grasbeck, 96, 100
Grasso, 53
Gray, 26
Greco, 41
Green, M.L., 139
Green, R.L., 185
Greenberg, 53
Groen, 61
Grohr, 129
Grossman, 44, 53, 54, 70
Grota, 84, 87
Guaza, 84, 87
Gueldner, 191
Guerrero, 44
Gulshan, 44
Guyre, 56

Haas, , 38
Hadden, 41
Haeri, 100
Haggerty, , 37, 147
Hall, 137, 138, 142, 149
Halley, 139
Hamarman, 200
Hamilton, 6
Hansen, 181, 182
Hara, 190
Hardy, 80
Hargreaves, 78, 79
Harth, 101, 103

Hartman, 55
Hatfield, 48, 49
Hauck, 181
Hauger, 90, 92
Hayashida, 37
Hazelton, 54
Hazum, 42
Heath, , 189, 193, 199
Hegarty, 57
Heidrick, 190
Heijnen, 80, 81, 90, 92
Heinrichs, 120
Heisel, 113
Hellhammer, 48, 49, 62, 65
Hellstrand, 49
Helmsworth, 44
Hennesy, 66
Henney, 40, 49
Hennig, 49, 96, 97, 98, 100, 102, 105, 114, 123, 127, 139, 141
Henry, 89
Henson, 189
Herberman, 9, 60, 70, 167, 169
Herbert, 98, 100, 116, 131, 199
Herkenham, 33
Hermodson, 49
Hernandez, 78, 79
Hersey, 200
Herzenberg, 22
Heumann, 90, 92
Hiestand, , 51
Hinkle, 148
Hiramoto, 60, 61, 65, 67, 68
Hirsch, 159
Hiruma, 44
Hjelm, 112
Ho, 68
Hoffman, Goetz, 87, 92, 89, 90, 182, 194
Holaday, 53
Holbrock, 56, 57
Holliday, 101, 103, 110, 112, 130
Holmdahl, 53, 57
Holmes, 67, 107, 148
Hoon, 154, 156, 159
Hoon, 159
Houk, 70
House, 116, 199
Hubble, 155

Hughes, 50, 53
Hunt, 53
Hurst, 113
Husband, 51, 53, 60, 61, 63, 65, 66
Huwe, 102, 139
Hyamizu, 182
Hymer, 50

Idova, 47, 49
Ilbäck, 179
Irie, 201
Irwin, 85, 87, 89, 92, 108, 112, 119, 120, 199
Ishigami, 35
Ishiguro, 181
Israel, 185
Ito, 79, 80

Jabaaij, 62, 130
Jackson, 49, 151
Jacobs, C., 184
Jacobs, M.A., 150
Jacobs, R. 31
Jacques, 57
Jaffe, 55
Jain, 78, 79
Jamner, 116
Janeway, 8, 12, 24, 30, 31
Jankovic, 59, 71
Janney, 104, 112
Jarvis, 159, 200
Jasnoski, 139
Jemmott, 102, 103, 114, 127
Jensen, 108, 112, 114
Jessop, 82, 83
Johanssen, 180
Johnson, E.W., 42
Johnson, H.M., 50, 51, 53, 179
Joller, 184
Joller-Jemelka, 184
Jones, 82, 83
Joone, 200
Jourbet, 35
Jutila, 44

Kaesberg, 190
Kaliner, 40
Kaplan, 170, 185
Kapoor, 200
Karnovsky, 200

Kasl, 155
Kasper, 201
Katcher, 154
Katz, 40, 49
Kay, 51, 53
Keast, 181, 186
Keifer, 70
Keller, M., 37
Keller, R., 3
Keller, S.E., 85, 87, 112, 199
Kelley, 41, 44, 53, 66, 83, 84, 161
Kemeny, 109, 112, 129, 156, 160, 174
Kendall, 182
Kennedy, 57, 60, 65, 66, 155
Kenney, 57
Kent, 161
Kentroti, 57
Khan, 41
Khatib, 179
Khorram, 57
Kiecolt-Glaser, 101, 103, 107, 110, 112, 129, 130, 136, 139, 160, 201
Kiel, 179
Kiess, 44
Kiessling, 9
Kiff, 152
Kihara, 201
Kiloh, 112
Kincl, 57
Kindermann, 182
King, 51, 53, 60, 61, 63, 65, 65, 66
Kirschbaum, 48, 49, 62, 65
Kitayev, 105, 112
Klarlund, 182
Klein, E., 9
Klein, F., 89
Klein, S.K., 201
Kleiter, 185
Klosterhalfen, S., 61, 62, 65, 66
Klosterhalfen, W., 61, 62, 65, 66
Kluger, 179
Knapp, 200
Knauth, 106
Koff, 49, 53
Koller, 106
Konstantinova, 103, 104, 105, 112

Koob, 120
Koolhaas, 80, 81
Koota, 81, 82
Kopeloff, 36
Kornhuber, 199
Kort, 90, 92, 123
Kotani, 181
Kraal, 86, 87
Kraemer, 172
Kraft, 83
Kraus, 113
Krause, 185
Krawitt, 57
Kriegsfeld, 201
Krishnit, 100, 127
Kristensen, 49
Kronfol, 116, 199
Krueger, 200
Kubitz, 114
Kugler, 139
Kumar, 129, 160
Kundi, 106
Kusnecov, 51, 53, 60, 65, 66, 78, 79, 87
Kvarnes, 142, 149

Lahita, 53, 57
Landmann, 97, 100
Landrine, 163, 166
Lane, 41
Lang, 49
LaPerriere, 194
Larsen, 57
Laschefski, 49, 96, 97, 100, 123
Laudenslager, 79, 80, 82, 83, 84, 87, 125
Laue, 123
Lawlis, 137
Lawrence, 54
Lazarus, 112, 161
Laziry, 90, 92, 124
Le, Moal, 59, 60, 65
Lebrun, 44
Lechin, 78, 87, 87
Lee, 180, 185
Leeka, 146
Legen'kov, 112
Lehnert, 48, 49, 65
Leigh, 116
Lekander, 63, 65
Lekander, 129, 170
Leppanen, 96, 100

Namensverzeichnis 245

Leroux, 55
Leserman, 113
Lesniak, 44
Leung, 44
Levey, 61
Lévi, 106, 112, 160
Levine, 66, 83, 83
Levy, 167, 168, 169
Lewicki, 184
Lewis, I.W., 68, 85, 87, 124, 125
Lewis, R.E., 33
Lichtenstein, 40, 49, 57
Liebeskind, 68, 85, 124
Liesen, 185
Lind, 200
Linn, 108, 112, 114
Lipartiti, 41
Lippman, 169
Lipsky, 57
Liu, , 47, 49, 179
Livnat, 70, 80
Lobb, 82
Locke, 113
Longmire, 57
Longo, 137
Lotz, 53
Lotzova, 90, 92
Lown, 88, 89
Luborsky, 154
Luckhurst, 112
Ludke, 31
Luecken, 61, 65, 68
Lukowiak, 70
Lumpkin, 53
Lurie, 37
Lusk, 172
Lysle, 60, 61, 65, 68, 69, 85, 86, 87, 124
Lyte, 86, 87, 124

Macera, 193
MacKenzie, 61
MacNeil, 87, 89
MacNeil, 182
MacQueen, 65
Macrae, 66
Maes, 128, 199
Maestroni, 57
Magloire, 127
Maier, 79, 80, 125
Majewska, 184
Makinodan, 190

Malarkey, 107
Male, 31
Maluish, 169
Manfredi, 85, 87
Manie, 104, 112
Manuck, 99,100, 121
Margolis, 40
Mariotta, 41
Markesbery, 57, 58
Markovic, 59, 71
Marks, E., 114
Marks, G., 163, 166
Marsh, 37
Marshall, 65
Marshall, 170
Marsland, 99, 100
Martin, I., 61
Martin, R.A., 101, 103, 114
Martinin, 33, 34
Marucha, 107
Marx, 32
Maslonek, 61, 65, 68, 69
Mastro, 50
Matera, 50, 53
Mathé, 106, 160
Matzku, 90, 92
McAllister, 98, 100
McCain, 101, 103
McCann, 57
McClelland, 100, 102, 103, 114 ,127
McCruden, 44, 54
McDaniel, 63, 65
McEwen, 199
McGills, 44
McGlone, 53, 78, 79
McGlone, 79
McGrath, 41
McKinnon, 107, 112
McMillan, 57
Mediratta, 78, 79, 124
Meehan, 104
Mehl, 101, 103
Mekler, 51
Melmon, 40, 41
Melnechuk, 33, 34
Meltzer, 53, 199
Menzaghi, 120
Mercado, 107
Meredith, 185
Merler, 24
Merlo, Pich, 120
Metal'nikov, , 35

Meyer, 37, 147
Michaut, 82, 83
Middleton, 41
Miles, 36
Millar, 86, 87
Miller, A.H., 199
Miller, C., 172
Miller, D.S., 172
Miller, L., 53
Miller, L.E., 190
Miller, N.E., 85, 87
Miller, N.W., 82
Miller, R.A., 31
Mills, 98, 99, 100, 116, 129
Milton, 200
Mintz, 154
Mirrakhimov, 105, 112
Mitchell, 187
Mitsuhashi, 44
Moldofsky, 200
Moleman, 97
Moller, 184
Möller, 20
Monjan, 89, 92
Moore, 53, 114, 185, 186
Moos, 37
Morgan, 192
Morikawa, 47, 49
Morley, 51, 53, 182
Mormede, 66
Möröy, 31
Morozova, 47, 49
Morrow, Tesch, 78, 79
Morrow, 176
Morton, 181
Mota, Marquez, 96, 100
Moulton, 146
Mouton, 102, 103
Moylan, 52, 53
Moynihan, 81, 82, 84, 87
Muccioli, 50, 53
Mücke, 185
Mukherjee, 50
Muldoon, 121
Müller, 37, 57
Mumma, 137
Munck, 40, 44, 56, 122
Munson,, 48, 49
Muscettola, 53
Muzzioli, 57

Nain, 184
Nakagawa, 201

Nakamura, 90, 92
Naliboff, 97, 100, 124
Namasivayam, 57
Naray Fejes Toth, 122
Natelson, 90
Nehlsen-Cannarella, 182, 193
Nekam, 49
Nelesen, 129
Nelson, 201
Nesen, 183
Netter, 49, 97, 98, 100, 102, 105, 123, 127, 139
Neumann, G., 185
Neumann, J.K. 96, 100
Neveu, 59, 60, 65
Ng, 15
Nicholls, 179
Niederman, 155
Nielsen, 181
Nieman, 178, 180, 182, 185, 189, 190, 191, 192, 193, 195
Nilsson, 53, 57
Nio, 52, 53
Niven, 36
Norman, R.L., 53, 78, 79
Norman, M., 150
Nossal, 21
Nouri-Aria, 57

O'Dorisio, 44
O'Leary, 100, 123
Odio, 87
Olness, 138
Olson, 83, 84
Ono, 57
Opper, 96, 100
Opstad, 44
Ortaldo, 9, 60, 167
Osbourne, 83, 84
Oseko, 47, 49
Oshida, 182
Ottaway, 53
Ottenweller, 90

Paavonen, 54
Pacheco, 86, 87
Palacios, 184
Palmblad, 106, 106, 112
Panayi, 50, 53
Panerai, 85, 87
Pangburn, 57

Papas, 138
Parente, 123
Pariante, 130
Parish, 83, 84
Park, 182
Pasteur, 35
Patel, 102, 103
Patterson, 116
Pavlidis, 77, 79
Pawlow, 35
Payan, 44
Peacock, 31
Peavey, 114, 136, 137
Pedersen, 181, 182, 183, 187, 194
Pellegrini, 44
Pelser, 61
Penhale, 53
Penn, 101, 103
Pennebaker, 129
Penny, 112
Perdue, 65
Perna, 194
Persico, 123
Persoons, 87
Pert, 33
Peters, D.K., 15
Peters, E.M., 193
Petersen, B.H., 48, 49
Petersen, I., 106
Petranyi, 49
Petry, 130
Pfaff, 176
Pfeiffer, 35
Phillpotts, 152
Picard, 181
Picardi, 107
Pick, 40
Pierpaoli, 57
Piludu, 130
Pitman, 90,
Plaut, 39, 40, 41, 49, 57
Plavska, 55
Plummer, 148
Poessel, 98, 100, 127
Pollock, 90, 92
Porter, 147
Pozo, 44
Prehn, 167
Provinciali, 57
Pyne, 183

Quay, 80

Rabin, 60, 61, 65, 78, 79, 86, 87, 88, 89 ,99, 100, 121, 124, 185
Radomski, 183
Ragland, 163
Raglin, 192
Rahe, 89
Rahe, 107
Rammsayer, 49, 97, 100, 123
Raney, 36
Ranges, 41
Rapaport, 56
Rasmussen, 37
Ray, 78, 79, 124
Raymond, 82, 83
Redd, 63, 176
Redei, 129
Reed, 151, 152
Rehm, 200
Reich, 59, 65
Reinberg, 106, 160
Reite, 83
Reitler, 35
Resink, 44
Revelle, 61
Reyes, 82, 83, 179
Reynolds, C.W., 9, 167
Reynolds, C.D., 107, 112
Reynolds, P., 170
Rhind, 180, 185
Ricardo, 87
Ricci, 41
Rice, 101, 103
Richardson, 163, 166
Richman, 41
Richter, 87
Ricken, 181
Rieder, 181
Rieu, 90, 92, 124
Riley, 61
Rincon, 191
Riscalla, 32
Rishel, 146
River, 120
Rivier, 85, 87
Roark, 155
Roberts, 193
Roche, 52, 53
Rocklin, 41, 49
Rogers, 59, 65
Roghmann, 131
Roitt, 31
Rola-Pleszcynski, 53

Rollwagen, 86, 87
Rosen, 24
Rosenberg, 83
Rosenman, 163
Rosenthal, 132
Ross, 11, 77, 79, 102, 103
Roszman, 57, 58
Roth, 44
Rotstein, 63, 65, 129, 170
Rubenstein, 191
Rudas, 130
Ruff, 33
Russel, 44, 65
Russell, 159, 200
Rutenfranz, 106
Ryan, 147

Sabiston, 180, 181, 183
Sacerdote, 85, 87
Sajewski, 90
Salmon, H., 66
Salmon, J.A., 123
Salvin, 88, 89
Sams, 104
Sanders, 48, 49
Sandi, 84, 87
Sansoni, 41
Sanstead, 192
Santambrogio, 41
Sarr, 41
Sawyer, 176
Saxena, 53
Scambia, 57
Schachtman, 84, 87
Schaffar, 104, 105, 112
Schectman, 184
Schedlowski, 48, 49, 62, 95, 100, 120, 173,
Schepper, 53
Schifferli, 15
Schleifer, 85, 87, 87, 108, 112, 199
Schleimer, 57
Schlein, 169
Schlesinger, 113
Schmitt, 105, 112
Schmoll, 173
Schneeweiss, 31
Schneiderman, 129, 146, 160, 194
Schornagel, 86, 87
Schulz, 161
Schwartz, 116

Scicchitano, 44
Scollay, 21
Scott, 55
Seaman, 57
Secher, 181
Sedlacek, 30
Segal, 90, 92
Segerstrom, 129
Seligman, 125
Seljelid, 92
Selye, 36, 72, 73
Sen, 78, 79
Sen, 124
Sgoutas Emch, 100, 97, 121
Shavit, 68, 85, 85, 87, 124, 125
Shea, 115
Shek, 180, 181, 183, 185, 194, 200,
Shepard, 185, 185, 200, 180, 191, 194
Shin, 57
Shinkai, 180, 181
Ship, 154
Sholiton, 44
Shore, 180, 181
Shurin, 78, 79, 87
Shwartzman, 37
Sieber, 125, 127, 131
Siegel, 65
Sigal, 131
Silverman, 41
Sime, 192
Simon, 193
Simons, 79, 80
Simpson, 90, 92
Singer, 59, 65
Slauson, 49
Smit, 200
Smith, A.P., 156, 157, 159, 200
Smith, E.M., 33, 34, 38, 42, 43
Smith, J., 53, 183, 184
Smith, K.E., 176, 179
Smith, R., 50, 51, 53
Smith, T.L., 90, 92
Smotherman, 66
Snyder, B.K., 131
Snyder, D.S., 57
Sogawa, 201

Solomon, 37, 83, 84, 87, 89, 92, 125, 129, 146, 190, 191, 200, 203
Solvason, 60, 61, 65, 67, 68
Sonnenfeld, 104, 112
Soong, 60, 61, 65, 67, 68
Soppi, 186
Sorkin, 37, 38, 57
Spaeth, 179
Spangler, 103, 127
Spector, 60, 65
Speicher, 101, 103, 107, 110, 112, 130
Spencer, 199
Sperner-Unterweger, , 199
Spiegel, 172
Spilken, 150
Spratt, 109, 112
Sprenger, 184
St.Pierre, 53
Stam, 63
Stanford, 90, 92
Stanisz, 44, 52, 53
Stefano, 50, 53
Stein, 85, 87, 112, 199, 199
Steinberg, 54
Steingrüber, 62
Stephens, 89
Steplewski, 78, 79
Sternberg, 56, 123
Stevens, 199
Stevenson, 78, 79
Stewart, 99, 100
Sthoeger, 53, 57
Stierle, 48, 62, 65
Stimmel, 90, 92
Stimson, 44, 54
Stockhorst, 62
Stone, 153
Stout, 101, 103
Strannegard, 49
Strohm, 41
Strom, 40, 59, 65
Sturrock, , 54
Stutman, 167
Sundar, 123
Szekeres-Bartho, , 44

Talal, 53
Tan, 185
Tarkowski, 53, 57
Taylor, B.J., 155
Taylor, C.E., 77, 79,

Taylor, G.R., 103, 104, 105, 112,
Taylor, M., 184
Tchorzewski, 184
Telford, 184
Temoshok, 146
Tengerdy, 200
Teodoru, 37
Teppo, 96, 100
Terman, 68, 85, 87, 124, 125
Teshima, 201
Tewes, 173
Thomas, C.A., 57
Thomas, J.R. 86, 87
Thomas, J.E. 182
Thornton, 112
Toennesen, 48, 49
Tokarski, 78, 79
Tokhtabayev, 105, 112
Tokuda, 82, 83
Tomar, 31
Tomasi, 102, 180, 185
Tonnesen, 200
Torok, 49
Torres, 50, 51, 53
Torres, 78, 87
Tosi, 138
Toth, 200
Totman, 151, 152
Touitou, 106, 160
Tracey, 44
Trail, 57
Trask, 107
Travers, 8, 12, 30, 31
Trestman, 199
Trinchieri, 60
Trudeau, 180, 185
Tschopp, 104, 112
Tulen, 97
Tvede, 181, 182
Tyrrell, 156, 157, 159, 200

Unanue, 57
Urdal, 57

Vaitl, 105
Vale, 85, 87, 120
van, Woundenberg, 44
van, Komen, 63
van, Houwelingen, 134, 176
Van, Loon, 68

Van, Tits, 49
Van, Rood, 134, 140, 176
Van, Staden, 200
Van-Steenis, 97
VanderPlate, 154
Vaughan, 53
Veglia, 50, 53
Veldhuis, 90, 92
Venjatraman, 191
Verde, 185, 186
Veress, 3
Vessey, 87, 89
Vidal, 180, 181
Vigodchikoff, 36
Vilcek, 11
Vischer, 40
Visintainer, 161
Vogel, 78, 79

Waern, 90, 92
Wagnerova, 160
Walker, C., 49,
Walker, R.F., 49
Walker, R.W., 199
Wallace, C., 186
Wallace, J., 152
Walmann, 53
Wang, S.Y., 19
Wang, Y., 49
Wasserman, 112
Watkins, 203
Wayner, 59
Wayner, 65
Webb, 120
Weber, 33
Webster, 44
Weigent, 38, 43, 50, 53
Weihe, 57
Weill, 90, 92, 124
Weiner, H., 80, 108, 112, 124
Weiner, L.P., 51, 53
Weinstock, 184
Weisman, 176
Weiss, 85, 87, 123
Weisse, 107, 112, 125
Weksler, 190
White, 36
Whitehouse, 138
Whitson, 104
Wiedenfeld, 98
Wiedenfeld, 100, 123, 131
Wiegand, 38
Wigzell, 9

Wiik, 44
Wilder, 155
Williams, 113
Williamson, 161
Winkelmann, 62
Wittkower, 36
Wolfe, 44, 47, 49
Woods, 194
Woolley, 83, 84
Worden, 176
Wybran, 44

Yamanouchi, 182
Yelenosky, 57
Yirmiya, 85, 124
Yodfat, 113
Yonk, 199
Yunger, 53

Zachariae, 137
Zakowski, 98, 100, 121
Zalcman, 87
Zaugg, 200
Zaytoun, 40, 49
Zazhirey, 112
Zbinden, 199
Zegans, 160
Zelazowska, 192
Zhou, 78, 79, Zhou, 87
Ziegler, 116
Ziff, 57
Zinbarg, 61
Zisook, 109, 112, 199
Zoller, 90, 92
Zorrilla, 129

Sachverzeichnis

6-Hydroxydopamin, 48

Abstoßungsreaktion, 61
Acetylcholin 41, 46, 49, 50
Acyclovir, 144
Adaptabilität, 72
Adaptation, 75
Adenosintriphosphat (ATP), 39
Adenoviren, 145
Adenylatzyklase, 39
Adhärenz, 5
Adhäsionsmoleküle 30, 99
Adjuvans-Arthritis, 64
Adrenalin 36, 41, 46-49, 62, 64, 119-122, 171, 181, 183
Adrenocorticotropem Hormon (ACTH), 36, 42, 43, 52, 69, 119
Adrenorezeptor (β), 41
 -antagonisten 68, 69, 120
 -dichte 48
Aggressivität, 79, 81
Agonist, 39
AIDS 94, 110, 132, 145, 146, 185, 199
Aktivität,
 immunologische, 4, 37, 38, 47, 167, 182, 186, 201
 körperliche IX, 178, 179, 188, 192, 200
 motorische 76, 87
 neuronale 32
 soziale 152, 174
 sportliche 113, 200
Akute myeloische Anämie, 11
Akutphasenproteine, 29
Alexithymie, 113
Alkohol, 200
Allergie 63,
 Beschwerden, 63
 Reaktionen, 61
 Rhinitis, 148
 Soforttyp, 63
 Spättyp, 63

 Symptome, 61, 148
Allgemeines Adaptationssyndrom (AAS), 72, 73
 Alarmreaktion, 73
 Erschöpfungsphase, 73
 Gegenschockphase, 73
 Resistenzphase, 73
 Schockphase, 73
Alveolarmakrophagen, 7
Alzheimer, 107, 111
Amantadin, 144
Amitryptilin, 67

Amphetamin, 47
Amygdala, 119
Anaphylatoxin, 14
Androgene, 44
Angst, Ängstlichkeit 63, 76, 104, 111, 114-117, 128-131, 138, 150, 152, 156, 175, 176, 192
 -theorie, kognitive, 116
Anlehnungsbedürfnis, 114, 170
Ansteckung, 157
Antagonist, 39, 41, 47, 49, 68, 69, 78, 85, 120, 123
Antibiotika, 144
Antigen 2, 3, 8, 16-24, 26, 28, 30, 35, 37, 40, 56, 59, 61, 76, 78, 79, 82-84, 87, 89, 93, 129, 130, 138, 151-153, 159-161, 164, 179
Antigen-präsentierende Zelle (APC) 7, 21, 24, 29, 30
Antikörper, 3, 6, 10, 12, 14, 18, 22-24, 26, 35, 56, 60, 64, 68, 79, 83-85, 87, 94, 104, 107, 108, 120, 129-131, 139, 144, 149, 152, 153, 155, 157, 160
 -antwort 27, 51, 52, 77, 80, 81, 83
 -klassen 23
 konstante Region, 24
 Primärantwort, 26
 -produktion 11, 22, 26, 32, 35, 40, 51, 52, 56, 64, 78, 129, 130
 Sekundärantwort 26, 51, 78, 83, 84, 86, 87
 -titer 26, 35, 37, 84, 101, 102, 110, 130, 160, 201
 variable Region, 24
Antizipatorischen Übelkeit, 62
Apoptose, 20, 23
Appetit, 29, 144, 146, 161
Arbeitslosigkeit, 106, 111
Arzt, 131, 150, 160, 161, 168-170
Astronaut, 103-105
Athlet, 184
ATP, 39
Attributionsstil, 113, 114
Ausdauertraining, 187
Ausgangswert, 86
Autismus, 199
Autoantikörper, 108, 112
Autoimmunerkrankung, 14, 53, 54, 56, 61, 198, 203
Autonomes Nervensystem, 38
Autosuggestion, 137

B-Zelle, B-Lymphozyt, 4, 17, 19, 21-24, 29, 30, 38, 40-42, 44, 52, 59, 81, 90, 91, 98-100, 111, 112, 115, 133, 138, 181, 187, 189

Bakterien, 3, 6, 11, 63, 144, 180
Belastung, psychische, 71
Berufsstatus,155
Bestrafung,97
Beta-Blocker,69, 83
Betarezeptoren-Blocker, 78
Bewegung, 76, 84, 105, 188, 190
   -srestriktion 76-79, 104, 105
Biofeedback, 136, 142
Blutdruck, 120, 121, 140, 142, 176
Blutsenkungsgeschwindigkeit, 144
Bromocryptin, 47, 50, 52
Bronchitis, 145
Brustkrebs, 108, 168, 172, 173, 175, 176, 193
Bungee-Jumping, 96
Bursa fabricii, 22

cAMP, 39
CD3, 20, 100, 102, 115, 180, 185, 187
CD4, 20, 21, 24, 27, 29, 30, 48, 49, 56, 61, 63, 64, 77, 79-81, 97-100, 102, 104, 105, 109-112, 115, 123, 129, 131, 133, 134, 156, 171, 181, 185, 187, 194
CD57, 174
CD8, 20, 21, 29, 30, 44, 48, 56, 61, 64, 77, 79-81, 98-100, 102, 104, 107, 109, 111, 112, 115, 124, 129, 131, 133, 134, 138, 156, 171, 181, 185, 187
CEA, carcino-embryonales Antigen, 164
Chemotaxis, 7, 28, 51
Chemotherapie, 62, 64, 170, 176
Chlorpromazin, 67
Cholesterin, 106
Cimetidin, 48, 49
Cisterna magna, 67, 68
Cluster of differentiation, CD, 20
cold pressor, 96
Concanavalin A (Con A) 59, 79-84, 86, 87, 90-92, 98-100, 102, 108, 109, 112, 132, 133, 184, 201
Copingverhalten, 174
Corticotropin, 38
Corticotropin-Releasing Hormon, CRH, 42, 43, 50, 52, 85, 118-120, 122
Cortisol, 44, 50, 54-57, 75, 78, 96, 98, 101, 105, 106, 108, 109, 119, 121, 123, 131, 138, 139, 171, 173, 182, 183, 193, 200
Cortison, 37, 55, 121
   -therapie, 55
Coxsackieviren, 145
cyclisches Adenosinmonophosphat (siehe cAMP)
Cyclophosphamid (CY) 37, 58, 59, 61- 62, 64-67, 69

Cyclosporin A, 51, 61, 64
Cytomegalieviren, 107
Cytostatika, 144

Degranulation, 7
Dehydrierung, 76
Delirium, 199
Depression 67, 108, 109, 116, 129, 150, 156, 165, 172, 175, 192, 199, 201
   Symptome, 108
Desensibilisierung, 98
Desorientierung, 199
Dexamethason, 66
Diarrhö, 145
Diazepam,47
Differentialblutbild, 63
Differentielles Design, 62
Digestion, 5
Dinitrophenyl, 80
disease free intervals, DFI, 169
Diät, 195
Dominanz, 80
Dopamin, 41, 46, 47, 49, 67, 171
   -agonist, 47
   -antagonist, 67
   -rezeptoren, 41
Dualistische Theorie, 4

Effektstärke, 132-134, 139
Eigenschaft, 115, 152
Einsamkeit, 110, 112, 130
Einzeller, 144
Eiter, 7
Eliteschwimmer, 187
Emotionsinduktion, 32
Endorphin, 42, 51
   α-Endorphin, 42, 43, 51, 52
   β-Endorphin, 42, 43, 51, 52, 78, 85, 96, 119, 122, 182
   γ-Endorphin, 51
Endotoxin, 3
Enkephalin
   Leu-Enkephalin, 42, 51, 52
   Met-Enkephalin, 42, 43, 51, 52
Entspannung, 32, 58, 136-142, 162, 176, 177, 186, 198
   -sfähigkeit, 176
   -sinstruktion, 137, 140
   -sreaktion, 176
   -straining, 140, 177, 178
   -sverfahren, 136, 140, 142, 162, 173
   -sübung, 136-140, 176, 177

Entzündung, 12, 123, 194
  -shemmung, 123
  -sherd, 29, 194
  -smediatoren, 122
  -sreaktion, 41, 123, 185
Enzephalomyelitis, 37
Enzym, 39
Epstein-Barr -Virus (EBV) 102, 107, 110-112, 130, 133, 134, 145, 155, 201
Erkrankung, VII, IX, 1, 11, 14, 15, 17, 18, 26, 35, 37, 54, 56, 61, 72, 93, 94, 106, 107, 123, 143-149, 151, 152, 154-162, 170-173, 176, 178-180, 193, 197-199
  -shäufigkeit 148, 149, 154, 163
  -srisiko 18, 94, 107, 147, 149, 159, 179, 188
  -ssymptome 147, 154
  -swahrscheinlichkeit 158
Erkältungskrankheiten, 145-148, 150-154, 156, 157, 159, 195
Erythrozyten, 5
Escherichia Coli, 11
Eustreß, 131
Exanthem, 63
Experimentell erzeugte Enzephalomyelitis (EAE) 37
Extraversion, 157, 159

Fahrradergometer, 180, 184
Fahrradfahren, 186
Fallschirmsprung, 95, 96, 99, 121, 134
Feindseligkeit, 129, 150, 156
Fibroblasten, 11
Fieber, 3, 15, 29, 67, 144-146, 155, 161, 178
Film, 98
Fisch, 80
Fitness, 186
Flüssigkeitsinbalancen, 105
Fragebögen, 95, 116, 117, 128-131, 136, 149, 153, 154, 156, 157, 168, 174
Freizeitläufer, 180
Frustration, 97

Gap junction, 164
Gedächtnis, immunologisches, 18
  -reduktion, 199
Gefühle, 93, 97, 110, 114, 144, 156, 161, 172, 186, 198
Geruch, 60, 70
Geschlechtsdimorphismus, 53
Geschmacksaversion, 37, 58, 59, 66, 67, 69
  konditionierte, 66
Gesundheitserziehung, 174

Gesundung, VIII, 72, 178
Glomerulonephritis, 15
Glucocorticoide, 42, 44, 45, 47, 50, 52, 54, 55, 65, 66, 78, 91, 121-123
Glutamin, 186
Glykoprotein, 39
Gonokokken, 15
graft-vs.host- response, 59
Granula, 8
Granulozyten, 7
  basophil, 8, 9, 26, 40, 56, 103
  eosinophil, 8, 56, 103, 116, 187
  neutrophil, 8, 28, 55, 56, 74, 79, 103, 107, 137, 138, 182, 183, 187, 189, 195
  polymorphkernig, 7
Granulozytopenie, 55
Gürtelrose, 145

Haarzell-Leukämie, 11
Habituation, 86
Haloperidol, 47
Handling, 81, 87, 88
Hanks virus, 153
Hautreaktion, 63, 130, 138
Heparin, 8
Hepatitis, 17, 145
Heriditäres angioneurotisches Ödem (HANE) 15
Herpes
  -erkrankungen, 146
  genitalis 145, 154, 156
  -infektionen 11, 156
  labialis, 145, 154
  simplex, 37, 102, 107, 110-112, 130, 133, 134, 139, 145, 160, 201
  -virus, 11-12
  zoster, 145
Histamin, 8, 14, 26, 40, 41, 46, 48, 49, 64, 122
  -blocker 48, 49
Histokompatibilität, 16
  -santigene, 16
  -skomplex, 16
HIV, 4, 109, 110, 112, 138, 145, 146
HLA, 17, 18
Hochleistungssportler, 179, 185, 195
Hormone, 34, 36-38
Housing, 87, 89, 104, 147
HSV-1, siehe Herpes simplex
Human - Leukozyten - Antigen (HLA), 17
  Typen, 18
Humor, 114
Hunger, 76
Husten, 3, 147
Hypergravitation, 105, 106

Hypersensibilität, 104, 111
Hypnose, 136, 138, 139, 178
Hypochondrie, 113
Hypogravitation, 105
Hypophysen-Nebennierenrinden-Achse, 36, 88, 117, 118
Hypothalamus, 38, 42, 50, 67, 119
Hypothalamus-Schilddrüsenachse, 57
Hypoxie, 105
Hämatopoese, 4, 5

ICAM (intracellular adhesion molecule) 30
   ICAM-1, 30, 100
   ICAM-2, 30
   ICAM-3, 30
   L-Selektine, 100
IFN (Interferon), siehe Interferon
Imagery, 139
Imagination, 136-140, 142, 176
Immunglobuline, 24, 26
   IgA, 24, 60, 101, 102, 108, 139, 156, 187
   IgD, 24
   IgE, 24, 26, 156, 189
   IgG, 10, 24, 26, 60, 83, 84, 86, 99, 102, 108, 112, 133, 139, 156, 187, 189
   IgM, 22, 24, 26, 52, 60, 64, 81, 83, 84, 99, 102, 108, 112, 133, 134, 139, 187, 189
   sIgA 24, 26, 98, 100, 102, 103, 114, 116, 127, 128, 133, 134, 139-142, 144, 176
Immunglobulinsuperfamilie, 29, 30
Immunität, 3
   adaptive, 3
   angeborene, 3
   erworbene, 3
   unspezifische, 3
Immuno surveillance, 167
Immunsuppression, 37, 55, 58, 62, 63, 65-67, 81, 82, 101, 107, 165, 199
Impfreaktion, 53
Impfung, 18, 144
Infektanfälligkeit, 35, 37
Infektiöse Mononukleose, 155
Influenza, 145
Ingestion, 4, 5
inhibited power motive, 114
Innervation, 34, 38, 57
   lymphoider Organe, 57
Integrine, 29, 30
Interferenz, 97
Interferon, 10, 11, 52, 60, 67, 101, 102, 104, 106, 111, 152, 153, 184, 199
   α 11, 92
   β 11, 64, 67, 68

   γ 11, 27, 50, 52, 53, 111, 191
Interindividuelle Differenzen, 36, 46, 61-63, 84, 105, 116, 129, 143, 146, 161
Interleukin, (IL), 27
   IL-1 1, 6, 12, 14, 28, 29, 52, 53, 86, 87, 96, 99, 140, 183, 184, 186
   IL-1α 67
   IL-1β 101, 102, 107, 111, 122, 129
   IL-2 29, 40, 52, 53, 55, 57, 64, 80, 90, 92, 104, 122, 134, 184, 190, 191, 199
   IL-2 - Rezeptor, 184
   IL-3, 122
   IL-4 24, 27, 29, 55, 57, 191
   IL-5 24, 27, 122
   IL-6 24, 28, 52, 53, 78, 79, 86, 87, 96, 99, 122, 181, 184
   IL-8 28, 122
   IL-12 29
Intervention, 135
Introversion, 152, 153, 157
Inzidenz, 149, 150, 154, 158, 160, 165, 166, 195, 198
Isolation, 104, 105, 110, 111
Isoproterenol, 48, 49
Isotyp, 24, 26, 101, 128
   isotype-switching, 26, 127
   A, D, E, G und M, 24

Jahreszeiten, 201
Jogging, 186

Kadetten, 155
Kaffee, 200
Karzino-embryonales Antigen, CEA, 164
Kastration, 53
keyhold limped hemocyanin, KLH, 131
Kinderlähmung, 145
Klassischer Konditionierung, 58
Klimakammer, 96
Knochenmark, 4, 6, 7, 18-20, 22, 23
Komplement, 6, 10, 12, 14, 24, 144, 185
   -aktivierung, 12, 13
   -defekte, 15
   -faktoren, 14
   -regulierende Proteine, 13
   -rezeptoren, 13
   alternativer Weg, 11-13, 28
   klassischer Weg, 12, 15
Kondition, 191
Konditionierter Stimulus (CS), 35-37, 58, 60, 62, 68-71
Konditionierung, 32, 35, 58

Sachverzeichnis

Aquisition, 66
Aquisitionsphase, 62
Expression, 66
 klassische, 35-38, 58-61, 64-71, 92, 127, 135, 176, 198
 Testphase, 62
Konföderierter, 97
Kontakthemmung, 164
Kontrollbedürfnis, 126
Kontrollierbarkeit, 125-127, 131, 135
Kontrollüberzeugung, 115, 157
Konzentrationsschwierigkeiten, 199
Kooperationsbereitschaft, 114
Kopfrechnen, 97
Krankheit, VII, IX, 14, 46, 72, 77, 92, 94, 102, 105, 114, 131, 142, 149, 161, 172, 173, 178, 186, 197, 199, 203
 -sepisode 147, 148
 -serreger 30, 76, 187
 -sfreie Phasen 169
 -sgründe 188
 -shäufigkeit 148
 -sphase 171
 -ssymptome 161
 -sverhalten 18
 -sverlauf 72, 172, 173, 175
 -szeichen 160
 Kinder- 18
Krupp, 145
Kupffersche Sternzellen, 7

Lactoferrin 8
Lärm, 89, 91, 97, 100, 125, 126
Läsion, 57, 154
Läsionen, 57
Large - granular - lymphocytes (LGL), 9
Laufband, 193
Lebensereignisse, belastende 107, 114, 129-131, 146, 148-150, 152, 155-157, 160, 203
Lebensqualität, 174
Lebenszufriedenheit, 148
Leistungsdruck, 195
Lernen, 58, 60, 61, 125, 147
Leu-Enkephalin, 43
Leukopenie, 66
Leukozyten 6, 8, 11, 17, 30, 36, 42, 43, 55, 56, 62-64, 74, 79, 82, 96, 98-101, 103, 111, 126, 131, 134, 137, 140, 156, 157, 167, 173, 181, 186, 187, 189, 194
Leukozytose, 36, 144
Levamisol, 61, 64
LFA-1 (leucocyte function associated antigen), 30
Licht-Dunkel-Umkehr, 90

life event (siehe Lebensereignisse)
Limbisches System, 119
Lipopolysaccharid, 3, 59, 80, 82, 87, 89, 91, 107, 111, 184
Lithiumchlorid, 65
Lupus erythematodes, 15, 54
Lutealphase, 54
lymphatische Organe, 19, 21, 29, 38, 50, 57, 118
 primäre, 19
 sekundäre, 19
Lymphknoten, 7, 19, 23, 74
 -atrophie 54, 75
 -befall 9, 19, 20, 168
 -degeneration 36
 -involution 36
Lymphopenie, 19, 55, 61
Lymphozyten, 9, 14, 18, 19, 29, 30, 35, 36, 38, 41-46, 48, 49, 51-53, 55-57, 60, 61, 64, 67, 68, 71, 74, 77, 79, 81-85, 87, 91, 92, 96, 98-108, 111, 115-117, 120, 121, 123, 124, 131, 133, 136, 149, 156, 170, 180-183, 185, 187, 189-192, 194, 195, 200-202
Lymphozytose, 19, 182, 190
Lysozym, 3, 5, 8, 10

Macht, 100, 114
 -motiv, 100
 -bedürfnis- 98
Major histocompatibilty complex; MHC- 16
 -Restriktion, 20
 Antigene, 17
 Klassen 16
 MHC-I, 22
 MHC-II, 22, 29
 Moleküle, 20, 21
Makrophagen, 6, 7, 9, 14, 17, 21, 22, 24, 28, 29, 42-44, 48-50, 52, 55, 57, 77, 79, 86, 87, 92, 136, 137, 144, 146, 186, 194, 195
Malabsorptionssyndrom, 17
Masern, 145
Massage, 139
Mastzellmediatoren, 61
Melanom, 172
Melatonin, 57, 201
Membran-Cofaktor-Protein [MCP], 13
Meningitis, 145
Meningoenzephalitis, 145
Meningokokken, 15
Menstruationszyklus, 54
Met-Enkephalin, 43
Metaanalyse, 131-134, 140, 176
Metastasen, 168, 170, 172-174

Metastasierung, 164
Migration, 14
  Makrophagen,; 14
  NK-Zellen, 49, 90
  peripherer Lymphozyten, 48, 52, 55, 124, 202
  T-Zellen, 49
Mikrophagen, 7
Milz, 7, 19, 90, 91
  -zellen; 49, 52, 82-84, 87, 89, 90
  -atrophie; 90
  -zellensuspension; 68
MIR, 104
Mitogene 44, 52, 53, 59, 60, 64, 68, 80, 82, 85-87, 89, 94, 98, 106, 108, 109, 111-113, 116, 121, 125, 129, 136-138, 182, 187, 190, 191
Mitose, 56
Monokine, 10, 184
Mononukleose, 145
Monophyletische Theorie, 4
Monozyten, 5-7, 9, 18, 38, 41, 44, 52, 99, 104, 111, 116, 125, 133, 137, 156, 181, 187, 189, 194
Morbus Addison, 17
Morbus Basedow, 17
Morbus Bechterew, 17
Morphin, 51, 68, 69
Multiple Sklerose, 17, 62
Multitest CMI, 129
Mumps, 145
Muskelatrophie, 105
Muskelzuwachs, 72
Myasthenia gravis, 17
Mäuse, 9, 37, 53, 79, 80, 82, 83, 87-90, 179

N-Methylnaltrexon, 68, 70
Naldolol, 69
Naloxon, 42
Naltrexon, 68, 78, 90
Nandrolon, 54
Natürliche Killerzellen (NK-Zellen), 4, 9-11, 18, 28, 38, 44, 46, 48- 50, 60, 67, 78, 85, 87, 89, 90, 94, 97-102, 107-108, 111, 113, 115, 120-121, 124, 126, 129, 133, 138, 144, 164, 168-169, 171, 181- 183, 185, 189, 190, 192, 195
  Aktivität (NKCA), 10, 48, 49, 51, 62-64, 68, 78, 79, 85, 87, 89-92, 99-102, 104, 105, 109, 111-114, 120, 121, 126, 132, 133, 136, 137, 138, 140, 167-169, 175, 181, 182, 191-193, 201
Natürliche Resistenz 1, 2, 37

Nebennieren, 36, 55, 66, 74, 75, 88, 120, 123
Nebenwirkungen, 142
Neisserien, 15
Nervensystem, 38
  autonomes, 38, 118, 120
  sympathisches, 70
Neuropeptide, 38, 40, 42, 43, 45, 46, 50, 52, 57
Neurotizismus ,113
Neurotransmitter, 38
Neutropenie,144
Niesen 147
Noradrenalin 41, 46-48, 49, 52, 67, 118-122, 171, 181, 183
nucleus paraventricularis, 119
Null-cells, 9

Onkogene 164
Onkologie, 165
Operationsszenen, 98
Opiat(e), 42
  -antagonisten 78, 85
  endogene 51, 68, 69, 78, 85, 90, 119, 124, 182
  -rezeptorantagonisten, 68
  -rezeptoren, 42
Opsonierung, 6, 14, 24
Opsonine, 12
Optimismus, 126
Osteosarkom, 11
Östrogen 44, 54, 56, 168, 176, 177

Parotitis 145
Peptidhormone, 40, 42, 43, 50, 52
Peptidoglycan, 3
Perforin, 9
Persönlichkeit, 113, 117, 125-127, 135, 148, 153, 154, 157-159, 163, 168, 176, 177
  -sinventar, 113
Peyersche Plaques, 19
Pfeiffersches Drüsenfieber, 145
Phagozyten, 4-6, 194
Phagozytose, 4-10, 14, 22, 111, 144
Phentolamin, 83
Phobien, 98, 100, 131
Phylogenese, 4, 34
Phytohemmaglutinin (PHA) 59, 81, 82, 84, 99, 108, 114
Pilze, 144
Placebo, 135, 151, 157, 162, 203
Plasmazellen, 23, 24, 29

Plasmin, 14
Plasminogen, 14
Pneumonie, 145
Poke weed mitogen, PWM, 149
Poliomyelitis, 145
Polioviren, 145
Polyinosin:Polycytidyl-Säure (Poly I:C), 60, 64, 67, 70
polyphyletische Theorie, 4
Primärantwort, 87
Problemorientierung, 174
Progesteron, 44, 54, 56, 168, 176, 177
Progressive Muskelrelaxation, 139-141, 176
Prolaktin, 42, 43, 47, 50-52, 108
Proopiomelanocortin (POMC) 51, 119
Propranolol, 69, 78, 83, 120, 121
Properdin, 12, 14
Proteolyse, 26
Protozoen, 144
Prüfung, 40, 95, 102, 130, 132, 138
  -sbeginn, 101
  -sbelastung, 95, 101, 128
  -ssituation, 124
  -sstudien, 101, 102
  -stermin, 101
  -szeitraum, 95
Psoriasis, 17
Psychasthenie, 113
Public speaking (öffentliche Rede), 98, 99
Publikationsbias, 132
Rauchen, 147, 157, 159, 178
Raumflug, 103
Reagibilität, 94, 106, 123, 129, 150, 191, 201
Reaktionszeiten, 116
Reisetätigkeit, 195
Reiter Syndrom, 17
Relaxed affiliation syndrom, 114
Repression, 116
Repression- Sensitization, 113
Repressoren, 116
Reproduktionshormone, 53
Respirationstrakt, 3, 8, 102, 107, 148, 149, 179, 189, 193, 195
Retikuloendotheliales Netzwerk, 6, 7
Rezeptoren, 34, 38-45, 48, 57, 67, 70, 168, 169
  Hormone, 34
  Neurotransmitter 34
Rezeptorstatus, 168, 169, 176, 177
Rheumatoide Arthritis ,17
Rheumatoide Polyarthritis, 15
Rheumatoiden Arthritis , 53
Rhinitis, 148
Rhinoviren, 145, 151, 152

Rigidität, 149
Rigorosität, 149
Rotationsstreß, 61
RU 486, 123
Ruhe, 114
Röteln, 145

Saccharin, 37, 58
Sauerstoffaufnahme, 181
Saunabesuch, 186
Schafserythrozyten (SRBC) 10, 49, 51, 52, 59, 60, 64, 79-81, 83, 84, 86-89
Scheidung, 110, 112
Schilddrüsenhormone, 37, 57
Schizophrenie, 94, 199
Schlaf, 58
  -deprivation, 106, 111
  -verhalten, 126, 138, 159, 168, 200
  -Wachzyklus, 106
Schluckbeschwerden, 145
Schmerz ,79, 144
Schwangerschaft, 54
Schwerelosigkeit, 104-106
seasonal affective disorders, SAD, 201
second messanger, 40
sekretorisches Immunglobulin A (siehe auch Antikörper, sIgA),26, 98, 102, 185, 187
Selbst-Toleranz, 20
Selbstbeschreibungen, 95, 112, 116, 117, 127
Selbstdisziplin, 127
Selbstenthüllungsbereitschaft, 129
Selbsttoleranz, 34
Selektine, 29, 30
  L-Selektine, 30
  P-Selektine, 30
Self efficacy, 131
Sensitization, 116
Sensitizer, 116, 129, 150
Separation, 82
Serosamakrophagen, 7
Serotonin (5-HT) 41, 46, 47, 49, 67, 122, 171
  5-HT1a-Agonist, 49
  5-HT1a-Rezeptor, 41
  5-HT2-Rezeptor, 41
  -freisetzung, 14, 47
  -produktion, 47
  -stoffwechsel, 46
Serotyp, 146
Situationsspezifischen Reaktion (SSR), 124, 202
Somatostatin, 42, 43, 51, 53
Soziale Unterstützung (social support), 130, 154, 159, 163, 168-169, 170
Space-Shuttle, 103

Spasmen, 145
Speichel, 3, 26, 102, 114, 116, 139, 140, 176, 187
-fluß 114
Spiperon, 47
Sport, 178, 179, 186, 193-195
Stammzelle, 4
Steroidhormone, 40, 44, 53, 56
Stimulusspezifität, 88
Strahlung, radioaktive, 104, 111, 164
Strain, 95
Streptokokken, 37, 77, 123, 147
Streptococcus pneumonia, 79
Stressbewältigung, 174
Stressor, 36
  Immobilisation, 36, 83, 84, 97, 99, 127, 201
  Kälte, 36
  Wärme, 36
  Intensität, 93
  Qualität, 93
Streß, 36, 37, 54, 56, 58, 61, 69-72, 75-78, 84, 85, 90, 94, 97, 101, 102, 117-120, 126-128, 130-132, 134, 135, 149-152, 154, 156-163, 165, 167, 169, 178, 180, 197, 198
  "morphin-assoziierter", 69
  -ansprechbarkeit, 127
  -applikation, 76, 78, 90, 126
  -belastung, 136, 149
  -bewältigung, 194, 200
  -effekte, 78, 84
  -einflüsse, 85, 94, 95
  emotionaler, 97
  -erleben, 111, 116, 131, 162, 200
  -exposition, 85, 95, 124, 126, 134
  -forschung, 38, 118, 194, 200
  -geschehen, 42, 121, 122, 128
  -indikatoren, 152
  -induktion, 76
  mentaler, 97
  -modell, 72
  non-opioider, 124
  psychischer, 99
  -reaktion, 63-65, 127, 194
    antizipatorische, 63
  -theorien, 72
Streßverarbeitungsverhalten, 162
Stromstöße, 60, 64, 80, 90
Stroop-Test, 97
Störbarkeit, 97
Submissivität, 80
Substanz P, 44, 52, 53, 119, 122
Sympathektomie, 48
Sympathikus, 118

Sympathischen Nervensystems, 57

T- Zell(en), 4, 11, 19-20, 21, 23, 24, 29, 30, 38, 41, 42, 44, 48, 49, 59, 62, 85, 87, 90, 91, 99, 100, 111, 112, 115, 133, 138, 180, 181, 186, 187, 189, 190, 201
  -rezeptor 20, 21
  -Suppressorzellen (siehe auch CD8), 20, 21, 43, 44, 49, 54, 56, 115, 167, 189
  -Helferzellen (siehe auch CD4), 14, 20, 22, 24, 27, 29, 48, 49, 115, 180, 189
  inflamatorische CD4+ -Zellen, 22
  zytotoxische (siehe auch CD8), 20, 29, 41, 44, 48, 49, 115, 138, 144, 156
Tachistoskop, 116
Tamoxifen, 168
Temperatur, 76, 83, 84, 89, 96, 137, 138, 152, 157, 179, 184, 195
Territorialverhalten, 79
Testosteron, 44, 53, 54, 56
TGF-β, (transforming growth factor) 27
Third-Population-Cells, 9
Three - Mile - Island (TMI), 106
Thromboxan B2, 14
Thrombozyt, 5, 8, 14, 20, 47, 171
  Faktor III, 14
Thymozyten, 20
Thymus, 9, 19, 20, 74, 75
  -abhängige Antigene, 24, 78, 87
  -atrophie, 54, 75, 90
  -degeneration, 36
  -involution 36
Thyreotropin - Releasing - Hormone (TRH), 57
TNF (siehe Tumornekrosefaktor)
Tollwut, 145
Trainingsgrad, 186
Transplantat, 30, 78
  -abstoßung 16, 30, 51, 56, 59, 87
  -akzeptanz 54
  -allogene 9
  -empfänger 51
Transport, 81
  -einflüsse 81
Trennung / Separation, 82, 83, 88, 167
Treppensteigen, 182
Tuberkelbakterien, 63
Tuberkulin, 63
Tuberkulose, 35, 146
Tumor, 6, 163-165, 167-169, 172, 174, 177, 190, 194
  -entstehung, 163
  -erkrankung, 72, 163, 165-167, 170, 172, 176, 195

Sachverzeichnis

-gewebe, 164, 169, 194
-größe, 168
-marker, 164
-patienten, 167, 173
-wachstum, 61, 64, 91, 192, 194
-zellen, 9, 61, 164
-zellyse, 32
Tumornekrosefaktor (TNF), 16, 28, 122, 184
α, 28, 52, 53, 184
β, 29
Tyrosinphosphatase, 23

Ultramarathonlauf, 179
Umgebungstemperatur, 83
Unkonditionierter Stimulus (UCS), 35, 37, 58, 60-64, 68-71
Unspezifische Abwehrmechanismen, 3
Übelkeit, antizipatorische 62, 63
Überbelastung, 191

Varizella Zoster, 145
Vasoaktive Intestinale Peptid (VIP), 42, 44, 52, 53
Vasopressin, 42, 43, 50, 52
Venipunktion, 98
Verlusterlebnis, 103, 110
Vermeidungslernen, passives 92
Viren, 11, 22, 23, 101, 107, 110, 129, 144, 145, 151, 152, 154, 156, 157, 164, 179
-applikation, 152
-inhibition, 14
-grippe, 145
infektionen, 4, 9, 146, 154, 156
Vulnerabilität, 36, 56, 76, 122, 178-180

Wachstumshormon, 37, 42, 43, 50, 51, 108, 119
Weltraum, 104
Wettbewerbshaltung, 180
Wettkampfsituationen, 195
Wettkämpfe, 195
Windpocken, 145
Wohlbefinden, 186
Würmer, 144

Yoked - control 86, 125

Zellyse 14, 29, 32, 55

Zentralnervensystem (ZNS) 27, 30, 32-35, 37, 38, 42, 43, 47, 57, 67, 68, 70, 92, 135, 161, 163, 173, 194, 197-199

Zigaretten, 200
Zilien, 3
Zwei-Flaschen-Paradigmas, 66
Zwillinge, eineiige 16
Zytokine, 10, 24, 27-29, 51, 55, 67, 94, 96, 122, 140, 184, 185, 199
-freisetzung, 52
-produktion, 56, 111
Zytomegalieviren, 145
Zytoplasma, 144
Zöliakie, 17

Medizinische Psychologie

Uwe Koch / Jürgen Neuser (Hrsg.)
Transplantationsmedizin aus psychologischer Perspektive
(Jahrbuch der Medizinischen Psychologie, Band 13)
1997, 222 Seiten, DM 79,–/sFr. 69,–/öS 577,–
ISBN 3-8017-0692-3

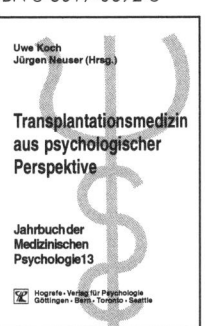

Die Transplantationsmedizin stellt eine der bedeutsamsten medizinischen Entwicklungen der letzten Jahre dar. Das Buch beschäftigt sich mit den psychologischen Problemen, die bei Organtransplantationen häufig anzutreffen sind. Es stellt den Stand der Diskussion zu den ethischen Voraussetzungen der Transplantationsmedizin vor, beschäftigt sich mit den Problemen beteiligter Personengruppen und gibt Ratschläge für die psychologische Arbeit im Umfeld der Transplantationsmedizin.

Bernhard Strauß / Jürgen Bengel (Hrsg.)
Forschungsmethoden in der Medizinischen Psychologie
(Jahrbuch der Medizinischen Psychologie, Band 14)
1998, 314 Seiten, DM 89,–/sFr. 77,–/öS 650,–
ISBN 3-8017-0762-8

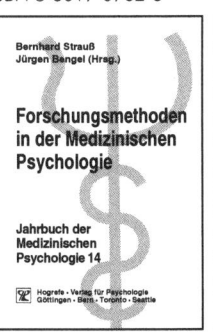

Der Band befaßt sich mit spezifischen Forschungsmethoden und -strategien im Bereich der medizinischen und klinischen Psychologie sowie Psychosomatik. Er bietet den Lesern konkrete Hilfestellungen bei der Anwendung statistischer Methoden und Anregungen für die Organisation von Forschungsvorhaben. Das Buch stellt eine reichhaltige Quelle an Informationen und Anregungen für alle dar, die in dem weiten Feld der medizinischen Psychologie wissenschaftlich arbeiten.

Hogrefe - Verlag
Rohnsweg 25, 37085 Göttingen • http://www.hogrefe.de

Klinische Psychologie

Manfred Ruoß
Psychologie des Schmerzes
Chronische Schmerzen in kognitionspsychologischer Perspektive
1998, 178 Seiten, DM 49,80 / sFr. 44,80
öS 364,– • ISBN 3-8017-1178-1

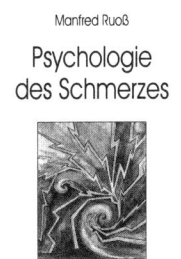

Das Buch beschäftigt sich mit der Bedeutung von Kognitionen für die Entstehung und Aufrechterhaltung chronischer Schmerzen sowie mit den daraus resultierenden Konsequenzen für die Therapie. Besondere Aufmerksamkeit wird präattentiven, unkontrollierten und unbewußten Vorgängen der Informationsverarbeitung gewidmet. Die Entstehung chronischen Schmerzleidens wird als Ergebnis persönlicher Informationsverarbeitungs- und Erkenntnisprozesse erklärt. Kognitiven Therapieansätzen kommen daher eine besondere Bedeutung zu.

Hermann Faller
Krankheitsverarbeitung bei Krebskranken
(Psychosoziale Medizin)
1998, 154 Seiten, DM 49,80 / sFr. 44,80
öS 364,– • ISBN 3-8017-0828-4

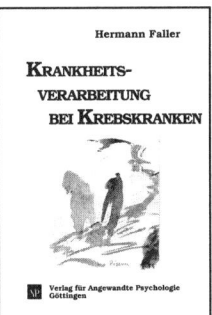

Was bedeutet es für einen Menschen, von einer lebensbedrohlichen Krankheit betroffen zu sein? Wie stellen sich Menschen darauf ein, mit einer Krebskrankheit zu leben? Wie können Angehörige, Ärzte und Pflegekräfte sie bei der Krankheitsverarbeitung unterstützen? Mit diesen Fragen beschäftigt sich das vorliegende Buch. Sein Ziel ist es, die Situation Krebskranker zu beschreiben, wie sie sich in praktischen Erfahrungen mit Betroffenen, aber auch in der systematischen Forschung darstellt.

Hogrefe - Verlag
Rohnsweg 25, 37085 Göttingen • http://www.hogrefe.de

Gesundheitspsychologie
hrsg. von Heinz W. Krohne, Petra Netter,
Lothar Schmidt und Ralf Schwarzer

Band 1: **Psychologie des Gesundheitsverhaltens**
von Ralf Schwarzer

Band 2: **Gesundheitsförderung und Krankheitsprävention im Kindes- und Jugendalter**
von Arnold Lohaus

Band 3: **Gesundheit, Risikowahrnehmung und Vorsorgeverhalten**
von Jürgen Bengel

Band 4: **Sport und Primärprävention**
von Wolfgang Schlicht

Band 5: **Soziale Krisen und Gesundheit**
von Johannes Siegrist

Band 6: **Gesundheitspsychologie des Jugendalters**
von Inge Seiffge-Krenke

Band 7: **Erholung und Gesundheit**
Grundlagen, Ergebnisse und Maßnahmen
von Henning Allmer

Band 8: **Psychologie und körperliche Bewegung**
von Reinhard Fuchs

Hogrefe - Verlag für Psychologie
Rohnsweg 25, 37085 Göttingen • Tel. 0551/49609-0 • http://www.hogrefe.de